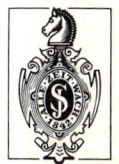

Biologie der Sucht

Herausgegeben von Wolfram Keup

Mit 78 Abbildungen und 35 Tabellen

Springer-Verlag
Berlin Heidelberg New York Tokyo

Prof. Dr. Wolfram Keup
Jos.-Schauer-Str. 16
8039 Puchheim b. München

ISBN 3-540-15560-0 Springer-Verlag Berlin Heidelberg New York Tokyo
ISBN 0-387-15560-0 Springer-Verlag New York Heidelberg Berlin Tokyo

CIP-Kurztitelaufnahme der Deutschen Bibliothek.
Biologie der Sucht/hrsg. von Wolfram Keup. – Berlin; Heidelberg; New York;
Tokyo: Springer, 1985. (Kliniktaschenbücher)

NE: Keup, Wolfram [Hrsg.]

Fotosatz: Brühlsche Universitätsdruckerei, Gießen
Offsetdruck: Heenemann, Berlin
Bindearbeiten: Lüderitz & Bauer, Berlin
2119/3020-543210

Schriftenreihe zur Suchtproblematik

Der vorliegende Band ist der erste einer beim Springer-Verlag erscheinenden Reihe von Bänden zu Fragen der Suchtproblematik. Er ist das Resultat eines wissenschaftlichen Treffens mit der Diskussion der biologischen Grundlagen der Sucht im Rahmen der Deutschen Hauptstelle gegen die Suchtgefahren (DHS). Dieses Thema erschien als Einführung in die Reihe als besonders gut geeignet.

Dieser erste Band zeichnet sich durch die besondere Vielfalt unterschiedlicher wissenschaftlicher Originalbeiträge aus. Die folgenden Bände behandeln dagegen vorwiegend Einzelthemen in monographischer Form.

Die Reihe ist mit dem Ziel geplant worden, für jeden auf diesem Gebiet Arbeitenden und Interessierten erschwinglich zu bleiben. Die Herausgeber, Autoren und der Verlag werden alles daran setzen, bei den folgenden Bänden diese Zielsetzung zu verwirklichen, so daß Therapeuten, Schulen, betroffene Eltern wie auch wissenschaftliche Institutionen und sonstige Interessengruppen die Reihe beschaffen können.

Vorwort

Besonders in den beiden letzten Jahrzehnten haben sich Wissenschaftler verstärkt mit biologischen Abläufen bei den typischen Suchterkrankungen beschäftigt. Da darüber kaum eine zusammenfassende Darstellung bestand, wurde dies zum Thema des 5. Wissenschaftlichen Symposiums der Deutschen Hauptstelle gegen die Suchtgefahren (DHS) im April 1983 in Tutzing. Die „Biologie der Sucht" umgreift biochemische, physikalische, elektrophysiologische, pharmakologische Vorgänge des Körpers, die mit der Entstehung und Entwicklung nicht nur der körperlichen, sondern auch der psychischen Abhängigkeit vergesellschaftet sind, und die zunehmend in der Therapie der Sucht Berücksichtigung finden. Darum interessieren hier nicht nur Phänomene wie die Ausbildung einer Toleranz und Dosissteigerung, Vorgänge an Synapsen, Eingriffe der bekannten Suchtstoffe in Stoffwechselvorgänge usw., sondern auch solche Phänomene wie Entzugssymptome bei nicht stoffbezogenen Suchtformen, wie etwa bei der Spielsucht.

Ohne erschöpfend sein zu können, gibt der vorliegende Band einen Überblick über den derzeitigen Stand des Wissens zu diesen Fragen. In 28 Beiträgen aus der Feder von rund 40 Fachleuten entsteht ein Bild zur Genetik der Suchtdisposition, den mutagenen wie karzinogenen Wirkungen von Suchtstoffen, der Einflüsse einzelner Suchtsubstanzen auf Stoffwechselvorgänge, Signal-Übertragungsmechanismen im Gehirn usw., mit dem Bestreben, der Ätiologie des Abhängigkeitsgeschehens näherzukommen. Aus grundlegenden Erkenntnissen hierüber, wie über die inneren Zusammenhänge zwischen ganz unterschiedlichen Suchtstoffen, werden Konsequenzen für die Behandlung Suchtkranker abgeleitet. Sie betreffen viele Aspekte, von der Minderung der Entzugssymptomatik während der Entgiftung bis hin zur Diskussion von „Nüchternheitshilfen" und „Opiatblockern" während der psychischen Entwöhnung.

Dem Leser wird nicht entgehen, daß die Erörterungen teilweise mehr Fragen aufwerfen als sie beantworten können, wie dies in einem jungen Wissensgebiet nicht anders sein kann. Aber dem eben soll dieser Band dienen: Der Verbreitung des Interesses an dieser Arbeitsrichtung wie der Information über die Ausgangsbasis für weitere Forschung und praktische Anwendung.

W. Keup

Adressen der Autoren

Bonetti, E. P., Dr., Pharmazeutische Forschungsabteilung, Hoffmann-La Roche AG, Grenzacherstraße 124, CH-4002 Basel/Schweiz

Borg, S., Dr., Karolinska Institutet, Inst. för exp. alkohol och narkotikaforskning (IAN), Karolinska Sjukhuset, P.O. Box 60500, S-10401 Stockholm/Schweden

Brodmann, R., Institut für Genetik, Freie Universität Berlin, Arnimallee 5–7, 1000 Berlin 33, FRG

Coper, H., Prof. Dr. med., Institut für Neuro-Psychopharmakologie der Freien Universität Berlin, Ulmenallee 30, 1000 Berlin 19, FRG

Cumin, R., Dr., Pharmazeutische Forschungsabteilung, Hoffmann-La Roche AG, Grenzacherstraße 124, CH-4002 Basel/Schweiz

Engeln, H., Dr. med., Facharzt für Psychiatrie und Neurologie, Hafenstraße 174, 2850 Bremerhaven, FRG

Fleischer, R., Institut für Genetik, Freie Universität Berlin, Arnimallee 5–7, 1000 Berlin 33, FRG

Göbel, D., Abteilung für Psychiatrie und Neurologie des Kindes- und Jugendalters der Psychiatrischen und Neurologischen Klinik und Poliklinik der Freien Universität Berlin, Platanenallee 23, 1000 Berlin 19, FRG

Haefely, W., Dr., Pharmazeutische Forschungsabteilung, Hoffmann-La Roche AG, Grenzacherstraße 124, CH-4002 Basel/Schweiz

Havemann, U., Dr. med., Max-Planck-Institut für experimentelle Medizin, Abt. II Biochem. Pharmakologie, Hermann-Rein-Straße 3, 3400 Göttingen, FRG

Herha, J. R., Prof. Dr. med., Niklasstraße 12, 1000 Berlin 37, FRG

Herrmann, M., Dr., Direktor Forschung und Entwicklung, Fa. Gödecke AG, Mooswaldallee 1–3, 7800 Freiburg i. Br., FRG

Herz, A., Prof. Dr., Max-Planck-Institut für Psychiatrie, Am Klopferspitz 18a, 8033 Planegg-Martinsried b. München

Hoffmann, P. L., Dr., Alcohol and Drug Abuse Research and Training Program, Dept. of Physiology and Biophysics, University/Illinois, Medical Center, P.O. Box 6998, Chicago, Illinois 60680, USA

Hoffmeister, F., Prof. Dr. med., Institut für Pharmakologie, Fa. Bayer AG, Friedrich-Ebert-Straße 217, Postfach 101709, 5600 Wuppertal 1, FRG

Jennewein, H.-M., Prof. Dr. med., Institut für Pharmakologie, Fa. Boehringer Ingelheim KG, Postfach 200, 6507 Ingelheim am Rhein, FRG

Keup, W., Prof. Dr. med., Josef-Schauer-Str. 16, 8039 Puchheim b. München, FRG

Konzett, H., Prof. Dr. med., Pharmakologisches Institut der Universität Innsbruck, Peter-Mayr-Straße 1, A-6020 Innsbruck, Österreich

Kovar, K.-A., Prof. Dr. rer. nat., Pharmazeutisches Institut der Universität, Auf der Morgenstelle 8, 7400 Tübingen 1, FRG

Kuntz, E., Prof. Dr. med., Chefarzt der Med. Klinik II, Krankenhaus Wetzlar, Forsthausstraße 1, 6330 Wetzlar, FRG

Kuschinsky, K., Prof. Dr. med., Max-Planck-Institut für experimentelle Medizin, Hermann-Rein-Straße 3, 3400 Göttingen, FRG

Löser, H., PD Dr. med., Universitäts-Kinderklinik, Robert-Koch-Straße 31, 4400 Münster/Westf., FRG

Möhler, H., Prof. Dr. rer. nat., Pharmazeutische Forschungsabteilung, Hoffmann-La Roche AG, Grenzacherstraße 124, CH-4002 Basel/Schweiz

Obe, G., Prof. Dr. rer. nat., Institut für Genetik, Freie Universität Berlin, Arnimallee 5–7, 1000 Berlin 33, FRG

Opitz, K., Prof. Dr. med., Institut für Pharmakologie und Toxikologie der Universität, Domagkstraße 12, 4400 Münster/Westf., FRG

Pfefferkorn, J. R., Dr. med., Universitäts-Kinderklinik, Robert-Koch-Straße 31, 4400 Münster/Westf., FRG

Platz, W., Dr. med., Chefarzt in der Karl-Bonhoeffer-Nervenklinik, Oranienburgerstraße 285, 1000 Berlin 26, FRG

Poser, S., Prof. Dr. med., Psychiatrische Universitätsklinik, von-Siebold-Straße 5, 3400 Göttingen, FRG

Poser, W., Prof. Dr. med., Psychiatrische Universitätsklinik, von-Siebold-Straße 5, 3400 Göttingen, FRG

Roscher, D., Dipl.-Soz. cand. med., Psychiatrische Universitätsklinik, von-Siebold-Straße 5, 3400 Göttingen, FRG

Schenk, G. K., OA Dr. med., Rheinische Landes- und Hochschulklinik Essen, Abt. für zentrale Diagnostik, Hufelandstraße 55, 4300 Essen 1, FRG

Scherschlicht, R., Dr., Pharmazeutische Forschungsabteilung, Hoffmann-La Roche AG, Grenzacherstraße 124, CH-4002 Basel/Schweiz

Schleidt, M., Dr. med., Forschungsstelle für Human-Ethologie, Max-Planck-Institut für Verhaltensphysiologie, 8131 Seewiesen, FRG

Schönhöfer, P. S., Prof. Dr. med., Zentralkrankenhaus St. Jürgen-Straße, Institut für klinische Pharmakologie, St. Jürgen-Straße, 2800 Bremen 1, FRG

Schorno, X., Dr. pharm., Kantonsspital-Apotheke, CH-6004 Luzern/Schweiz

Schüller, M., Dr., Abteilung für Pädiatrische Kardiologie der Universitäts-Kinderklinik, Albert-Schweitzer-Straße 33, 4400 Münster, FRG

Seidel, M., OA Dr. med., Karl-Bonhoeffer-Nervenklinik, Oranienburgerstraße 285, 1000 Berlin 26, FRG

Tabakoff, B., Prof. PhD, Director, Alcohol and Drug Abuse Research and Training Program, Dept. of Physiology and Biophysics, University/Illinois, Medical Center, P.O. Box 6998, Chicago, Illinois 60680, USA

Urwyler, S., Dr., Wander AG Forschungsinstitut (eine Sandoz-Forschungsgruppe) Postfach 2747, CH-3000 Bern, Schweiz

Valverius, P., Dr., Karolinska Institutet, Inst. för exp. alkohol och narkotikaforskning (IAN), Karolinska Sjukhuset, P.O. Box 60500, S-10401 Stockholm, Schweden von Wartburg, J. P., Prof. Dr. med., Med. chem. Institut der Universität, Bylstraße 28, Ch-3012 Bern, Schweiz

Wörz, R., PD Dr. med., Schmerzzentrum Bad Schönborn, Waldparkstraße 20, 7527 Bad Schönborn 1, FRG

Zerbin-Rüdin, E., Prof. Dr. med., Max-Planck-Institut für Psychiatrie, Kraepelinstraße 2, 8000 München 40, FRG

Inhaltsverzeichnis

C. Opiate – Biochemisch-biologische Aspekte

D. Medikamente und andere Stoffe – Biochemisch-biologische Aspekte

A. Genetische Aspekte der Abhängigkeit

1 Allgemeine humangenetische Gesichtspunkte der Sucht – Adoptivstudien, Zwillingsforschung

E. Zerbin-Rüdin

Allgemeine Gesichtspunkte

Warum wird ein Mensch süchtig? In erster Linie bedarf es einer Suchtdroge, also eines Umweltfaktors. Außerdem werden die verschiedensten psychischen Traumen und Streßfaktoren angeschuldigt. Aber nicht jeder wird süchtig, der einen potentiell suchterzeugenden Stoff konsumiert hat oder psychischen Traumen ausgesetzt war. Depressive Patienten, die man früher gelegentlich mit Opiumkuren behandelte, wurden kaum je süchtig. Der Großteil der Verbraucher verwendet Analgetika und Barbiturate maßvoll und bei der ubiquitären Verbreitung von Alkoholkonsum und gesellschaftlichem Trinkzwang ist es eigentlich verwunderlich, daß die überwiegende Mehrheit der Konsumenten nicht der Sucht verfällt.

Wir müssen also die Frage modifizieren: Warum wird gerade dieser oder jener Mensch süchtig? Es muß Faktoren geben, die im Individuum selbst liegen. Sie können z. B. in individuellen Unterschieden bei der Metabolisierung des Suchtmittels oder in der Sensibilität der Zielorgane bestehen. Beide Mechanismen werden genetisch kontrolliert. Die meisten biologisch orientierten Untersuchungen über Drogensucht bauen auf genetisch kontrollierten Stoffwechselmechanismen und Enzympolymorphismen auf; aber kaum eine enthält expressis verbis genetische Fragestellungen.

Polytoxikomanie ist weit verbreitet. Andererseits kommen „Tätigkeitssüchte", wie Spielsucht, ganz ohne Droge aus. Beides spricht dagegen, daß ausschließlich substratspezifische biochemische Mechanismen für die einzelnen Süchte verantwortlich sind. Man muß auch an psychische Dispositionen zu süchtigem Verhalten denken, und die Persönlichkeit wird nicht ausschließlich durch Erfahrungen, sondern auch durch Anlagefaktoren bestimmt.

Da die Süchte heterogen sind, wären wir hier schon am Ende dessen angelangt, was sich an allgemeinen humangenetischen Gesichtspunkten ins Feld führen läßt.

Ich will mich im folgenden auf den Alkoholismus beschränken, da wir hier über die meisten humangenetischen Ergebnisse verfügen. Für die anderen Süchte liegen kaum humangenetische Untersuchungen vor, besonders keine Zwillings- und Adoptionsstudien, über die ich auftragsgemäß hier berichten soll. Die Zwillings- und Adoptionsstudien liegen fast ausschließlich auf der genfernen, phänotypischen Ebene. Aber je spezifischer, präziser und gennäher biochemische, pharmakologische usw. Befunde sind, um so wahrscheinlicher wurden sie tierexperimentell oder in vitro gewonnen, und um so indirekter ist der Bezug zum süchtigen Menschen. Die Befunde erklären eher, *wie* die Sucht zustande kommt und *wie* sie aufrecht erhalten wird, als *warum* ein Mensch süchtig wird. Die Zwillings- und Adoptionsbefunde stellen in gewissem Sinn ein Zwischenglied dar zwischen den präzisen Labor-Einzelbefunden und dem komplexen, lebendigen Alkoholsüchtigen, und sie suchen Anlage- *und* Umweltfaktoren, somatische *und* psychische Komponenten zu berücksichtigenn.

Alkoholismus

Alkoholismus ist ein verschwommener Begriff. Er umfaßt außer Abhängigkeit oder Sucht auch (noch?) nichtsüchtigen Mißbrauch, den Feuerlein [13] als Gebrauch im Übermaß und/oder zu unpassender Gelegenheit definiert, z. B. vor dem Autofahren.

Genetische Untersuchungen zeigen beträchtliche Unterschiede in Fragestellung und Methodik, insbesondere in der Art und Weise, wie sie ihre Probanden erfaßt haben: aus Allgemeinpopulationen, aus Alkoholiker- und Strafregistern oder aus klinisch behandelten Alkoholikern. Während z. B. stationär behandelte Alkoholiker sicher abhängig sind, trifft dies bei Eintragungen im Alkoholiker- oder Strafregister nicht immer zu. Es kann sich auch um Delikte im Rausch ohne eigentliche Sucht handeln. Die unterschiedlichen Erfassungskriterien könnten einige widersprüchliche Befunde erklären.

Alkoholismus kommt familiär gehäuft vor (Übersicht bei Cotton [11]). In der immer noch exemplarischen finnischen Familienuntersuchung von Åmark [1] betrug der Alkoholismus unter Brüdern und Vätern von Alkoholikern das 6- bis 8fache der Durchschnittshäufigkeit (21% und 2% gegenüber 3,4%), unter den Schwestern und Müttern sogar das 10- bis 20fache (0,9% und 2,0% gegenüber 0,1%).

Freilich braucht familiäre Häufung einer Eigenschaft nicht grundsätzlich auf Vererbung zu beruhen; sie kann auch durch familiäre Tradition oder gemeinsame Milieufaktoren zustande kommen. Daß beim Alkoholismus doch Anlagefaktoren beteiligt sind, zeigen die Ergebnisse der Zwillings- und Adoptionsstudien.

Adoptionsstudien

Adoptionsstudien erlauben bis zu einem gewissen Grad biologische und soziologische Familieneinflüsse auseinanderzuhalten. Am bekanntesten ist wohl die dänisch-amerikanische Studie von Goodwin et al. [14, 15]. Die Söhne von Alkoholikern, die in frühester Jugend in nichtverwandte und nichttrinkende Familien adoptiert worden waren, verfielen dem Alkoholismus später 4mal häufiger als Adoptivsöhne, die von nichttrinkenden Eltern abstammten, und bekamen ebenso häufig Alkoholprobleme wie die Alkoholikersöhne, die zu Hause bei ihren trinkenden Eltern aufgewachsen waren (Tabelle 1).

Zwei weitere Adoptionsstudien sind methodisch etwas anders angelegt, ergaben aber gleichsinnige Resultate. In der schwedischen Untersuchung von Bohman [2] wurden die wegadoptierten Söhne von Alkoholikern zu 39,4% wiederum Alkoholiker, die Kontrolladoptierten nur zu 13,6%, also weniger als halb so oft. In einer amerikanischen Studie wurden gar 50% der adoptierten Trinkersöhne zu Alkoholikern gegenüber nur 6% der Söhne von Nichtalkoholikern [4, 5]. Die absoluten Zahlen sind aber so klein,

Tabelle 1. Häufigkeit von Alkoholproblemen (in %) unter wegadoptierten Söhnen von Alkoholikern und in Vergleichsgruppen. (Nach Goodwin et al. [14, 15], aus Zerbin-Rüdin [38])

Alkohol-problem	Adoptivsöhne von		Alkoholikersöhne	
	trinkenden Eltern [n = 55)	nicht-trinkenden Eltern [n = 78]	Wegadop-tiert [n = 20]	Zu Hause aufge-wachsen [n = 30]
Kontrollverlust	35	17	25	10
Morgendliches Trinken	29	11	30	21
Delirium tremens	6	1	10	3
Arrest wegen Trunkenheit am Steuer	7	4	0	3
Wegen Trunkenheit hospitalisiert	7	0	10	10
Jemals behandelt	9	1	15	13

daß die Fälle eher als Illustrationen, denn als statistischer Beweis dienen können.

Gewissermaßen zwischen Adoptionssituation und regulärer Familie stehen Familien mit Stiefkindern. Schuckit et al. [32] sammelten eine Serie solcher Familien, wobei sie von hospitalisierten Alkoholikern mit Halbgeschwistern ausgingen. Eine Reihe interessanter Vergleiche führte durchwegs zu dem Resultat, daß genetische Faktoren eine engere Beziehung zur Entwicklung von Alkoholismus zeigen, als familiäre Umweltfaktoren.

Schlüsselt man z. B. das Trinkverhalten der Halbgeschwister nach dem Trinkverhalten der leiblichen Eltern und der Zieheltern auf (wobei leibliche Eltern und Zieheltern manchmal identisch und manchmal verschieden sind), so zeigt sich, daß nur das Alkoholismusrisiko der Alkoholikerkinder erhöht ist und daß es durch Aufwachsen bei einer nichttrinkenden Elternfigur nicht abgeschwächt wird (Tabelle 2).

Gemeinsames Aufwachsen mit dem später alkoholsüchtigen Halbbruder, ohne Rücksicht auf Trinkgewohnheiten der Eltern, erhöhte das Risiko für die Halbgeschwister nicht.

Tabelle 2. Häufigkeit von Alkoholismus unter den Halbgeschwistern von Alkoholikern, nach Trinkgewohnheit der Eltern und Zieheltern (in %)

Zieheltern	Biologische Eltern	
	Alkoholiker	Nichtalkoholiker
Alkoholiker	46	14
Nichtalkoholiker	50	8

Bis jetzt war im wesentlichen von Alkoholikervätern und Alkoholikersöhnen die Rede. Alkoholismus kommt bekanntlich bei Männern wesentlich häufiger vor als bei Frauen, so daß die Probanden ebenso vorwiegend männlichen Geschlechts sind. Warum aber ist das so? Die unterschiedliche Geschlechtsverteilung wirft eine Reihe von Problemen auf.

In der Studie von Goodwin et al. [17] tranken 90% der adoptierten und nichtadoptierten Alkoholikertöchter ganz wenig im Vergleich zu nur 50% der Alkoholikersöhne (Tabelle 3). Alkoholprobleme kamen bei den Trinkertöchtern wesentlich seltener vor als bei den Söhnen (3% gegenüber 18%), aber genau wie bei diesen etwa 4mal häufiger als bei einer entsprechenden Durchschnittsgruppe. Jedoch war die Alkoholismusrate unter den Adoptivtöchtern

Tabelle 3. Alkoholismus (in %) unter den wegadoptierten Töchtern von Alkoholikern und in Vergleichsgruppen. (Nach Goodwin et al. [17, 18])

Art des Alkoholismus	Biologische Eltern Alkoholiker			Biologische Eltern keine Alkoholiker
	Adoptivsöhne [n = 55]	Adoptivtöchter [n = 49]	Töchter zuhause aufgewachsen [n = 81]	Adoptivtöchter [n = 47]
Mäßiger Alkoholgenuß	51	94	94	96
Hoher Alkoholkonsum	22	2	1	0
Problemtrinker	9	2	2	0
Alkoholiker	18	2	3	4

mit nichttrinkenden Eltern genauso hoch. Freilich errechnet sich die Prozentzahl aus nur 2 Personen und der Befund kann zufällig sein.

Auch Bohman [2] fand zunächst Alkoholismus unter Adoptivtöchtern mit leiblichen Alkoholikereltern nicht häufiger als unter solchen mit nichttrinkenden Eltern. 3 Jahre später bezog er in die Analyse Eltern mit Alkoholismus plus Kriminalität mit ein [3], die er zuvor aus methodischen Gründen ausgeschlossen hatte.

Nun zeigten die Adoptivtöchter bei Alkoholismus des leiblichen Vaters ein schwach erhöhtes Risiko (3,5% zu 2,8%), bei Alkoholismus der Mutter sogar ein 4fach erhöhtes Risiko (10,3% zu 2,8%).

Dieses Ergebnis steht in Einklang mit anderen Befunden: Alkoholismus ist zwar generell beim weiblichen Geschlecht seltener als beim männlichen, aber das Risiko der weiblichen Verwandten von Alkoholikern ist im Durchschnitt relativ ebenso stark erhöht wie das Risiko der männlichen Verwandten. Die Nachkommen der Alkoholiker*innen* besitzen sogar ein höheres Alkoholismusrisiko als die Nachkommen der männlichen Alkoholi*ker,* und das relativ höchste Risiko haben die *Töchter* der Alkoholikerinnen [11].

Nicht folgen kann man aber Bohmann et al. [3] sowie Cloninger et al. [10], wenn sie aus ihren Befunden mit biostatistisch-mathematischen Methoden 2 Unterformen des Alkoholismus konstruieren, und diese für relativ homogen halten. Der häufigere Typ 1 (76% der Alkoholiker) betrifft Männer und Frauen. Postnatale Umweltfaktoren sollen entscheidend sein. Sie bestehen jedoch im wesentlichen in Beruf und Alkoholismusschwere der Väter, mit denen die durchwegs unehelich geborenen Kinder aber nie zusammengelebt hatten. In einer Untergruppe wird der Alkoholismus von der Mutter auf die Tochter übertragen, was zumindest teilweise der statistischen Wahrscheinlichkeit entspricht.

Typ 2 betrifft nur Männer. Der Alkoholismus der Väter ist extrem schwer und meist mit Kriminalität verbunden. Die genetische Komponente herrscht vor, die Übertragung erfolgt „patrilinear" vom Vater auf den Sohn. Genetisch gesehen würde das y-chromosomale Vererbung bedeuten, die aber beim Mensch höchstens für 2 oder 3 phänotypische Eigenschaften nachgewiesen ist, wenn überhaupt. Zum Beispiel soll sich Behaarung der Ohren bei den indischen Sikhs y-chromosomal vererben. Der Befund spricht also im Gegenteil eher für soziale Übertragung, falls er nicht einfach das mathematische Produkt der größeren Häufigkeit des Alkoholismus unter Männern ist.

Zwillingsbefunde

Die Zwillingsforschung spannt den Bogen vom chronischen Alkoholismus bis zum gesamten Trinkverhalten und seinen Einzelkomponenten.

Kaij [22] hat die Trinkfreudigkeit in 5 Grade eingeteilt, wobei Stufe 0 Abstinenz bedeutet und Stufe 4 chronischen Alkoholismus (Tabelle 4). Die eineiigen Zwillinge rangieren ähnlicher als die zweieiigen. Nach den Zwillingsbefunden sind Trinkhäufigkeit, Trinkmenge pro Gelegenheit und auch pro Woche, mäßiger Alkoholkonsum und schweres Trinken deutlich erblich beeinflußt [8, 27]. Kein Erbeinfluß dagegen zeigt sich bei der eigentlichen Abhängigkeit, bei Kontrollverlust und sozialen Komplikationen. Das steht im Gegensatz zu den Adoptionsstudien und ist bemerkenswert, wenn man bedenkt, daß gerade Kontrollverlust und soziale Komplikationen für die Definition der chronischen Alkoholsucht und zur Erfassung von Probanden herangezogen werden.

Die Konkordanzzahlen der EZ für chronischen Alkoholismus sind also relativ niedrig und in zwei Serien [19, 27] nicht höher als bei den ZZ. Nur die Serie von Kaij [22] macht eine Ausnahme: Die EZ sind mit 71% mehr als doppelt so oft konkordant wie die ZZ mit 32% (Tabelle 5).

Faktoren, die Alkoholismus verhindern könnten, fanden bisher nur wenig Aufmerksamkeit. Zwei Zwillingsstudien stellten einen

Tabelle 4. Zwillingsbefunde von Kaij [22] (in %)

Konkordanz für	Eineiige Zwillinge	Zweieiige Zwillinge
chronischen Alkoholismus	73	32
chronischen Alkoholismus oder schweren Mißbrauch	70	32
Gleiche Einstufung nach Grad 0–4	53	28

Tabelle 5. Zwillingskonkordanzen für Alkoholismus (paarweise Berechnung)

Autoren	Land	Erfassung	Gesamtzahl der Paare		Konkordanz in %	
			EZ	ZZ	EZ	ZZ
Kaij [22]	Schweden	Alkoholiker- u. Strafreg.	14	31	71	32
Tienari [35]	Finnland	Psychiatr. Patienten	13	–	38	–
Partanen et al. [27]	Finnland	Epidemiolog. Interview	?	?	26[a] 74[b]	23 69
Gurling et al. [13]	England	Psychiatr. Patienten	28	28	21	25
Hrubec u. Omenn [20]	USA	Kriegsveteranen	271	444	15[c] 26[c]	6 12

[a] Korrigierte Konkordanz nach Partanen
[b] Rohe Konkordanz nach Partanen
[c] Fallweise Berechnung

Erbeinfluß bei Abstinenz fest [25, 27], eine dritte dagegen nicht [21]. Die Neigung, auf Alkoholgenuß mit Kater zu reagieren, zeigte sich erblich beeinflußt (Heritabilität 0,62 [25]). Das ist sehr einleuchtend, weil es vermutich auf biochemischen und enzymatischen Mechanismen beruht.

Hrubec u. Omenn [20] erfaßten ihre Probanden aus einem Zwillingsregister, das aus amerikanischen Kriegsveteranen zusammengestellt worden war. Sie fanden nicht nur für Alkoholismus, sondern auch für Folgekrankheiten, wie Leberzirrhose und Alkoholpsychosen, einen deutlichen genetischen Einfluß.

Gurling et al. [19] stellten bei den Alkoholikerzwillingen im Vergleich zu ihren nichtalkoholischen Partnern beträchtliche Einbußen der Rechts-links-Orientierung und „tactual performance" fest, nicht aber in kognitiven Verbaltests. Das bestätigt die alte Erfahrung, daß Alkoholmißbrauch psychische Leistungen unterschiedlich beeinträchtigt. Auch zeigten die Alkoholikerzwillinge im Computertomogramm deutliche Hirnatrophie, wobei Atrophiescores und kognitive Testscores korrelierten.

Umweltfaktoren

Wir haben die paradoxe Situation, daß die Adoptionsstudien die Erbanlage praktisch als Alleinursache erscheinen lassen (was sicher nicht stimmt), während die Zwillingsstudien die Wichtigkeit von Umwelteinflüssen demonstrieren. Allerdings mögen bei Zwillingspartnern psychologische Polarisierungsmechanismen eine Rolle spielen. In einer Serie war es z. B. ganz gleich, ob eine Zwillingsschwester viel oder wenig trank, die andere tat grundsätzlich das Gegenteil [8].

Adoptions- und Zwillingsstudien haben jedenfalls gezeigt, daß frühkindliche Erfahrungen und Aufwachsen in der Alkoholikerfamilie nicht unbedingt ausschlaggebend sind. Die Milieufaktoren scheinen eher in wechselnden, unspezifischen Kombinationen von Erfahrungen in allen Lebensaltern zu bestehen.

Getrennt aufgewachsene und diskordante Zwillingspaare illustrieren das: 3 getrennt aufgewachsene EZ-Paare sind bekannt, in denen zumindest ein Partner ein schwerer Trinker war. 2 Paare verhielten sich konkordant, wofür man Anlage- *und* Umweltfaktoren gleichermaßen verantwortlich machen kann.

Bei einem Paar kannten sich die Brüder bis zum 24. Lebensjahr nicht, gehörten aber beide der Handelsmarine an, wo man bekanntlich dem Alkoholgenuß nicht abgeneigt ist. Das andere Paar wuchs bei Mutter und Großmutter in dem gleichen obstzüchtenden und cidretrinkenden Dorf auf. Aber das 3. Paar war diskordant, obgleich die Brüder bei dem schwer trinkenden Vater und Großvater aufwuchsen, also gleiches Erbgut und ähnliches Milieu hatten. In einem zusammen aufgewachsenen diskordanten männlichen Paar von Shields [34] begann ein Partner während eines leichten Angst- und Depressionszustandes zu trinken. Aber auch sein Partner litt an solchen Zuständen und verlor deshalb sogar seinen Arbeitsplatz; er trank aber nicht. Die Haltung der Ehefrauen mag eine Rolle gespielt haben. Bei einem anderen diskordanten Paar könnte die Berufswahl beteiligt gewesen sein: der Partner, der sich dem Journalismus widmete, wurde Alkoholiker.

Erbfaktoren

Worin bestehen die Erbfaktoren zu Alkoholismus? Über somatische Faktoren wird in den folgenden Beiträgen berichtet werden.

Die psychischen Faktoren hat man mit der Anlage zu Depression, zu asozialem Verhalten und kindlicher Hyperaktivität in Verbindung gebracht.

Nach einer amerikanischen Arbeitsgruppe soll ein und dieselbe Erbanlage bei Männern zu Alkoholismus und bei Frauen zu Depression führen [37]. Diese Theorie war von vorneherein unwahrscheinlich und ist heute weitgehend widerlegt [9]. Es handelt sich offenbar um sekundäre Reaktionen: Alkoholismus führt bei den Betroffenen und ihren Angehörigen zu depressiven Reaktionen. In der Adoptionsstudie von Goodwin et al. [18] litten nur die zu Hause aufgewachsenen Töchter vermehrt an Depressionen, nicht aber die adoptierten. Die diskordanten EZ-Partner von Shields [34] zeigten häufig psychische Störungen im Sinne einer Neurose oder Psychopathie, aber keine Depression. Umgekehrt suchen Depressive zweifellos gelegentlich Linderung beim Alkohol, enden aber kaum je in chronischem Alkoholismus. Wechsel des Trinkverhaltens ist eben nicht gleich Alkoholsucht [33]. Außerdem wird in den manischen Phasen mehr getrunken als in den depressiven.

Nicht selten ging dem späteren Alkoholismus antisoziales Verhalten in der Jugend voraus [12, 16], und es besteht auch später eine gewisse Verbindung zwischen Alkoholismus und Kriminalität. Die Streitfrage erhebt sich, ob und inwieweit die Disposition für Alkoholismus zu antisozialem Verhalten prädestiniert oder umgekehrt, und ob die beiden nicht einfach über Zugehörigkeit zu unteren sozialen Schichten korreliert sind.

Außer asozialem Verhalten und Schulschwänzen sollen Alkoholiker als Kinder vermehrt Hyperaktivität an den Tag gelegt haben [16]. Unter den Eltern hyperaktiver Kinder, besonders wenn sie als Kinder selbst hyperaktiv gewesen waren, fand sich vermehrt Alkoholismus, Soziopathie und Hysterie [6], und unter den leiblichen Eltern hyperaktiver Adoptivkinder, nicht aber unter den Adoptiveltern, fand sich Alkoholismus doppelt so oft wie in einer Kontrollgruppe [26]. Das kindliche Hyperaktivitätssyndrom könnte *ein* disponierender Faktor unter anderen sein. Übrigens weisen auch Kinder mit Alkoholembryopathie bis zum 2. Lebensjahr eine Hyperaktivität auf.

Die eben genannten Störungen liegen durchwegs auf der phänotypischen, genfernen Ebene und sind genetisch selbst unklar.

Versuche, in gennähere Bereiche vorzustoßen, hat die Zwillingsforschung an *nicht* alkoholsüchtigen Zwillingspaaren unternommen. Ihnen wurde experimentell Alkohol verabreicht, und dann wurden Absorptions-, Abbau- und Ausscheidungsrate des Alkohols bestimmt. Eineiige Zwillingspartner waren sich erwartungsgemäß viel ähnlicher als zweieiige, und es errechneten sich hohe Heritabilitätswerte, nämlich für die Absorptionsrate 0,57, für die Abbaurate 0,41 und für die Ausscheidungsrate 0,46 [24]. Vesell [36] errechnete für die Abbaurate sogar die extrem hohe Heritabilität von 0,98.

Weiterhin wurde in 1stündigen Abständen das EEG abgeleitet [28–30]. Das EEG ist bekanntlich ein Ausdruck der Hirntätigkeit, individuell und je nach Aktivitätszustand variabel und teilweise genetisch kontrolliert. Der Alkohol führte allgemein zu besserer Synchronisierung des EEGs, eine Tatsache, die schon länger bekannt ist. Im übrigen war das EEG der ZZ-Partner von Anfang an verschieden und wurde im Verlauf des Experiments immer verschiedener. Die von Anfang an sehr ähnlichen EEGs der EZ-Partner dagegen machten ganz ähnliche Veränderungen durch. Da eine Beziehung der EEG-Reaktion zum Blutalkoholspiegel nicht ersichtlich war, erwogen die Autoren unterschiedliche Sensibilität zerebraler Rezeptoren.

Schlußbemerkung

Es ist eine Binsenwahrheit, daß häufiges und starkes Trinken der Alkoholsucht den Boden bereitet, aber keineswegs dazu führen *muß*. Man hat vermutet, daß starkes Trinken in erster Linie durch Milieu- und Streßfaktoren bedingt, die eigentliche Alkoholsucht dagegen vorwiegend genetisch determiniert ist, wenn auch Voraussetzung zu ihrer Manifestation erst einmal fortgesetztes schweres Trinken ist.

Aus einigen Adoptions- und Zwillingsbefunden könnte man jedoch schließen, daß genetische Faktoren bereits und gerade für den Entschluß, oft und viel zu trinken, maßgeblich sind.

Die Ursache und *das* Gen der Sucht gibt es sicher nicht, verschiedene Faktorenbündel, verschiedene Kombinationen von Anlage- und Umweltkomponenten können dazu führen. Zwillings- und Adoptionsforschung haben deutliche erste Hinweise gegeben. Aufgabe der weiteren Forschung ist es, relevante Einzelfaktoren zu isolieren, denn nur sie können zu handfesten Angriffspunkten auf das Suchtgebäude führen. Mehrere der folgenden Vorträge gehen in diese Richtung. Leider wird die humangenetische Forschung am lebenden Menschen zunehmend schwieriger, einmal berechtigterweise durch verschärftes Bewußtsein ethischer Probleme, zum anderen aber in nicht immer gerechtfertigter Weise durch bürokratische Handhabung und Ausweitung des Datenschutzes.

Literatur

1. Åmark C (1951) A study in alcoholism. Acta Psychiatr Scand [Suppl] 70
2. Bohman M (1978) Some genetic aspects of alcoholism and criminality. Arch Gen Psychiatry 35:269–276
3. Bohman M, Sigvardsson S, Cloninger R (1981) Maternal inheritance of alcohol abuse. Crossfostering analysis of adopted women. Arch Gen Psychiatry 38:965–969
4. Cadoret R, Gath A (1978) Inheritance of alcoholism in adoptees. Br J Psychiatry 132:252–258
5. Cadoret RJ, Cain CA, Grove MW (1980) Development of alcoholism in adoptees raised apart form alcoholic biologic relatives. Arch Gen Psychiatry 37:561–563
6. Cantwell D (1972) Psychiatric illness in the families of hyperactive children. Arch Gen Psychiatry 27:414–417
7. Cantwell DP (1975) Genetic studies of hyperactive children: Psychiatric illness in biologic and adopting parents. In: Fieve R, Rosenthal D, Brill H (eds) Genetic research in psychiatry. John Hopkins Univ. Press, Baltimore London
8. Clifford CA, Fulker DW, Gurling HM, Murray RM (1981) Preliminary findings from a twin study of alcohol use. In: Parisi P (ed) Advances in twin research. Vol 3: Epidemiological and clinical studies. Alan R. Liss, New York
9. Cloninger CR, Reich T, Wetzel R (1979) Alcoholism and affective disorders: Familial associations and genetic models. In: Goodwin DW, Erickson CK (eds) Alcoholism and affective disorders. SP Med. & Scient. Books, New York London
10. Cloninger CR, Bohman M, Sigvardsson S (1981) Inheritance of alcohol abuse. Cross-fostering analysis of adopted men. Arch Gen Psychiatry 38:861–868
11. Cotton N (1979) The familial incidence of alcoholism. A review. J Stud Alcohol 40:89–116
12. El Guebaly N, Offord DR (1977) The offspring of alcoholics: A critical review. Am J Psychiatry 134:357–365

13. Feuerlein W (1979) Alkoholismus – Mißbrauch und Abhängigkeit. Thieme, Stuttgart
14. Goodwin DW, Schulsinger FF, Hermansen L, Guze SB, Winokur G (1973) Alcohol problems in adoptees raised apart from alcoholic biological parents. Arch Gen Psychiatry 28:238–243
15. Goodwin DW, Schulsinger FF, Møller N, Hermansen L, Winokur G, Guze SB (1974) Drinking problems in adopted and nonadopted sons of alcoholics. Arch Gen Psychiatry 31:164–169
16. Goodwin DW, Schulsinger F, Hermansen L, Guze SB, Winokur G (1975) Alcoholism and the hyperactive child. J Nerv Ment Dis 160:349–353
17. Goodwin DW, Schulsinger F, Knop J, Mednick S, Guze SB (1977a) Alcoholism and depression in adopted-out daughters of alcoholics. Arch Gen Psychiatry 34:751–755
18. Goodwin DW, Schulsinger F, Knop J, Mednick S, Guze SB (1977b) Psychopathology in adopted and nonadopted daughters of alcoholics. Arch Gen Psychiatry 34:1005–1009
19. Gurling HM, Murray RM, Clifford CA (1981) Investigations into the genetics of alcohol dependence and into its effects on brain function. In: Parisi P (ed) Advances in twin research. Vol 3: Epidemiological and clinical studies. Alan R. Liss, New York
20. Hrubec Z, Omenn GC (1981) Evidence of genetic disposition to alcoholism cirrhosis and psychosis: Twin concordances for alcoholism and its biological end points by cygosity among male veterans. Alcohol clin Exp Res 5:207–215
21. Jonsson E, Nilsson T (1968) Alkoholkonsumtion hos monozygota och dizygota tvillingpar. Nordisk Hygienisk Tidskrift 49: 21. Zit. in Hum Genet 6:387
22. Kaij L (1960) Alcoholism in twins. Almqvist & Wiksell, Stockholm
23. Kaij L, McNeil TF (1979) Genetic aspects of alcoholism. In: Mendlewicz J, von Praag HM (eds) Alcoholism. A multidisplinary approach. Advances in biological psychiatry. Karger, Basel München Paris London New York
24. Kopun M, Propping P (1977) The kinetics of ethanol absorption and elimination in twins and supplementary repetitive experiments in singleton subjects. Eur J Clin Pharmacol 11:337–344
25. Loehlin JC (1972) An analysis of alcohol-related questionnaire items from the National Merit Twin Study. Ann N Y Acad Sci 197:117–120
26. Morrison JR, Stewart MA (1973) The psychiatric status of the legal families of adopted hyperactive children. Arch Gen Psychiatry 28:888–891
27. Partanen JK, Bruun T, Markanen N (1966) Inheritance of drinking behaviour; a study on intelligence, personality and use of alcohol in adult twins. The Finn Found Alcohol Stud, Helsinki
28. Propping P (1977) Genetic control of ethanol action on the central nervous system. An EEG study in twins. Hum Genet 35:309–334

29. Propping P, Krüger J, Janah A (1980) Effect of alcohol on genetically determined variants of the normal electroencephalogram. Psychiat Res 2:85–98

30. Propping P, Krüger J, Mark N (1981) Genetic disposition to alcoholism. An EEG study in alcoholics and their relatives. Hum Genet 59:51–59

31. Reich T, Winokur G, Mullaney J (1975) The transmission of alcohol. In: Fieve RR, Rosenthal D, Brill H (eds) Genetic research in psychiatry. Johns Hopkins, Baltimore

32. Schuckit M, Goodwin D, Winokur G (1972) A study of alcoholism in half siblings. Am J Psychiatry 128:1132–1136

33. Schuckit M (1979) Alcoholism and affective disorder: Diagnostic confusion. In: Goodwin DW, Erickson CK (eds) Alcoholism and affective disorders. SP Med Books, New York London

34. Shields J (1977) Genetics and alcoholism. In: Edwards G, Grant M (eds) Alcoholism: New knowledge and new responses. Croom Helm, London 117–135

35. Tienari P (1963) Psychiatric illnesses in identical twins. Acta Psychiatry Scand [Suppl] 171

36. Vesell EV (1972) Ethanol metabolism: Regulation by genetic factors in normal volunteers under a controlled environment and the effect of chronic ethanol administration. In: Seixas FA et al. (eds) Nature and nurture in alcoholism. Ann N Y Acad Sci 197:79–88

37. Winokur G, Reich T, Rimmer J, Pitts FN (1970) Alcoholism. 3. Diagnosis and familial psychiatric illness in 259 alcoholic probands. Arch Gen Psychiatry 23:104–111

38. Zerbin-Rüdin E (1982) Drogenmißbrach – und seine genetischen Folgen. Dtsch Apothekerzeitg 122:2637–2641

39. Zerbin-Rüdin E (1983) Genetische Faktoren bei der Entstehung von Alkoholismus. Drogalkohol 7:13–25

40. Zerbin-Rüdin E (1983) Ursachen und Folgen der Drogensuchten aus genetischer Sicht. In: Faust V (Hrsg) Suchtgefahren in unserer Zeit. Hippokrates, Stuttgart, 150–165.

41. Zerbin-Rüdin E (1984) Alkoholismus, Anlage und Umwelt. In: Zang K (Hrsg) Klinische Genetik des Alkoholismus. Kohlhammer, Stuttgart, 29–46

2 Genetische Suchtdisposition: Mögliche biochemische Mechanismen

J. P. von Wartburg

Es ist eine wohlbekannte Tatsache, daß in unseren Ländern ein kleiner Prozentsatz der Bevölkerung (5–10%) ein Drittel oder gar bis zur Hälfte des gesamten konsumierten Alkohols trinkt. Ebenso bekannt ist, daß die große Mehrheit einer alkoholkonsumierenden Gesellschaft lebenslang wenig oder mäßig trinkt, ohne daß sich daraus Probleme ergeben, die mit Alkohol im Zusammenhang stehen. Schließlich zeigen genetische Studien, daß nicht jeder Mensch gleichermaßen gefährdet ist, alkoholbedingte Krankheiten zu entwickeln. Die Bedeutung genetischer Faktoren für den Alkoholismus wird unterstrichen durch Familien-, Zwillings- und Adoptionsstudien, worüber Frau Prof. Zerbin-Rüdin in ihrem Beitrag zu diesem Symposium eine umfassende Übersicht gibt.

Die Früherfassung von Alkoholikern und die Verhütung und Behandlung von Alkoholismus werden dadurch erschwert, daß wir nur mangelhafte Kenntnisse haben über die spezifischen Faktoren, welche das Risiko zum Alkoholismus vermindern oder erhöhen, oder Markern, welche bei der Identifizierung von prospektiv stark gefährdeten Individuen behilflich sein könnten. Um echte Fortschritte zu erzielen, müssen vorerst wichtige Allgemeinfragen beantwortet werden: 1) Welche Faktoren beeinflussen das individuelle Trinkverhalten im allgemeinen und spezifisch den Übergang von mäßigem zu übermäßigem Trinken? 2) Welche Faktoren verursachen Organschädigungen infolge übermäßigen Trinkens? Was uns in diesem Zusammenhang besonders interessiert, sind die genetischen Faktoren, welche über biochemische Mechanismen zu einem beschleunigten Wandel des Trinkverhaltens führen bzw. eine erhöhte Anfälligkeit gewisser Organe für eine alkoholbedingte Schädigung bewirken.

Bezüglich des zweiten Fragenkomplexes gilt, daß gewöhnlich das Risiko der chronischen körperlichen Schädigung mit der Menge des konsumierten Alkohols und der Dauer des Trinkens steigt. Es gibt indessen große Unterschiede in der Anfälligkeit ver-

15

schiedener Zielorgane sowohl beim einzelnen Trinker wie unterschiedliche Anfälligkeit von einem Trinker zum andern. Die durchschnittliche Dosis-Wirkungskurve für die Leberzirrhose ist am besten erfaßt: Bei Männern verdreifacht sich das Risiko bei Konsumierung von 21–40 g Alkohol/Tag und ist 600 fach erhöht bei einer täglichen Alkoholmenge von 140 g [38]. Selbst bei diesen hohen Trinkmengen entwickelt jedoch nur eine kleine Minderheit tatsächlich eine Leberzirrhose. Bei Frauen können bereits 20 g/Tag (2 Gläser) zu alkoholischer Zirrhose führen. Es besteht also ein frappanter Kontrast zwischen der z. T. hohen Anfälligkeit bei Gelegenheitstrinkern und der z. T. erstaunlichen Resistenz bei einigen schweren Trinkern. Diese Verschiedenheit in der Anfälligkeit dürfte wenigstens teilweise durch genetische Faktoren bedingt sein. Allerdings gibt es keine Daten, die eine gesamthafte Beurteilung gestatten – hinsichtlich relativer Bedeutung von genetischen und umweltbezogenen Faktoren, welche die Anfälligkeit für alkoholinduzierte Organschädigung bestimmen.

Während offensichtlich viele psychosoziale Faktoren eine wichtige Rolle spielen, weisen neue Erkenntnisse auf dem biomedizinischen Gebiet auf eine ebenso große Bedeutung von biologischen Faktoren hin. Untersuchungen über den Alkoholstoffwechsel, vor allem mit Bezug auf das Zwischenprodukt Azetaldehyd und die Enzyme, welche diesen produzieren bzw. beseitigen, haben in dieser Hinsicht interessante Hinweise gegeben.

In meinem Beitrag zu diesem Symposium über die Biologie der Sucht möchte ich die Hypothese vorbringen, daß tatsächlich quantitative und qualitative Unterschiede im Alkoholstoffwechsel die eingangs gestellten Fragen teilweise beantworten können. Der Hauptakzent wird darauf gesetzt, die großen Unterschiede im menschlichen Alkohol- und Azetaldehydstoffwechsel aufzuzeigen und auf die Mechanismen einzugehen, die möglicherweise dem sehr variablen Azetaldehydspiegel in Blut, Leber und wahrscheinlich auch in vielen anderen Organen zugrunde liegen.

Äthanol wird fast ausschließlich durch Oxidation aus dem Körper eliminiert. Dieser Vorgang findet vorwiegend in der Leber statt [25, 27, 56]. Die Ausscheidung via Atmungsluft und Urin trägt sehr wenig zur Totalelimination bei, wenn die Blutalkoholkonzentration unter 2‰ oder 40 mmol/l liegt. Äthanol wird auf enzymatischem Wege abgebaut, zuerst zu Azetaldehyd und dann zu Azetat. Der Großteil des in der Leber gebildeten Azetats wird peripher zu CO_2 und H_2O abgebaut. Die beiden Enzyme, die die 2stufige Oxidation von Äthanol zu Azetat katalysieren, sind die Alkohol- und die Aldehyddehydrogenase (ADH und ALDH).

Die meisten experimentellen Befunde weisen darauf hin, daß Leber-ADH hauptsächlich für die Alkoholoxidation verantwortlich ist, v. a. wenn die Alkoholkonzentration unter 1‰ oder 20 mmol/l liegt. Es wurde berechnet, daß ein kleiner Anteil des Alkoholstoffwechsels, 10% oder weniger, wohl auf alternativen Wegen, über das mikrosomale äthanoloxidierende System (MEOS) und Katalase, abgebaut wird [27]. Die MEOS-Aktivität kann durch verschiedene Fremdsubstanzen und durch chronische Alkoholaufnahme induziert werden. Deshalb könnte die Rolle des MEOS für die Alkoholoxidation u. U. bedeutungsvoll werden, da es einen hohen Km für Äthanol aufweist. Die Faktoren, welche offenbar die Äthanoloxidation bestimmen, sind der ADH-Gehalt der Leber und die Konzentration von NAD, NADH und Azetaldehyd im Leberzytosol im Fließgleichgewicht.

Die meist gebräuchliche Einheit der Alkoholeliminierung ist der R-Wert und wird in mg Alkohol pro Stunde und kg Körpergewicht angegeben. Es besteht i. allg. Übereinstimmung in der Literatur darüber, daß große interindividuelle Unterschiede in den Eliminierungswerten auftreten, ob man sie nach der Widmark-Methode oder mit Michaelis-Menten-Kinetik berechnet. Sie betragen nach Verabreichung derselben Alkoholmenge bis zum 2- bis 3fachen [2, 43, 53]. Solche großen interindividuellen Unterschiede sind nur signifikant, wenn die Messungen der Alkoholeliminierung beim einzelnen reproduzierbar sind. Kopun u. Propping [22] haben in ihrer Studie gefunden, daß der Variationskoeffizient für wiederholte Messungen bei einzelnen Individuen 10% oder weniger betrug, der Bereich für alle 80 Untersuchten jedoch ungefähr 3fach variierte, von 57,6–147,6 mg/kg KG/h.

Die 2- bis 3fachen Unterschiede in der Eliminierungsrate zwischen den Individuen können bedingt sein durch eine Kombination von genetischen und Umweltfaktoren. In einer gut kontrollierten Studie, konzipiert, um Umwelteinflüsse auf ein Mindestmaß zu reduzieren, haben diese Autoren die Vererblichkeit von Alkoholabsorption und Eliminierung in mono- und dizygoten Zwillings-paaren untersucht. Dabei war der Korrelationskoeffizient für die Eliminierungsrate pro kg Körpergewicht hochsignifikant bei den monozygoten, jedoch nicht bei den dizygoten Zwillingen. In einer früheren Studie erhob Luth [29] ähnliche Befunde. Die Vererblich-keitsfaktoren für Alkohol-Eliminierungsraten in den beiden Zwil-lingsstudien betrugen 0,41 bzw. 0,67. Diese Befunde weisen darauf hin, daß ungefähr die Hälfte der Unterschiede in der Alkoholelimi-nierungsrate, die zwischen Individuen beobachtet wurden, gene-tisch determiniert sind und daß die übrigen wahrscheinlich um-weltbedingt sind.

Seit 1971 wurden mehrere Studien publiziert, die sich mit der Geschwindigkeit des Alkoholstoffwechsels bei verschiedenen Ras-sen befassen. Unterschiede wurden gesucht in der Absorption, Eli-mination aus dem Blut und der Oxidationsrate zwischen nordame-rikanischen Indianern, Chinesen, Japanern, Europäern und wei-ßen Amerikanern. Dabei wurde in den meisten Arbeiten eine stati-stisch signifikant erhöhte Alkoholabbaurate bei Orientalen und amerikanischen Indianern gegenüber Kaukasiern gefunden [12–14, 42, 43].

Es stellt sich somit die Frage, ob diese individuellen Unterschie-de sowie die Rassenunterschiede im Alkoholstoffwechsel auf gene-tisch bedingte Unterschiede in den entsprechenden Enzymmustern zurückzuführen sind. Mehrere Forschergruppen haben beobach-tet, daß die Aktivität der menschlichen Leber-ADH beträchtliche interindividuelle Unterschiede aufweist [24, 33, 45, 46, 54]. Man ist sich allgemein darüber einig, daß die Leber-ADH-Aktivität bei normalen, nichtalkoholischen Menschen die Alkoholabbaurate li-mitiert, obwohl klar ist, daß aus theoretischen Gründen die Ge-schwindigkeit für die Reoxidation des Koenzyms (NADH) an der Geschwindigkeitsbegrenzung mitbeteiligt ist [17, 41]. Demnach wi-derspiegelt der unterschiedliche Alkoholabbau wahrscheinlich hauptsächlich den großen Bereich der katalytischen Eigenschaften von menschlicher ADH. Diese wiederum ist bedingt durch die gro-ße Anzahl der bei diesem Enzym beobachteten multiplen moleku-laren Formen, obwohl deren Eigenschaften im Moment noch kei-nesfalls genügend bekannt sind [59].

Viele multiple Formen sind dem Vorhandensein von Isoenzymen zuzuschreiben. Sie entstehen durch beliebige Kombination von 3 verschiedenen Untereinheiten (α, β, γ) zu den 6 möglichen dimeren Formen. Weitere Enzymformen sind auf Enzympolymorphismen zurückzuführen [25, 48, 49, 59]. Am Genlocus, welcher für die γ-Polypeptidketten kodiert, erscheinen alle Gene, die zu γ_1- und γ_2-Untereinheiten führen. Mehrere Polymorphismen scheinen am Genlocus, der für die β-Untereinheiten kodiert, vorzukommen: Neben der normalen β_1-Untereinheit kann die „atypische" β_2-Untereinheit (β-Bern) [54, 55] oder eine β-Idianapolis-Untereinheit (daselbst entdeckt) entstehen [5, 26]. Zusätzlich zu diesen Formen wurden noch weitere Alkoholdehydrogenasen identifiziert. π-ADH findet sich bei allen Menschen, jedoch in unterschiedlichem Ausmaß [24]. Schließlich wurden auch Formen mit kathodischer elektrophoretischer Wanderungsgeschwindigkeit (x-Enzyme) beschrieben [37], über deren Struktur und genetische Kontrolle noch nichts bekannt ist.

Die Michaelis-Konstante (Km) für Äthanol als Substrat für die diversen Formen menschlicher ADH variiert beträchtlich, von 0,5–50 mmol/l. Es muß deshalb angenommen werden, daß eine nichtlineare Eliminationskinetik bis zu Alkoholkonzentrationen von mehreren Promillen auftreten kann. Da die Michaelis-Konstante, als die spezifische Aktivität dieser alkoholabbauenden Enzyme, außerordentlich variiert [6, 25, 59], wird der Anteil, der eine bestimmte Enzymform am gesamten Alkoholstoffwechsel in der Leber und in anderen Organen hat, von der momentanen Alkoholkonzentration an der entsprechenden Stelle und vom individuell variablen Isoenzymmuster abhängen.

Genetische (z. B. Isoenzymmuster) und Umweltfaktoren (z. B. Nahrung) können beide die Pharmakokinetik des Äthanols stark beeinflussen. Sowohl die Form als auch die Fläche unter der Blutalkoholkurve unterliegen diesen Einflüssen auf komplexe Weise.

Die Einnahme von Nahrung kann zu Resorptionsverzögerungen führen, welche durch eine Erhöhung der „first-pass"-Elimination die Fläche unter der Blutalkoholkurve drastisch verringern kann. Die Elimination von Alkohol während der Resorptionsphase, also während der ersten Passage durch die Leber, erfolgt nach einer anderen Kinetik als während der Eliminationsphase, da die

Konzentration in der Pfortader während der Resorptionsphase um den resorbierten Anteil höher ist als im peripheren Blut. Dadurch kommt es zu einer besseren Sättigung der Isoenzyme mit hohen Michaelis-Konstanten, was zu einer effizienteren Alkoholelimination beim ersten Kontakt mit der Leber führt. Ein relativ großer Anteil des resorbierten Alkohols kommt, weil er gleich oxidiert wird, nicht über die Leber hinaus und erscheint somit nicht im peripheren Blut. Die maximale Blutalkoholkonzentration und die Fläche unter der Blutalkoholkurve sind erniedrigt und entsprechen nicht mehr der eingenommenen Menge von Alkohol. Dieser Effekt ist besonders stark bei Individuen mit einem Isoenzymmuster, bei dem der Anteil an Isoenzymen mit hohen Km-Werten relativ groß ist. Da dieser Effekt v. a. bei Resorptionsverzögerung auftritt, haben wir es mit einer genetischen Variabilität zu tun, die erst bei bestimmten Umweltbedingungen zum Tragen kommt [60].

Die Verweildauer des Alkohols im Organismus ist sicher von entscheidender Bedeutung für die unmittelbar toxische Wirkung. Deshalb muß man annehmen, daß individuelle Unterschiede in der Pharmakokinetik einen ungleich starken Effekt von Alkohol auf die Gehirnmembranen verursachen. Es wurde vorgeschlagen, daß diese membranstörende Wirkung einen primären Mechanismus der akuten Äthanolintoxikation darstelle. Außerdem wurde postuliert, daß sich physische Abhängigkeit und Toleranz durch adaptive Veränderungen, die der Membranstörung durch Äthanol entgegenwirken, entwickeln können. Deshalb könnten individuelle Unterschiede in den pharmakokinetischen Parametern indirekt die Entstehung physischer Abhängigkeit und Toleranz beeinflussen.

Neben den direkten Wirkungen des Alkohols werden viele indirekte toxische Wirkungen dem ersten oxidativen Metaboliten, dem Azetaldehyd, zugeschrieben [27, 57, 58]. Die Pharmakokinetik des Azetaldehyds ist charakterisiert durch dessen Bildungs- und Abbaugeschwindigkeit sowie die Lokalisation dieser Prozesse. Die Bildungsrate ist offensichtlich identisch mit der Alkoholeliminierungsrate, so daß von dieser Seite eine ähnlich große individuelle Variation zu erwarten ist. Außerdem sind Isoenzyme und Enzympolymorphismen im Zusammenhang mit dem Hauptenzym bekannt für den weiteren Abbau des Azetaldehyds, der mitochondrialen Leber-Aldehyddehydrogenase. Darüber berichtet Prof. Schrappe in seinem Beitrag.

In der Tat kann man auch hinsichtlich Azetaldehydkonzentration im Blut beim Menschen eine erstaunliche Variabilität beobachten. Zur weiteren Diskussion möchte ich drei verschiedene Bereiche möglicher Azetaldehydkonzentrationen im menschlichen Blut definieren: 1) der normale Bereich; 2) das akute Aldehydsyndrom mit extrem hohen Azetaldehydkonzentrationen; 3) der chronische Aldehydismus mit nur leicht erhöhtem Blutazetaldehydspiegel.

Während vieler Jahre verhinderten methodologische Schwierigkeiten genaue Messungen der Azetaldehydkonzentration in Blut und Geweben. Gegenwärtig stehen mehrere Methoden zur Verfügung, die vergleichbare Meßwerte liefern, und die verschiedenen Forschergruppen konnten sich über die tatsächlichen Konzentrationen einigen [11, 28, 60]. Der Bereich der normalen Azetaldehydkonzentrationen hängt von der Alkoholdosis ab. Bei Alkoholeinnahme von 0,25–0,75 g/kg KG wurden Azetaldehydkonzentrationen unterhalb der Erfaßbarkeitsgrenze (ca. 0,5 µmol/l), bis zu 2–3 µmol/l, gefunden.

Individuen, die am akuten Aldehydsyndrom leiden, zeigen dramatisch erhöhte Konzentrationen, die das 10fache der Normalwerte und mehr erreichen. Dieses Phänomen wird bei Orientalen beobachtet, bei denen ein Enzymdefekt der mitochondrialen Aldehyddehydrogenase mit niedrigem Km vorliegt [15, 32], oder nach Behandlung mit Aldehyddehydrogenasehemmern, wie z. B. Disulfiram oder Nitrefazol [30]. Symptome wie starkes Erröten, Tachykardie, erniedrigter Blutdruck, Kopfschmerzen, Übelkeit, Erbrechen, Muskelschwäche und Schläfrigkeit können auftreten, und deren Ausmaß scheint von der Azetaldehydkonzentration abhängig zu sein. Diese Symptome sind eindeutig unangenehm und man würde erwarten, daß sie die betroffenen Individuen vom Trinken abhalten. Interessanterweise wurde unter den japanischen Alkoholikern nur ein verschwindend kleiner Prozentsatz von Individuen gefunden, die den Enzymdefekt des mitochondrialen Isoenzyms aufweisen, dies verglichen mit etwa 50% der ganzen Bevölkerung [15]. Dieser Befund unterstützt die Hypothese, wonach eine genetische Überempfindlichkeit gegenüber den Wirkungen von Alkohol einen eindeutigen Schutz darstellt, hinsichtlich dem Wechsel von mäßigem zu exzessivem Trinken.

Menschen mit chronischem Aldehydismus zeigen nur eine leicht erhöhte, etwa 2- bis 5 fach normale Konzentration [23, 28, 30, 36]. Solche Werte könnten auf spezifische Isoenzymmuster der Alkohol- und Aldehyddehydrogenase und/oder auf eine Induktion des MEOS zurückzuführen sein, wobei sowohl eine leicht erhöhte Azetaldehydproduktion wie auch eine leicht verlangsamte Elimination beteiligt sein können. Eine höhere Azetaldehydkonzentration im Gewebe könnte größere intrazelluläre zytotoxische Wirkungen auslösen und so zu vermehrter Schädigung von Organen führen. In diesem Zusammenhang dürfte interessieren, daß bei alkoholbedingten Lebererkrankungen hohe Frequenzen von atypischer Alkoholdehydrogenase beobachtet wurden [20, 44]. Es wurde bereits früher angedeutet, daß die Mitochondrien bei alkoholischen Lebererkrankungen beschädigt werden, so daß dadurch die Aldehydoxidation gestört wird und durch die Toxizität des akkumulierenden Azetaldehyds im Sinne eines Circulus vitiosus eine weitere Beeinträchtigung der mitochondrialen Funktionen zustande kommt [3, 9, 16, 21, 31, 51].

Neuere Daten von Peters et al. weisen allerdings darauf hin, daß beim Menschen, im Gegensatz zur Ratte, die Azetaldehydoxidation in signifikantem Ausmaß im Zytosol und nicht ausschließlich in den Mitochondrien stattfindet. Die Autoren befassen sich mit der Lokalisation dieser Aktivität in Nadelbiopsien von frischem menschlichem Lebergewebe [19, 39]. Ein Vergleich der Eigenschaften der zytosolischen und mitochondrialen Azetaldehydrogenase zeigt, daß beide einen ähnlichen Km für Azetaldehyd aufweisen, daß das zytosolische Enzym jedoch NADP als Substrat verwenden kann und in größerem Ausmaß durch Disulfiram gehemmt wird. Diese Befunde haben möglicherweise ihre spezielle Bedeutung, indem die Vermutung, daß Azetaldehydtoxizität beim Menschen durch Schädigung der Mitochondrien hervorgerufen wird, wie dies bei der Ratte der Fall zu schein scheint, im Gegensatz dazu steht. Wichtiger ist indessen, daß die totale Oxidation von Äthanol zu Azetat innerhalb des Zytosols zu einem potentiell höheren Verhältnis von NADH zu NAD^+ führen würde. Dies wiederum könnte für die größere Empfindlichkeit des Menschen – im Vergleich zur

Ratte – für Alkoholtoxizität, v. a. in bezug auf die Entstehung der Fettleber verantwortlich sein.

Bei Patienten mit alkoholischer Lebererkrankung ergeben Bestimmungen der Leberazetaldehydrogenase reduzierte Aktivität, v. a. des zytosolischen Enzyms [18, 34, 35, 52]. Dies könnte wenigstens teilweise verantwortlich sein für den beeinträchtigten Azetaldehydstoffwechsel dieser Individuen. Weitere Studien von Peters [40] weisen darauf hin, daß die Verminderung der Azetaldehyddehydrogenase, im Gegensatz zu verminderter ADH, nicht reversibel ist, was auf einen Primärdefekt deuten könnte. Tatsächlich wurden Azetaldehydspiegel im Blut schon vor einiger Zeit von Schuckit u. Rayses [47] als Marker für eine Veranlagung zu Alkoholismus postuliert. Der Vorschlag basierte auf Befunden, wonach eine Testdosis von Alkohol bei gesunden männlichen Verwandten von Alkoholikern zu höheren Azetaldehydwerten führte als in Kontrollen. Wie die Autoren selber und Eriksson [10] jedoch hervorhoben, war ihre Bestimmungsmethode unzuverlässig, da viel Azetaldehyd artifiziell aus Äthanol in den Proben erzeugt wurde. Bis diese Untersuchungen mit adäquateren Methoden wiederholt sind, bleibt es offen, ob ein erhöhter Blutazetaldehydspiegel in irgendeinem Zusammenhang mit der Veranlagung zu Alkoholismus steht. Vorläufige Resultate von analogen Untersuchungen des Azetaldehydgehalts von Atemluft scheinen zu bestätigen, daß Probanden mit Alkoholismus in der Familie gegenüber Kontrollen nach einem Testtrunk höhere Werte aufweisen (Schuckit u. von Wartburg, unveröffentlichte Befunde).

Ein stabiles Azetaldehyd-Hämoglobin-Addukt im Blut von Menschen nach Alkoholabusus wurde kürzlich beschrieben [50]. Falls der bei Alkoholikern erhöhte Blutazetaldehydspiegel die Bildung dieses Addukts begünstigt, könnte dessen Analyse wertvolle Auskunft erteilen über das Ausmaß von vorgängigem Alkoholabusus. Bevor definitive Schlußfolgerungen gezogen werden können, sollte jedoch dieses Addukt unter verschiedenen Umständen besser charakterisiert werden.

Zur Zeit sind die Kenntnisse über das Vorkommen von erhöhtem Azetaldehyd bei Alkoholikern und die Bedingungen für dessen Entstehen noch mangelhaft. Sollte sich der Befund jedoch erhöhen, so könnte die Bestimmung von Azetaldehyd in Blut und Atmungsluft nach einem Testtrunk wertvolle Hinweise über einen kürzlichen Abusus von Alkohol vermitteln.

Vom Azetaldehyd ist auch bekannt, daß er selber pharmakologische Wirkungen hat [1], von denen einige antagonistisch zu den direkten Äthanolwirkungen sind. Azetaldehyd kann z. B. biogene Amine wie Katecholamine freisetzen und damit einigen der dämpfenden Effekte des Äthanols entgegenwirken. Deshalb dürften gesamthaft die psychopharmakologischen Wirkungen des Alkohols bei einem Individuum abhängig sein vom Gleichgewicht zwischen direkten Äthanol- und antagonistischen Azetaldehydeffekten. Menschen, die sehr wenig Azetaldehyd produzieren, könnten deshalb durch die direkten Äthanolwirkungen stärker beeinträchtigt sein als solche mit mehr Azetaldehyd, die bei gleicher Alkoholmenge dank dieser antagonistischen Effekte weniger Zeichen von Trunkenheit zeigen könnten. Das Verhältnis zwischen Azetaldehyd und Äthanolwirkungen könnte demnach die angeborene Toleranz eines Menschen gegenüber den berauschenden Effekten von Alkohol bestimmen.

Zudem wurde die Hypothese vorgebracht, daß leicht erhöhter Azetaldehyd die verstärkenden Eigenschaften des Äthanols vermittle. Es wurde postuliert, daß Katecholamine eine Rolle spielen in diesem Prozeß, entweder direkt im ZNS zusammen mit Azetaldehyd oder durch Bildung von Kondensationsprodukten mit Katecholaminen, wie z. B. die TIQs. Dieser Aspekt wird im Referat von Dr. Urwyler behandelt.

Viele Organe, einschließlich die endokrinen Drüsen, können bekanntlich bei chronischer Alkoholintoxikation betroffen sein. In einigen Fällen wurde beobachtet, daß Azetaldehyd eine mindestens so starke toxische Wirkung ausübt wie Äthanol. Wie bereits erwähnt, könnten variable Blutazetaldehydkonzentrationen dazu führen, daß verschieden große Mengen dieses toxischen Stoffs ins Gewebe diffundieren. Andererseits könnte das Vorhandensein von Alkoholdehydrogenase und/oder des MEOS in gewissen Organen zur intrazellulären Bildung von Azetaldehyd führen. Deshalb untersuchten wir die Lokalisation der ADH in menschlichen Geweben [7, 8]. Antikörper wurden in Kaninchen gegen ein Gemisch von pyrazolsensitiver menschlicher Leber-ADH produziert. Protein-A-Peroxidase mit Diaminobenzidin als Substrat wurde zum Nachweis von enzymgebundener Anti-ADH in Gewebsschnitten verwendet. Mit dieser Methode konnten Spuren von ADH in allen untersuchten Geweben nachgewiesen werden. Die Kontrollseren waren immer negativ. In einigen Organen konnten gewisse Zelltypen viel stärker angefärbt werden als andere innerhalb desselben Organs, was auf eine ungleichmäßige Verteilung des Enzyms in vielen Organen hinweist. Solche ungleichmäßigen Verteilungen wurden in der Niere, dem Magen-Darm-Trakt und auch in der Leber gefunden. Diese Beobachtung ist wichtig, weil sie zeigt, daß eine hohe ADH-Konzentration in nur wenigen Zellen vorkommen kann, obwohl die Gesamtaktivität in diesem Gewebe nur spurenmäßig vorhanden zu sein scheint. Hohe Azetaldehydkonzentrationen an diesen spezifischen Stellen könnten schließlich zu vereinzelten Zellschädigungen führen.

Im Gehirn zeigten z. B. nur einige Neuronen in Gewebsschnitten des Kortex, Zerebellums und Hypothalamus starke Färbung. Vor allem waren einige Purkinje-Zellen im Zerebellum sehr stark gefärbt. Zur Zeit ist es noch nicht möglich, die Neuronen mit hohem ADH-Gehalt näher zu charakterisieren, doch könnte ein Zusammenhang mit Schädigungen des Gehirns bestehen.

Ein weiterer genetischer Faktor, der bei der Entstehung von Hirnschädigungen durch Alkohol eine Rolle spielen könnte, betrifft ein thiaminabhängiges Enzym. Alkoholabusus bedeutet eine Mehrbelastung für die biochemischen Stoffwechselwege, die bei der Produktion von Azetat durch Azetaldehydoxidation betroffen sind. Zusammen mit einer minderwertigen Diät kann dies einen funktionellen Mangel an Thiamin, welches ein Kofaktor ist für mehrere am Stoffwechsel beteiligten Enzyme, zur Folge haben. Dieser Thiaminmangel scheint für die Pathogenese von neurologischen Störungen bei Alkoholikern von Bedeutung zu sein. Eine neuere Untersuchung an Patienten mit Wernicke-Korsakow-Syndrom zeigte ein anormales thiaminabhängiges Enzym auf (Transketolase), welches am Pentosephosphatstoffwechsel beteiligt ist; es handelt sich offenbar um einen genetischen Defekt, der die extreme Anfälligkeit dieser Patienten für Thiaminmangel zu erklären scheint [4].

Es ist anzunehmen, daß in Zukunft noch vermehrt Zusammenhänge zwischen der Lokalisation und den Eigenschaften der verschiedenen ADH- und ALDH-Isoenzymen und den verschiedenen metabolischen und physiologischen Konsequenzen des Alkoholkonsums beim Menschen erkannt werden. Es gibt gute Hinweise dafür, daß sowohl die Geschwindigkeit des Alkoholstoffwechsels wie auch die Aktivität des geschwindigkeitsbegrenzenden Enzyms der ADH unter genetischer Kontrolle stehen. Diese Resultate der biologischen Grundlagenforschung im Zusammenhang mit neueren Befunden der genetischen und klinischen Forschung sind zwar wegweisend für ein neues Verständnis der Vorgänge, die sich bei chronischer Einnahme von Alkohol abspielen, und neue Forschungsrichtungen für die Zukunft zeichnen sich ebenfalls ab. Andererseits wird es noch vermehrter Anstrengung bedürfen, um dieses Wissen in die Praxis umzusetzen. So wäre es angezeigt, die Möglichkeiten einer eingehenden Beratung bezüglich der genetischen Zusammenhänge etwa in der Familientherapie vermehrt auszuschöpfen. Im Lichte der neuen Erkenntnisse über die genetischen Faktoren müßten auch Fragen der Kostendeckung für die Behandlung alkoholbedingter Schäden durch die Krankenkassen und Versicherungen neu überdacht werden. Letztlich ist zu hoffen, daß diese Befunde auch in neue Konzepte zur Verhütung und Behandlung des Alkoholismus einfließen werden.

Literatur

1. Akabane J (1970) Aldehydes and related compounds. In: Tremolieres J (ed) Alcohols and derivatives. Int Encyclopedia of Pharmacology and Therapeutics, Sect 20, Vol 2. Pergamon Press Oxford, pp 523–560
2. Bennjon LJ, Li T-K (1976) Alcohol metabolism in American Indians and Whites: lack of racial differences in metabolic rate and liver alcohol dehydrogenase. N Engl J Med 294:9–13
3. Bernstein JD, Penniall R (1978) Effects of chronic ethanol treatment upon rat liver mitochondria. Biochem Pharmacol 27:2337–2342
4. Blass JP, Gibson GE (1977) Abnormality of a thiamine-requiring enzyme in patients with Wernicke-Korsakoff syndrome. N Engl J Med 297:1367
5. Bosron WF, Li T-K, Vallee BL (1980) New molecular forms of human liver alcohol dehydrogenase: isolation and characterization of ADH-Indianapolis. Proc Natl Acad Sci USA 77:5784–5788
6. Bühler R, von Wartburg JP (1982) Purification and substrate specificities of three human liver alcohol dehydrogenase isoenzymes. FEBS-Letters 144:135–139

7. Bühler R, Hess M, von Wartburg JP (1982) Immunohistochemical localization of human liver alcohol dehydrogenase in liver tissue, cultured fibroblasts and HeLa cells. Am J Pathol 108:89–99

8. Bühler R, Pestalozzi D, Hess M, von Wartburg JP (1982) Localization of alcohol dehydrogenase in human tissue – an immunohistochemical study. Biochem Pharmacol Behav 28 [Suppl 1]

9. Burke JP, Rubin E (1979) The effects of ethanol and acetaldehyde on the products of protein synthesis by liver mitochondria. Lab Invest 41:393–400

10. Eriksson CJP (1980) Elevated blood acetaldehyde levels in alcoholics and their relatives: A reevaluation. Science 207:1383–1384

11. Eriksson CJP (1983) Human blood acetaldehyde concentration during ethanol oxidation (update 1982). Pharmacol Biochem Behav 18 [Suppl 1]

12. Farris JJ, Jones BM (1977) Ethanol metabolism and memory impairment in American Indians and Caucasians. Alcohol Techn Rep 6:1–4

13. Farris JJ, Jones BM (1978) Ethanol metabolism and memory impairment in American Indians and White women social drinkers. J Stud Alcohol 39:1975–1979

14. Hanna JM (1978) Metabolic responses of Chinese, Japanese and Europeans to alcohol. Alcoholism 2:89–92

15. Harada S, Takagi S, Agarwal DP, Goedde HW (1983) The quantitative variation of the aldehyde dehydrogenase isozymes and alcoholism in Japanese. Pharmacol Biochem Behav 18 [Suppl 1]

16. Hasumura Y, Teschke R, Lieber CS (1975) Acetaldehyde oxidation by hepatic mitochondria: decrease after chronic ethanol consumption. Science 189:727–729

17. Higgins JJ (1979) Control of ethanol oxidation and its interaction with other metabolic systems. In: Majchrowicz E, Noble EP (eds) Biochemistry and pharmacology of ethanol, Vol 1. Plenum Press, New York, pp 77–109

18. Jenkins WJ, Peters TJ (1980) Selectively reduced hepatic acetaldehyde dehydrogenase in alcoholics. Lancet II:628–629

19. Jenkins WJ, Peters TJ (1983) The subcellular localisation of acetaldehyde dehydrogenase in human liver. Cell Biochem Function 1:37–40

20. Kamaryt J, Martinek J (1979) Genetically determined alcohol dehydrogenase variants in subjects with liver disease. Scripta Medica 52:265–268

21. Koch OR, Roatta de Conti LL, Bolanos LP, Stoppani AOM (1978) Ultrastructural and biochemical aspects of liver mitochondria during recovery from ethanol induced alterations: experimental evidence of mitochondrial division. Am J Pathol 90:326–344

22. Kopun M, Propping P (1977) The kinetics of ethanol absorption and dimination in twins and supplementary repetitive experiments in singleton subjects. Eur J Clin Pharmacol 11:337–344

23. Korsten MA, Matsuzaki S, Feinmann L, Lieber CS (1975) High blood acetaldehyde levels after ethanol administration. Difference between alcoholic and nonalcoholic subjects. N Engl J Med 292:386–389

24. Li T-K, Magnes LJ (1975) Identification of a distinctive form of alcohol dehydrogenase in human livers with high activity. Biochem Biophys Res Commun 63:202–208

25. Li T-K (1977) Enzymology of human alcohol metabolism. Adv Enzymol 46:427–483

26. Li T-K (1982) Dissociation-recombination studies of ADH-Indianapolis enzyme forms. Alcoholism Clin Exp Res 6:429

27. Lieber CS (1977) Metabolism of ethanol. In: Lieber CS (ed) Metabolic aspects of alcoholism. Univ Park Press, Baltimore

28. Lindros KO (1983) Human blood acetaldehyde levels: with improved methods, a clearer picture emerges. Alcoholism Clin Exp Res 7:70–75

29. Luth K-F (1939) Untersuchungen über die Alkohol-Blut-Konzentration nach Alkoholgaben bei 10 eineiigen und 10 zweieiigen Zwillingspaaren. Dtsch Z Gerichtl Med 32:145–164

30. Maring J-A, Weigand K, Brenner HD, von Wartburg JP (1983) Aldehyde oxidizing capacity of erythrocytes in normal and alcoholic individuals. Pharmacol Biochem Behav 18 [Suppl 1]

31. Matsuzuki S, Lieber CS (1971) Increased susceptibility of hepatic mitochondria to the toxicity of acetaldehyde after chronic ethanol consumption. Biochem Biophys Res Commun 75:1059–1065

32. Mizoi Y, Tatsuno Y, Fujiwara S, Kogame M, Fukunaga T, Adachi J, Okada T, Hishidaa S, Ijiria I (1983) Individual differences of alcohol sensitivity related to polymorphism of alcohol-metabolizing enzymes in Japanese. Pharmacol Biochem Behav 18 [Suppl 1]

33. Moser K, Papenberg J, von Wartburg JP (1968) Organverteilung und Heterogenität der Alkoholdehydrogenase bei verschiedenen Spezies. Enzym Biol Clin 9:447–458

34. Nautinen H, Lindros K, Pikkarainen P, Salaspuro M (1981) Alcohol and acetaldehyde metabolizing enzymes: their decrease in chronic alcoholics and associated metabolic consequences. Gastroenterology 80:1343

35. Palmer KR, Jenkins WJ (1982) Impaired acetaldehyde oxidation in alcoholics. Gut 23:729–733

36. Palmer KR, Jenkins WJ, Sherlock S (1981) Impaired acetaldehyde oxidation in alcoholism. Gut 22:A419

37. Pares X, Vallee BL (1981) New human liver alcohol dehydrogenase forms with unique kinetic characteristics. Biochem Biophys Res Commun 98:122–130

38. Pequignot G, Tuyns AJ, Berta JL (1978) Ascitic cirrhosis in relation to alcohol consumption. Int J Epidemiol 7:113

39. Peters TJ, Seymour CA (1978) Analytical subcellular fractionation of needle biopsy specimens from human liver. Biochem J 174:635–646

40. Peters TJ, Cairns SR (1984) Studies on the biological basis of alcohol toxicity and pathogenesis of hepatic damage. In: Edwards G, Littleton J (eds) Pharmacological treatments for alcoholism. Croom Helm, London pp 87–108

41. Plapp BV (1975) Rate-limiting steps in ethanol metabolism and approaches to changing these rates biochemically. Adv Exp Med 56:77–109

42. Reed TE (1978) Racial comparisons of alcohol metabolism: background, problems and results. Alcoholism 2:83–87

43. Reed TE, Kalant H, Gibbins RJ et al. (1976) Alcohol and acetaldehyde metabolism in Caucasians, Chinese and Ameriinds. Can Med Assoc J 115:851–855

44. Salaspuro MP, Lindros KO, Nuutinen H (1982) Determinants of blood acetaldehyde in alcoholics and the association of atypical ADH with alcoholic liver cirrhosis in Finnish population. Alcoholism Clin Exp Res 6:436–437

45. Schenker TM, Teeple LJ, von Wartburg JP (1971) Heterogeneity and polymorphism of human liver alcohol dehydrogenase. Eur J Biochem 24:271

46. Schmidt E, Schmidt FW (1960) Enzym-Muster menschlicher Gewebe. Klin Wochenschr 38:957–962

47. Schuckit MA, Rayses V (1979) Ethanol ingestion: differences in blood acetaldehyde concentrations in relatives of alcoholics and controls. Science 203:54–55

48. Smith M, Hopkinson DA, Harris H (1973) Studies on the subunit structure and molecular size of the human alcohol dehydrogenase isozymes determined by the different loci, ADH_1, ADH_2 und ADH_3. Ann Hum Genet 36:401–414

49. Smith M, Hopkinson DA, Harris H (1973) Studies on the properties of the human alcohol dehydrogenase isozymes determined by the different loci ADH_1, ADH_2 and ADH_3. Ann Hum Genet 37:49–67

50. Stevens VJ, Fantl WJ, Newman CB (1981) Acetaldehyde adducts with hemoglobin. Clin Invest 67:361–369

51. Thayer WS, Rubin E (1979) Effects of chronic ethanol intoxication on oxidative phosphorylation in rat liver submitochondrial particles. J Biol Chem 254:7717–7723

52. Thomas M, Halsall S, Peters TJ (1982) Role of hepatic acetaldehyde dehydrogenase in alcoholism: demonstration of persistent reduction of cytosolic activity in abstaining patients. Lancet II:1057–1059

53. Wagner JG, Wilkinson PK, Sedman AS et al. (1976) Elimination of alcohol from human blood. J Pharmacol Sci 65:152–154

54. Wartburg von JP, Papenberg J, Aebi H (1965) An atypical human alcohol dehydrogenase. Can J Biochem 43:889

55. Wartburg von JP, Schürch PM (1968) Atypical human liver alcohol dehydrogenase. Ann NY Acad Sci 151:936–946

56. Wartburg von JP (1971) Metabolism of alcohol in normals and alcoholics: Enzymes. In: Kissin B, Begleiter H (eds) The biology of alcoholism, Vol 1, Biochemistry. Plenum Press, New York, pp 63–102
57. Wartburg von JP (1980) Alcohol metabolism and alcoholism pharmacogenetik considerations. Acta Psychiatr Scand 62:179–188
58. Wartburg von JP (1980) Acetaldehyde. In: Sandler M (ed) Psychopharmacology of alcohol. Raven Press, New York, pp 137–147
59. Wartburg von JP (1981) Polymorphism of human alcohol and aldehyde dehydrogenase. In: Stimmel B (ed) Advances in alcohol and substance abuse, Vol I/2. The Haworth Press, New York, pp 7–23
60 Wartburg von JP (1984) Pharmacokinetics of alcohol in the normal and alcoholic subject. In: Edwards G, Littleton J (eds) Pharmacological treatments for alcoholism. Croom Helm, London, pp 67–86
61. Wartburg von JP, Bühler R, Maring J-A, Pestalozzi D (1983) The polymorphism of alcohol and aldehyde dehydrogenase and their significance for acetaldehyde toxicity. Pharmacol Biochem Behav 18 [Suppl 1]

3 Mutagene und karzinogene Wirkungen von Suchtstoffen

G. Obe, R. Brodmann, R. Fleischer, H. Engeln,
D. Göbel und J. Herha

Alkohol, oder besser alkoholische Getränke und Zigarettenrauch sind diejenigen Suchtstoffe, deren mutagene und karzinogene Wirkungen beim Menschen ausreichend belegt sind. Für Opiumrauch und Marihuanarauch können derartige Wirkungen vermutet werden. LSD ist offenbar weder mutagen noch karzinogen. Andere Suchtstoffe sind im Hinblick auf mögliche mutagene und karzinogene Wirkungen nicht oder unzureichend analysiert und sollen hier keine Erwähnung finden.

Alkoholische Getränke

In den peripheren Lymphozyten von Alkoholikern wurde eine signifikant erhöhte Rate chromosomaler Aberrationen nachgewiesen [29] (Abb. 1 und 2). Die peripheren Lymphozyten von Alkoholikern haben auch eine erhöhte Rate an Schwesterchromatidaustauschen in ihren Chromosomen [4]; diese sog. SCEs können nach einer speziellen Vorbehandlung der Zellen und nach einer speziellen Färbung der Chromosomenpräparationen dargestellt werden (Abb. 1). Eine Erhöhung der SCE-Rate weist auf Schädigungen in der chromosomalen DNS hin und ist somit ein Indikator für mutagene Wirkungen [35, 48]. Eine Dosis-Effekt-Beziehung für die Raten chromosomaler Schädigungen bei Alkoholikern kann nicht gezeigt werden, was hauptsächlich mit der Schwierigkeit zusammenhängt, bei Alkoholikern eine „Dosis" zu definieren. Allerdings zeigt sich, daß die Aberrationsraten positiv mit der Suchtdauer korreliert sind, und daß sie bei trockenen Alkoholikern tendenziell niedriger liegen als bei trinkenden Alkoholikern. Diese Befunde weisen darauf hin, daß die Aberrationen durch Alkohol mindestens mitbedingt sind [30]. In den Tabellen 1–3 wird das Ergebnis einer Chromosomenanalyse an 30 trockenen Alkoholikern und 16 Nichtalkoholikern gezeigt. Die Aberrationsraten nehmen bei den trockenen Alkoholikern mit der Trockendauer ab. Die Abb. 2

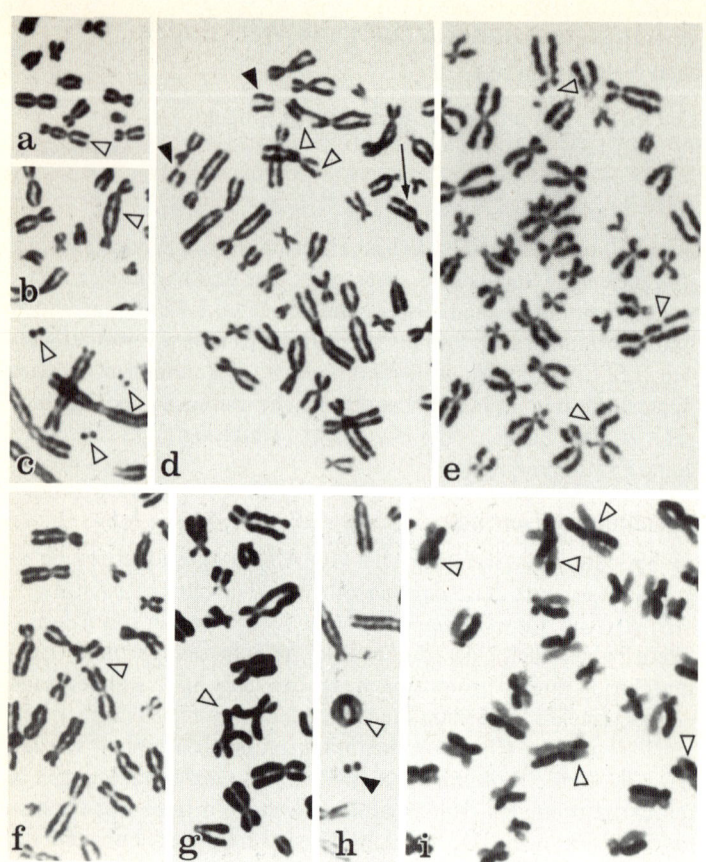

Abb. 1 a–i. Verschiedene Typen chromosomaler Aberrationen und Schwesterchromatidenaustausche (SCE) in peripheren menschlichen Lymphozyten. **a, b** Dizentrische Chromosomen (DIC); **c** Minutes, sehr kleine Ringe ohne Spindelfaseransatzstellen (MIN); **d, e** Chromatidbrüche (B′; *offene Pfeile*) und Isochromatidbrüche (B″; *geschlossene Pfeile*). In **d** zeigt ein Chromosom eine Färbelücke, deren Ausdehnung geringer als der Durchmesser der Chromatide ist, achromatische Läsion (AL; *langer Pfeil*); **f, g** Chromatidentranslokationen (RB′); **h** Ringchromosom (RING, *offener Pfeil*), MIN *(geschlossener Pfeil)*; **i** Chromosomen mit unterschiedlich stark angefärbten Chromatiden. An den mit Pfeilen gekennzeichneten Stellen ist es zu einem Austausch zwischen hell und dunkel gefärbten Chromatiden gekommen. Derartige Austausche werden Schwesternchromatidenaustausche genannt (SCE)

Tabelle 1. Aberrationen pro 1000 Mitosen in den peripheren Lymphozyten von Kontrollen (n = 16) und trockenen Alkoholikern (n = 30)

Aberrationen	Kontrollen	Trockene Alkoholiker	Statistik
AL	22,80	31,30	ns
B′	3,13	7,18	s (1%)
B″	0,63	1,30	ns
RB′	1,25	1,70	ns
DIC	0,31	1,30	s (1%)
RING	0,00	0,16	
MIN	0,00	0,60	
Total (ohne AL)	5,32	12,34	s (1%)

Von jedem Probanden wurden 200 Metaphasen aus Kulturen peripherer Lymphozyten ausgewertet, die 2 Tage lang in Medium Ham's F-10 inkubiert wurden. Die erhaltenen Werte wurden dann auf 1000 Metaphasen normiert und mit einem nichtparametrischen Verfahren (Mann-Whitney-Test) mit dem Signifikanzniveau von $p = 0,05$ statistisch analysiert; *s* signifikant; *ns* nicht signifikant. (Aberrationstypen s. Abb. 1)

Tabelle 2. Aberrationen pro 1000 Mitosen in den peripheren Lymphozyten von trockenen Alkoholikern (n = 30)

Aberrationen	Weniger als 3 Jahre trocken (n = 13)	3 Jahre und länger trocken (n = 17)	Statistik
AL	34,90	28,50	ns
B′	10,00	3,80	s (1%)
B″	1,49	1,18	ns
RB′	2,38	1,47	ns
DIC	1,49	1,18	ns
RING	0,00	0,29	
MIN	0,38	0,88	
Total (ohne AL)	15,74	8,80	s (1%)

Die Statistik bezieht sich auf den Vergleich zwischen den beiden Gruppen von trockenen Alkoholikern. (Kulturbedingungen und Statistik s. Tabelle 1, Aberrationstypen s. Abb. 1)

Tabelle 3. Aberrationen pro 1 000 Mitosen in den peripheren Lymphozyten von Kontrollen und trockenen Alkoholikern

Aberrationen	Kontrollen (n = 16)	Trockene Alkoholiker	
		Weniger als 3 Jahre (n = 13)	3 Jahre und länger (n = 17)
AL	22,80	39,90 (s, 5%)	28,50 (ns)
B′	3,13	10,00 (s, 1%)	3,80 (ns)
B″	0,63	1,49 (ns)	1,18 (ns)
RB′	1,25	2,38 (ns)	1,47 (ns)
DIC	0,31	1,49 (s, 5%)	1,18 (ns)
RING	0,00	0,00	0,29
MIN	0,00	0,38	0,88
Total (ohne AL)	5,32	15,74 (s, 1%)	8,80 (ns)

In Klammern ist angegeben, ob die entsprechenden Werte sich von den Kontrollwerten unterscheiden. (Kulturbedingungen und Statistik s. Tabelle 1, Aberrationstypen s. Abb. 1)

und 3 zeigen diese Zusammenhänge an einem größeren Probandengut, das in unserem Laboratorium untersucht wurde. Auch die SCE-Raten nehmen ab, wenn nicht mehr getrunken wird. Nach einer Trockendauer von 1 Jahr und mehr lagen die SCE-Frequenzen wieder im Kontrollbereich [4].

Experimentelle Analysen haben ergeben, daß nicht Äthanol selbst, sondern sein Stoffwechselprodukt Azetaldehyd mutagen ist [2, 26, 28, 29] (Tabelle 4). (Über Azetaldehyd bei Alkoholikern s. Beitrag von J. P. von Wartburg.) Ein leichter Anstieg der SCE-Raten nach Behandlung menschlicher Lymphozyten mit Äthanol in vitro wird von den Autoren in dem Sinne diskutiert, daß die Lymphozyten möglicherweise Äthanol zu Azetaldehyd metabolisieren können [1]. Neben Äthanol und Wasser enthalten alkoholische Getränke noch eine ganze Reihe anderer Inhaltsstoffe, die in ihrer Gesamtheit als Kongener bezeichnet werden. Bei Bakterien [18, 23] und menschlichen Lymphozyten in vitro [11] haben sich diese Kongener als mutagen erwiesen.

Mutationen in somatischen Zellen, zu denen die Lymphozyten gehören, weisen auf ein erhöhtes Krebsrisiko hin. Bei Alkoholi-

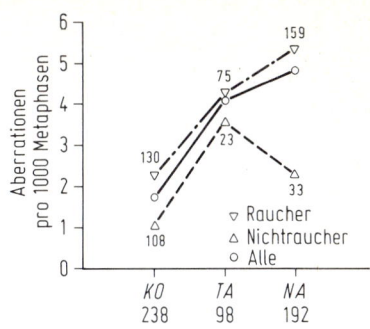

Abb. 2. Häufigkeiten von Austauschaberrationen (RB′, DIC, RING, MIN) bei 238 Kontrollen (*KO* nach Daten von Obe et al. [31]), bei 98 trockenen Alkoholikern (*TA* nach Daten von Obe et al. [30] und unveröffentlicht) und bei 192 nassen Alkoholikern (*NA* nach Daten von Obe et al. [30]). Die Gesamtanzahl der in jeder Gruppe untersuchten Probanden ist unter der X-Achse angegeben. Die Zahlen an den Kurvenpunkten geben an, wieviele der jeweils untersuchten Probanden Raucher *(obere Zahl)* und Nichtraucher *(untere Zahl)* waren. Von jedem Probanden wurden, wenn immer möglich, 200 Metaphasen ausgewertet. Der Unterschied zwischen *KO* und *TA* und für *KO* und *NA* ist sowohl für die Raucher als auch für die Nichtraucher signifikant. Die Unterschiede zwischen *TA* und *NA* sind nicht signifikant. Die Unterschiede zwischen Rauchern und Nichtrauchern sind für *KO* und *NA*, nicht aber für *TA* signifikant. Die statistischen Analysen wurden mit dem Mann-Whitney-Test auf dem Signifikanzniveau von p = 0,05 durchgeführt [37]. Die Berechnungen wurden unter Verwendung des "Statistical Package for the Social Sciences" [25] mit der CDC Cyber 175 des Wissenschaftlichen Rechenzentrums Berlin (WRB) gemacht

kern wurde tatsächlich eine erhöhte Krebsrate nachgewiesen, wobei besonders der Ösophagus betroffen ist [29, 36]. Doll u. Peto [7] schätzen, daß etwa 3% aller Krebstodesfälle in den USA auf dem Genuß alkoholischer Getränke beruhen.

Mutationen in den somatischen Zellen weisen aber auch darauf hin, daß in den Keimzellen ebenfalls Mutationen induziert worden sein könnten; derartige Mutationen könnten dann auf die Nachkommen weitergegeben werden. Für den Menschen gibt es für eine keimzellschädigende Wirkung des Alkohols keine Hinweise. Bei Mäusen wurde aber ein derartiger Hinweis gefunden. Wird gedeckten Mäusen Äthanol mit einer Schlundsonde appliziert (1 ml einer 10-, 12,5- oder 15%igen Äthanollösung), dann treten in den Chro-

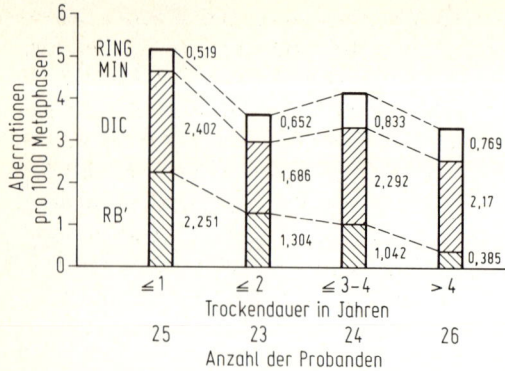

Abb. 3. Häufigkeiten von Austauschaberrationen bei trockenen Alkoholikern (RB′ = *untere Säulen*, DIC = *mittlere Säulen*, RING und MIN = *obere Säulen*) in Abhängigkeit von der Trockendauer. Jeweils rechts neben den Säulen sind die Raten der Aberrationen pro 1 000 Metaphasen angegeben. Besonders die RB′-Raten nehmen mit der Trockendauer ab. Multiple Vergleiche ergaben keine signifikanten Unterschiede zwischen den Werten (Kruskal-Wallis Test; [12]; Computerprogramm s. Legende zu Abb. 2)

Tabelle 4. Induktion chromosomaler Aberrationen durch Azetaldehyd. Vollblut wurde 5 Tage lang in Medium 199 bei 37 °C kultiviert. Alle 12 h wurde den Kulturen Azetaldehyd zugesetzt. Als Kontrollen dienten Kulturen, die mit Aqua dest. behandelt wurden, dem Lösungsmittel für den Azetaldehyd. Einige Kulturen wurden mit Äthanol statt mit Azetaldehyd behandelt. Die Konzentrationsangaben beziehen sich auf die nach jeder Substanzzugabe erreichten Endkonzentrationen. (Abkürzungen für die Aberrationstypen s. Tabelle 1)

Azetaldehyd-Konzentration (% v/v)	Anzahl der ausgewerteten Metaphasen	Aberrationen pro 100 Metaphasen			
		RB′	B′	B″	AL
1×10^{-4}	200	0,00	0,00	0,50	8,50
$0,5 \times 10^{-3}$	170	0,59	1,18	1,18	8,24
1×10^{-3}	400	0,75	5,75	2,75	16,00
2×10^{-3}	186	2,69	11,83	5,91	33,87
1×10^{-2}	keine Mitosen				
Äthanol (% v/v)					
$4,4 \times 10^{-2}$	400	0,00	0,50	0,75	9,00
Aqua dest.	350	0,00	0,00	0,29	7,14

mosomensätzen der vom Weibchen stammenden Pronuklei der Embryonen Aneuploidien auf, Chromosomensätze mit fehlenden oder überzähligen Chromosomen (Häufigkeit 18,9% nach 12,5% Äthanol im Vergleich zu keinem Fall in den Kontrollen) [15]. Der Befund zeigt, daß Alkohol zu Fehlverteilungen der Chromosomen führen kann („Nondisjunction"). Dieser Mutationstyp wird Genommutation genannt und kommt auch beim Menschen vor, etwa in Form der Trisomie für das Chromosom 21 (Down-Syndrom). Ob Alkohol auch beim Menschen zu Nondisjunction führt, ist nicht bekannt, könnte aber in Analogie zu den Befunden bei Mäusen durchaus möglich sein.

Zigarettenrauch

Zigarettenrauch entsteht während des Verbrennens einer Zigarette und enthält Tausende von Komponenten. Der Rauch besteht aus einer gasförmigen Phase (Gasphase) und aus darin suspendierten Tröpfchen (Partikelphase). Die Partikelphase bildet das Zigarettenrauchkondensat. Ähnliche Verhältnisse finden sich im Rauch von Zigarren und Pfeifen. Viele der im Kondensat vorkommenden Substanzen entstehen durch den Vorgang der pyrolytischen Umwandlung des Tabaks (Pyrolyseprodukte). Rauchkondensat des Tabaks ist in einer Vielzahl von Testsystemen von Bakterien bis zu menschlichen Lymphozyten als mutagen erkannt worden [5, 27, 31]. Ebenso sind die nach dem Rauchen von Tabak im Pfeifenstiel (Injonga) und im Pfeifenkopf (Isixaxa) verbleibenden Reste, die in der Transkei ausgesaugt oder gekaut werden, bei Bakterien mutagen. Diese Gewohnheit, Pyrolyseprodukte des Tabaks aufzunehmen, wird auch für die hohe Rate des Ösophaguskrebses in der Transkei verantwortlich gemacht [10]. Einige der Pyrolyseprodukte von Aminosäuren, Proteinen und proteinhaltigen Nahrungsmitteln sind in ihrem chemischen Aufbau bekannt und zeigen besonders bei Bakterien starke mutagene Wirkungen [41, 42]. Zigarettenraucher haben im Vergleich zu Nichtrauchern eine signifikant erhöhte Rate chromosomaler Aberrationen und SCEs in ihren peripheren Lymphozyten [31, 46]. Der Befund, daß väterlicher Zigarettenkonsum zu einer erhöhten perinatalen Sterblichkeit der Nachkommen führt, deutet auf eine mutagene Schädigung des Rauchens in den Keimzellen hin [21]. Abbildung 2 zeigt die Aberrationsraten bei Rauchern und Nichtrauchern aus unseren eigenen Untersuchungen. In dieser Abbildung wird noch ein anderer Aspekt deutlich, nämlich eine höhere Aberrationsrate bei rauchenden im Vergleich zu nichtrauchenden Alkoholikern [30]. Bei trockenen Alkoholikern zeigt sich die gleiche Tendenz (Abb. 2). Die karzinogene Wirkung des Rauchens ist gut belegt, 35% aller Krebstodesfälle in den USA werden auf das Rauchen zurückgeführt [7]. Auch die bei den Chromosomenaberrationen gefundene Wechselwirkung zwischen Alkohol und Rauchen findet ihre Entsprechung in den Krebshäufigkeiten im Mundbereich, Larynx und Ösophagus [7, 36, 38, 44]. Die karzinogene Wirkung von Tabakrauchkondensaten und ihren Fraktionen konnte in experimentellen Untersuchungen vielfach bestätigt werden [27]. Einige der oben erwähnten Pyrolyseprodukte von Aminosäuren haben sich bei Mäusen als Leberkarzinogene erwiesen [42].

Opium

Wie beim Tabak weisen auch hier die vorliegenden experimentellen Analysen darauf hin, daß nicht das Opium selbst, sondern seine beim Rauchen entstehenden Pyrolyseprodukte mutagen sind. Sukhteh, der nach dem Rauchen von Opium in der Pfeife verbleibende Rest, wird in einigen Gegenden des Iran gegessen. Sukhteh ist bei Bakterien mutagen [10, 19]. Pyrolyseprodukte von Opium und seinen Alkaloiden Morphin, Thebain, Sanguinarin, Kodein und Noscapin, sind bei Bakterien mutagen [19]. Die Mutagenität dieser Substanzen beruht wahrscheinlich auf der pyrolytischen Bildung von aromatischen Aminen, die nach metabolischer Aktivierung (durch exogen dem Testansatz zugesetzte Leberextrakte) bei Bakterien mutagen sind (Ames-Test) [19]. Pyrolyseprodukte von Morphin und Opium sowie Sukhteh induzieren SCEs in Säugetierzellen und in menschlichen Lymphozyten in vitro, wobei nach metabolischer Aktivierung die Wirkung besonders deutlich ist [32]. Sowohl bei Bakterien [19] als auch bei Säugetierzellen [32] ergibt sich folgende Reihenfolge in der mutagenen Aktivität der Pyrolyseprodukte: Morphin > Opium > Sukhteh. Die SCE-induzierende Wirkung von Zigarettenrauchkondensat lag zwischen Opium und Sukhteh [32]. Pyrolyseprodukte des Opiums werden gemeinsam mit Ernährungsfaktoren für Blasen- und Ösophaguskrebs in einigen Gebieten des Iran verantwortlich gemacht [10, 14, 19, 33].

Marihuana

Marihuana ist ebenfalls ein pflanzliches Produkt, das geraucht wird. Hierbei werden Pyrolyseprodukte gebildet. Abgesehen von den Cannabinoiden und ihren Pyrolyseprodukten [34] dürften ähnliche Pyrolyseprodukte auftreten wie bei der Verbrennung anderer pflanzlicher Produkte.

Δ^1-Tetrahydrocannabinol und 1α, 2α-Epoxyhexahydrocannabinol waren bei Bakterien nicht mutagen [8]. Δ^9-Tetrahydrocannabinol zeigte im Knochenmark der Maus keine mutagenen Wirkungen (Mikronukleustest) [45]. Δ^8- und Δ^9-Tetrahydrocannabinol und Extrakte von Marihuana hatten keine chromosomenbrechenden Aktivitäten in menschlichen Lymphozyten in vitro [40]. Orale Verabreichung von Haschisch- und Marihuanaextrakten und von synthetischem Δ^9-Tetrahydrocannabinol führte zu keiner Zunahme der Rate chromosomaler Aberrationen in peripheren Lymphozyten [24]. Kontrolliertes Rauchen von einer Marihuanazigarette pro Tag bis zu 27 Tagen hatte keinen Effekt auf die Chromosomen der Lymphozyten [20]. Chronischer Mißbrauch von Marihuana führt dagegen zu einer Erhöhung der Rate chromosomaler Aberrationen in den peripheren Lymphozyten [9, 22, 39]; ein Effekt, der wahrscheinlich auf der chronischen Aufnahme von Pyrolyseprodukten beruht und somit auf ähnliche Mechanismen zurückgeht, wie sie für die mutagene Wirkung des Rauchens beschrieben wurden.

Bei Bakterien sind Extrakte aus Marihuana nicht mutagen, wohl aber Pyrolyseprodukte von Marihuana nach Aktivierung durch zugesetzte Leberfraktionen [3, 47]. Wurde Rauchkondensat von Marihuana nach der Methode von Swain et al. [43] fraktioniert, zeigte sich, daß die basischen Fraktionen die stärkste Mutagenität aufweisen, zwei saure und zwei basische Fraktionen waren ebenfalls mutagen [3]. Dieser Befund stimmt bis in die Einzelheiten mit demjenigen überein, der mit den nach der gleichen Methode hergestellten Fraktionen von Zigarettenrauchkondensat erhoben wurde [13, 16, 27]. Die mutagene Wirkung von Marihuana beruht also auf den beim Rauchen entstehenden Pyrolyseprodukten und nicht auf den Cannabinoiden, derentwegen Marihuana geraucht wird. Zigarettenrauch und Marihuanarauch haben qualitativ die gleichen zytotoxischen Wirkungen auf Gewebsexplantate in vitro – ein weiterer Hinweis auf die Bedeutung der beim Rauchen entstehenden Pyrolyseprodukte [17].

Es kann davon ausgegangen werden, daß das Rauchen von Marihuana, wie das Rauchen von Tabak und von Opium, auch karzinogen ist, eine Annahme, die bisher nicht belegt ist. Hinweise auf eine Schädigung der Keimzellen durch Marihuana liegen nicht vor.

LSD

In den 60er Jahren wurde LSD intensiv im Hinblick auf die Frage untersucht, ob es beim Menschen Chromosomenaberrationen zu induzieren vermag. In einer ausführlichen Übersichtsarbeit kommen Dishotsky et al. [6] zu dem Schluß, daß eine derartige Wirkung des LSD nicht nachweisbar ist. Bei den positiven Befunden an den Lymphozytenchromosomen von LSD-Süchtigen ist nicht sicher, daß die Chromosomenaberrationen durch LSD induziert wurden, hier ist eher an andere Faktoren zu denken (Confounding-Faktoren), die mit der Lebensweise der Süchtigen zusammenhängen. Eine karzinogene Wirkung von LSD ist nicht nachgewiesen.

Zusammenfassend kann gesagt werden, daß Tabak, Opium und Marihuana über beim Rauchen entstehende Pyrolyseprodukte mutagen und karzinogen wirken. Die mutagenen und karzinogenen Wirkungen von alkoholischen Getränken kommen durch ein Stoffwechselprodukt des Äthanols, den Azetaldehyd, und durch Komponenten der Kongener zustande. LSD hat weder mutagene noch karzinogene Wirkungen.

Literatur

1. Alvarez MR, Cimino LE jr, Cory MJ, Gordon RE (1980) Ethanol induction of sister chromatid exchanges in human cells in vitro. Cytogenet Cell Genet 27:66–69
2. Bird RP, Draper HH, Basrur PK (1982) Effect of malonaldehyde and acetaldehyde on cultured mammalian cells. Production of micronuclei and chromosomal aberrations. Mutat Res 101:237–246
3. Busch FW, Seid DA, Wei ET (1979) Mutagenic activity of marihuana smoke condensates. Cancer Lett 6:319–324

4. Butler MG, Sanger WG, Veomett GE (1981) Increased frequency of sister-chromatid exchanges in alcoholics. Mutat Res 85:71–76
5. De Marini DM (1983) Genotoxicity of tobacco smoke and tobacco smoke condensate. Mutat Res 114:59–89
6. Dishotsky NI, Loughman WD, Mogar RE, Lipscomb WR (1971) LSD and genetic damage. Is LSD chromosome damaging, carcinogenic, mutagenic, or teratogenic? Science 172:431–440
7. Doll R, Peto R (1981) The causes of cancer. Quantitative estimates of avoidable risks of cancer in the United States today. Oxford Univ. Press, Oxford New York
8. Glatt H, Ohlsson A, Agurell S, Oesch F (1979) 1-Tetrahydrocannabinol and 1,2-epoxyhexahydrocannabinol: Mutagenicity investigation in the Ames test. Mutat Res 66:329–335
9. Herha J, Obe G (1974) Chromosomal damage in chronical users of cannabis. In vivo investigation with two-day leukocyte cultures. Pharmakopsychiatry 7:328–337
10. Hewer T, Rose E, Ghadirian P, Casteguaro M, Bartsch H, Malaveille C, Day N (1978) Ingested mutagens from opium and tobacco pyrolysis products and cancer of the oesophagus. Lancet II:494–496
11. Hoeft H, Obe G (1983) SCE inducing congeners in alcoholic beverages. Mutat Res 121:247–251
12. Holm SA (1979) A simple sequentially rejective multiple test procedure. Scand J Statist 6:65–70
13. Hutton JJ, Hackney C (1975) Metabolism of cigarette smoke condensates by human and rat homogenates to form mutagens detectable by salmonella typhimurium TA 1538. Cancer Res 35:2461–2468
14. Joint Iran-International Agency for Research on Cancer Study Group (1977) Esophageal cancer studies in the Caspian littoral of Iran: Results of population studies – a prodrome. J Natl Cancer Inst 59:1127–1138
15. Kaufman MH (1983) Ethanol-induced chromosomal abnormalities at conception. Nature 302:258–260
16. Kier LD, Yamasaki E, Ames BN (1974) Detection of mutagenic activity in cigarette smoke condensates. Proc Natl Acad Sci (USA) 71:4159–4163
17. Leuchtenberger C, Leuchtenberger R, Zbinden J, Schleh E (1976) Cytological and cytochemical effects of whole smoke and of the gas vapor phase from marihuana cigarettes on growth and DNA metabolism of cultured mammalian cells. In: Nahas GG (ed) Marihuana: Chemistry, biochemistry, and cellular effects. Springer, Berlin Heidelberg New York, pp 243–256
18. Loquet C, Toussaint G, LeTalaer JY (1981) Studies on mutagenic constituents of apple brandy and various alcoholic beverages collected in Western France, a high incidence area for oesophageal cancer. Mutat Res 81:155–164

19. Malaveille C, Friesen M, Camus A-M, Garren L, Hautefeuille A, Béréziat J-C, Ghadirian P, Day NE, Bartsch H (1982) Mutagens produced by the pyrolysis of opium and its alkaloids as possible risk factors in cancer of the bladder and oesophagus. Carcinogenesis 3:577–585

20. Matsuyama SS, Yen F-S, Jarvik LF, Sparkes RS, Fu T-K, Fisher H, Reccius N, Frank IM (1977) Marijuana exposure in vivo and human lymphocyte chromosomes. Mutat Res 48:255–266

21. Mau G, Netter P (1974) Die Auswirkungen des väterlichen Zigarettenkonsums auf die perinatale Sterblichkeit und die Mißbildungshäufigkeit. Dtsch med Wochenschr 99:1113–1118

22. Maugh TH (1974) Marihuana: The grass may no longer be greener. Science 185:683–685

23. Nagao M, Takahashi Y, Wakabayashi K, Sugimura T (1981) Mutagenicity of alcoholic beverages. Mutat Res 88:147–154

24. Nichols WW, Miller RC, Heneen W, Bradt C, Hollister L, Kanter S (1974) Cytogenetic studies on human subjects receiving marihuana and Δ-9-tetrahydrocannabinol. Mutat Res 26:413–417

25. Nie NH, Hull CH, Jenkins JG, Steinbrenner K, Bent DH (1975) SPSS statistical package for the social sciences, 2nd edn. McGraw-Hill, New York

26. Obe G (1980) Mutagenic activity of ethanol. In: Eriksson K, Sinclair JD, Kiianmaa K (eds) Animal models in alcohol research. Academic Press, New York, pp 377–391

27. Obe G (1981) Mutagenicity of alcohol and tobacco smoke. In: Israel Y, Glaser FB, Kalant H, Popham RE, Schmidt W, Smart RG (eds) Research advances in alcohol and drug problems, Vol 6. Plenum Press, New York, pp 281–318

28. Obe G (1981) Acetaldehyde not ethanol is mutagenic. In: Kappas A (ed) Progress in environmental mutagenesis and carcinogenesis. Elsevier/North-Holland Biomedical Press, Amsterdam, pp 19–23

29. Obe G, Ristow H (1979) Mutagenic, cancerogenic and teratogenic effects of alcohol. Mutat Res 65:229–259

30. Obe G, Göbel D, Engeln H, Herha J, Natarajan AT (1980) Chromosomal aberrations in peripheral lymphocytes of alcoholics. Mutat Res 73:377–386

31. Obe G, Vogt H-J, Madle S, Fahning A, Heller WD (1982) Double-blind study on the effect of cigarette smoking on the chromosomes of human peripheral lymphocytes in vivo. Mutat Res 92:309–319

32. Perry PE, Thomson EJ, Vijayalaxmi, Evans HJ, Day NE, Bartsch H (1983) Induction of SCE by opium pyrolysates in CHO cells and human peripheral lymphocytes. Carcinogenesis 4:227–230

33. Sadeghi A, Behmard S, Vesselinovitch SD (1979) Opium: A potential urinary bladder carcinogen in man. Cancer 43:2315–2321

34. Salemink CA (1976) Pyrolysis of cannabinoids. In: Nahas GG (ed) Marihuana: Chemistry, biochemistry, and cellular effects. Springer, Berlin Heidelberg New York, pp 31–38
35. Sandberg A (ed) (1982) Sister chromatid exchange. Alan R. Liss, New York
36. Seitz HK, Czygan P, Kommerell B (1982) Alkohol und Karzinogenese. Leber Magen Darm 12:95–107
37. Siegel S (1956) Nonparametric statistics for the behavioral sciences. McGraw-Hill, New York
38. Smoking and Health (1979) A Report of the Surgeon General. U.S. Department of Health, Education and Welfare, Washington
39. Stenchever MA, Kunysz TJ, Allen MJ (1974) Chromosome breakage in users of marihuana. Am J Obstet Gynecol 118:106–113
40. Stenchever MA, Parks KJ, Stenchever MR (1976) Effects of Δ^8-tetrahydrocannabinol, Δ^9-tetrahydrocannabinol, and crude marihuana on human cells in tissue culture. In: Nahas GG (ed) Marihuana: Chemistry, biochemistry, and cellular effects. Springer, Berlin Heidelberg New York, pp 257–263
41. Sugimura T (1982) A view of a cancer researcher on environmental mutagens. In: Sugimura T, Kondo S, Takebe H (eds) Environmental mutagens and carcinogens. Alan R. Liss, New York, pp 3–20
42. Sugimura T (1982) Mutagens, carcinogens and tumor promoters in our daily food. Cancer 49:1970–1984
43. Swain AP, Cooper JE, Stedman RL (1969) Large-scale fractionation of cigarette smoke condensate for chemical and biological investigations. Cancer Res 29:579–583
44. The Health Consequences of Smoking. Cancer (1982) A Report of the Surgeon General. U.S. Department of Health and Human Services, Public Health Service, Office of Smoking and Health, Washington
45. Van Went GF (1978) Mutagenicity testing of 3 hallucinogens: LSD, psilocybin and Δ^9-THC. Experientia 34:324–325
46. Vijayalaxmi, Evans HJ (1982) In vivo and in vitro effects of cigarette smoke on chromosomal damage and sister-chromatid exchange in human peripheral blood lymphocytes. Mutat Res 92:321–332
47. Wehner FC, Van Rensburg SJ, Thiel PG (1980) Mutagenicity of marijuana and Transkei tobacco smoke condensates in the salmonella/microsome assay. Mutat Res 77:135–142
48. Wolff S (ed) (1982) Sister chromatid exchange. Wiley, New York

B. Alkohol-Biochemische Gesichtspunkte der Ätiologie und Therapie süchtigen Verhaltens

4 The Biological Basis of Alcohol Tolerance and Intoxication

B. Tabakoff and P. L. Hoffman

Introduction: Mechanisms of Information Conduction and Transmission in the Nervous System

The major function of the mammalian nervous system is to process information regarding the external and internal environments and to generate responses to various environmental influences. A further function of the brain is the generation of abstract thought which is not, in an evident way, connected with the body's immediate environment. These nervous system functions are dependent on the *conduction* of information along the processes extending from the cell bodies of neurons (i.e., dendrites and axons), and on *transmission* of information from one neuron to another. The study of ethanol's effects on the conduction and transmission of information within the brain forms a central theme for generating an understanding of ethanol-induced euphoria, sedation, and the development of tolerance and physical dependence in an individual (neuroadaptive processes).

The transmission of information from one cell (neuron) to another, in most cases, is dependent on the release of a chemical substance which is called a neurotransmitter or neuromodulator. This neurotransmitter substance, once it is released, traverses a space which exists between the axon terminal of the cell releasing the neurotransmitter and the neuronal membranes of the cell with which communication is taking place. Since the space between the cells is called the synaptic cleft, the region from which the neurotransmitter substance is being released is referred to as the presynaptic terminal, and the membrane of the cell which is to receive the information is called the postsynaptic terminal or postsynaptic membrane.

The released transmitter diffuses across the synapse and interacts with specific transmitter recognition sites (receptors) which are located on the postsynaptic membranes. The binding of neurotransmitters to the receptors initiates one of two (or both) events. The first of these events is the stimulation or inhibition of the activity of enzymes located in the postsynaptic membranes. These enzymes produce *intracellular* chemical messenger substances. The most studied of the so-called second messengers are the molecules "cyclic AMP" and "cyclic GMP." These intracellular messengers, in turn, modulate the postsynaptic cell's metabolism, based on activity requirements. The other event related to the interaction of the neurotransmitter with its receptor is the transmitter-stimulated opening of postsynaptic membrane channels for ions, such as potassium, sodium, calcium, or chloride. The movement of such ions across a neuronal membrane results in an alteration in membrane electrical properties. Depending on the type of channel opened by the interaction of the neurotransmitter with the postsynaptic membrane receptors, the resulting effect may be either the further propagation of electrical changes along the postsynaptic neuron, or the inhibition of information conduction along the postsynaptic cellular membranes. The above description should suffice to construct the framework for discussion of studies on how ethanol may act at the cellular and subcellular level to alter, in an acute or chronic way, the function of the brain and the other parts of the nervous system.

Ethanol's Effects on Neurotransmitter Release

Ethanol's Effect on Calcium

Since the influx of calcium ions into the presynaptic terminal is *necessary* for neurotransmitter release, it was suggested that certain effects of ethanol could be mediated through ethanol-induced changes in presynaptic, intracellular calcium concentrations. A number of recent studies have examined, at the biochemical level, the effects of ethanol on neuronal calcium influx and concentration. The initial studies of Ross (see [52] were followed by investigations of four separate aspects of calcium uptake into presynaptic terminals. These recent studies have examined: (a) the binding of calcium to high-affinity binding sites on membranes derived from synaptic regions of neurons [36]; (b) the energy-dependent uptake and binding of calcium within such membranes [15]; and, (c) the uptake of calcium by intact synaptosomes under equilibrium [16, 46] and nonequilibrium [13] conditions.

When calcium uptake was studied using mouse brain synaptosomes prepared and preincubated in calcium-free medium, ethanol (80 mM) was found to stimulate the *initial rate* of accumulation of calcium by such presumably calcium-depleted preparations [13]. On the other hand, the equilibration of synaptosomes with calcium by preincubation in calcium chloride-containing solutions produced a situation in which ethanol, at concentrations of 45 mM and above, *inhibited* the inward flux of calcium [16]. This effect was evident only under depolarizing conditions, i.e., conditions similar to those that would be found at that moment at which a message is being conducted along a neuron. Therefore, one might expect to find differences in the transmembrane concentration gradients of calcium in control as compared with ethanol-treated preparations, during the time of impulse conduction and transmission. These differences would lead to differences in the amount of neurotransmitter released in such preparations.

One can safely assume that different processes would be prevalent in mediating the synaptosomal accumulation of calcium in the two types of studies described above, since, in one case [13], calcium levels are low within the synaptosomes and high outside, while in the other case [16], calcium levels have been allowed to equilibrate across the membranes of the synaptosomes prior to initiating the experiments with alcohol. Nerve endings contain an array of calcium channels [37], and energy-dependent, as well as energy-independent processes would play differential roles in the observed accumulation of calcium by synaptosomes. The nature of the prevailing process for accumulation of calcium would seem to determine the response of the preparation to ethanol. Ethanol stimulates the processes (most probably diffusion) which predominate under conditions where calcium is not equilibrated across the synaptosomal membrane [13], while ethanol inhibits the process (of necessity, energy-dependent) mediating calcium influx under conditions where a calcium equilibrium has been established across neuronal membranes [16]. In further studies, it will be important to examine the various calcium uptake processes under physiological conditions, in order to fully assess the effects of ethanol on calcium uptake-related events.

Recent studies [46] have also shown that the extent of ethanol-induced inhibition of calcium uptake differs, depending upon the brain area from which synaptosomes were prepared. Synaptosomes prepared from the rat striatum and cerebellum were more sensitive to the effects of ethanol than were synaptosomes from the cortex and brain stem. In addition, synaptosomes prepared from brains of chronically ethanol-fed mice were found to be resistant to the effects of ethanol [13, 16]. Thus, in these studies, tolerance was demonstrated to an effect of ethanol on a biochemical level at a time when behavioral tolerance could also be demonstrated.

The *uptake* of calcium is, however, only one of the processes that determines the concentrations of free calcium ion within the neuron terminal and the modulation of neurotransmitter release by calcium. Calcium is sequestered within cells by binding to specific sites on intraneuronal membranes, and by active, energy-dependent uptake into subcellular organelles (e.g., mitochondria). Ethanol seems to affect both of these processes. Michaelis and Myers [36] demonstrated that ethanol increased the binding of low concentrations of calcium to synaptosomal membranes. Ethanol effects were evident at comcentrations as low as 5 mM, but ethanol concentrations of 20–100 mM were somewhat less effective than the lower levels of ethanol. These studies by Michaelis and Myers [36] on calcium binding: (a) indicate that ethanol's effects on biochemical processes do not necessarily have to increase in a monotonic fashion with increasing concentrations of ethanol; (b) agree with prior reports of the effect of ethanol on calcium binding to erythrocyte ghosts; and, (c) lend additional support to reports of biphasic effects of ethanol on neurotransmitter release (see below).

The studies of Michaelis and Myers [36] also demonstrated a significant change in the calcium-binding capacity of synaptosomal membranes from brains of chronically ethanol-fed rats, and, as well, demonstrated that ethanol added in vitro to membranes prepared from brains of the ethanol-fed animals had little effect on calcium binding, that is, tolerance was evident.

When added to synaptosomal membrane preparation, ethanol inhibits ATP-dependent (i.e., energy-requiring) sequestration of calcium into subcellular organelles [15]. This inhibitory effect of ethanol is evident only at relatively high (>400 mM) ethanol concentrations, but the inhibition of ATP-dependent calcium sequestration was less pronounced in synaptosomes prepared from mice who were chronically fed ethanol. Therefore, it has been demonstrated for all of the calcium-related processes that the effect of ethanol is diminished in brain tissue taken from ethanol-tolerant animals. Whether the diminished effects of ethanol on calcium metabolism are directly responsible for demonstrations of tolerance on an electrophysiological or behavioral level has yet to be established.

Direct Measures of Ethanol Effects
on Neurotransmitter Release and Metabolism
Acute Effects of Ethanol
There have, as yet, been no attempts to relate, in a single study, ethanol-induced changes in calcium metabolism to ethanol-induced changes in neurotransmitter metabolism. There is, however, no doubt that the acute administration of ethanol to an animal does produce changes in neurotransmitter release and metabolism. The measurement of neurotransmitter release and metabolism represents an alternative to measurement of electrophysiological variables, since neurotransmitter synthesis and release is usually increased during the time that a neuron is demonstrating increased electrical activity (i.e., increased information conduction). In this review, the most consistently witnessed changes in neurotransmitter metabolism will be noted in order to demonstrate certain recurring phenomena in studies of the acute actions of ethanol. These phenomena are: (a) the biphasic effects of ethanol on a particular process; and, (b) genetically determined differences in susceptibil-

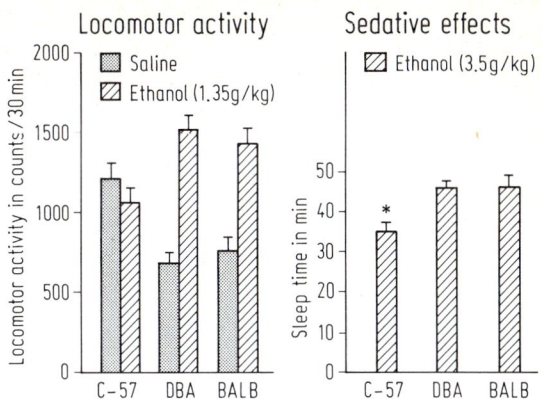

Fig. 1. The locomotor activating effects and sedative effects of ethanol were monitored in three strains of mice. Male C57B1, DBA, or BALB mice were injected with either saline or ethanol solutions, and their locomotor activity was monitored using a Stoelting open-field activity monitoring device. Note that DBA and BALB mice are activated by the low dose of ethanol, while the C57B1 mice are not. The sedative effects of ethanol were monitored by ascertaining the duration of the animals' loss of righting reflex after receiving an ip injection of ethanol. The C57B1 mice were shown to be less sensitive to the sedative hypnotic effects of ethanol (from Tabakoff, B. and Kiianmaa, K., *Pharmacol. Biochem. & Behav.* 17:1073–1076, 1982)

ity to ethanol's actions on neurotransmitter systems similar to genetically determined effects of ethanol on behavior (Fig. 1).

The effects of ethanol on neurotransmitter metabolism have been previously reviewed [47, 48], but recent studies of ethanol's actions on the metabolism of the neurotransmitters classified as catecholamines – norepinephrine (NE) and dopamine (DA) – have given more information.

When a dose of ethanol is given to an animal, the changes in the metabolism of NE depend on the levels of ethanol present in brain. *Low* doses of ethanol produce increased "turnover" (i.e., synthesis and release) of norepinephrine in a number of brain areas [1]. At early points in time after administration of higher doses of ethanol, while brain ethanol levels are still low, NE turnover is also accelerated [22]. At later times, when high brain ethanol levels are reached, depressed rates of NE turnover occur [22]. Since the rates of turnover of a neurotransmitter such as NE reflect neuronal activity, the increase in NE turnover witnessed with low doses of ethanol could indicate a general excitant or disinhibiting effect of low levels of ethanol on NE neurons. Correlations have also been made between behavioral excitation and increased activity of catecholamine neurons produced by low doses of ethanol. Since electrophysiological studies demonstrate that ethanol, applied directly on an NE-containing neuron, primarily produces depression of its electrical activity [45] one could be persuaded that the biphasic effects of ethanol on NE turnover are indirect, and mediated by altered input to these neurons.

Upon examing the turnover of the other major catecholamine of brain (i.e., dopamine) after administration of various doses of ethanol, one also finds biphasic, and species-dependent, effects of ethanol on the turnover of dopamine. In rats, low doses of ethanol increase dopamine turnover, while high doses depress dopamine synthesis and release [21]. In mice, low doses of ethanol inhibit the synthesis and release of dopamine, while higher doses of ethanol stimulate synthesis and release [23]. While the results obtained in the studies of mice and rats may appear contradictory, one must realize that the nervous system may be differently organized in different species, and this different architecture may determine the pattern of response to ethanol. The *extent* of the effects of ethanol on dopamine-containing neurons seems to depend on the genetic background of the animal being tested. A strain of mice (C57B1) which, compared with the more sensitive DBA and BALB mice, is relatively more resistant to the behavioral effects of ethanol (Fig. 1) was also noted to be more resistant to the depressant effects of low doses of ethanol on dopamine turnover [23].

The effects of ethanol on catecholamine turnover depend on the dose administered, the species and strain of animal being tested, and – as discussed previously regarding calcium metabolism – different brain areas containing various catecholamine neuronal systems may be differentially sensitive [1]. Thus, simplistic generalizations cannot be entertained when one discusses the effects of ethanol on catecholamine-containing neurons.

Studies of catecholamine synthesis and turnover have also shown that, while the rate of catecholamine synthesis is normally coupled to the rate of firing of a catecholamine-containing neuron, ethanol may uncouple these processes. Bustos and Roth [5] reported that ethanol increased the rate of firing of dopamine neurons, but blocked the increase in dopamine synthesis which normally accompanies such increased neuronal activity.

While these studies of catecholamine turnover seem to open a Pandora's box with regard to the action mechanisms of ethanol, they demonstrate that ethanol produces biphasic effects on certain elements of the CNS. These biphasic biochemical effects may, in turn, be the concomitants or determinants of the biphasic (excitant and depressant) behavioral effects of ethanol. Additional careful studies simultaneously examing electrophysiological and biochemical events are necessary in order to explain ethanol's actions on neurotransmitter metabolism.

Chronic Effects of Ethanol

On the other hand, studies of neurotransmitter metabolism have provided some of the earliest and clearest demonstrations of adaptation of the CNS to the chronic presence of ethanol. Studies of catecholamine metabolism have also suggested possible determinants of ethanol-induced pathological events based on changes in CNS neurotransmitter biochemistry. For instance, the sleep disturbances [34] and movement disorders [6, 12] reported in individuals undergoing alcohol withdrawal may well be a reflection of the malfunction of brain catecholamine neurons occurring as a result of chronic exposure of the brain to ethanol.

As mentioned, acute treatment of animals with high doses of ethanol produces a decrease in NE turnover, but several studies have demonstrated that *chronic* treatment of animals with high doses of ethanol results in an increased turnover of NE in brain [22, 41]. Measurement of cerebrospinal fluid (CSF) levels of an NE metabolite (MOPEG), which reflect the rates of utilization of NE in the brain of humans, indicated that intoxicated alcoholics also had elevated rates of NE turnover (indicating increased activity of NE-containing neurons) [3, 4].

Dopamine neurons also adjust their metabolism to the chronic presence of ethanol in brain. An initial high dose of ethanol produces an increased turnover of dopamine in brains of mice, but after chronic treatment with ethanol, dopamine turnover is diminished in both mice and rats [20, 23], and high doses of ethanol are no longer able to stimulate dopamine turnover [23]. This resistance to the effects of ethanol in the CNS is reversible [23], and would be expected to reflect or determine aspects of behavioral tolerance evident after chronic ingestion of ethanol by humans or animals.

The changes in neurotransmitter metabolism after chronic ingestion of ethanol may also point to the neuronal systems which produce the physiological disturbances which define the acute alcohol withdrawal syndrome. Alcohol-induced changes in the metabolism of another neurotransmitter, γ-aminobutyric acid (GABA), have received substantial attention in studies on animals and, recently, attempts have been made to examine GABA metabolism in the CNS of humans undergoing alcohol withdrawal [56]. GABA is the major inhibitory transmitter in the CNS, and reduction in brain GABA levels is known to lead to convulsions. Since the severe symptoms of ethanol withdrawal include convulsions, a number of attempts have been made to biochemically determine the activity of GABA-containing neurons in brain during the withdrawal period. Due to technical difficulties, the results in this area of endeavor are still inconclusive. The effect of alcohol on the function of the GABA neuronal system has, however, begun to be studied from another perspective (i. e.: effects of ethanol on GABA receptors).

Effects of Ethanol on the Interaction of Neurotransmitters with Their Specific Receptors

The efficacy of a neurotransmitter substance to relay a message from one neuron to another depends not only on the quantity of the neurotransmitter released by one neuron, but also on the functional state of the recognition sites (receptors) for the neurotransmitter on the neuron which is receiving the message. The GABA receptor is a complex membrane-bound protein [39] apparently sensitive to alcohol. Following an acute injection of a high dose of alcohol (4 g/kg, i.p.), an increase in the number of GABA receptor sites in mouse brain was demonstrated [55]. This change is consistent with earlier findings that ethanol can facilitate inhibitory synaptic transmission [10], since GABA is an inhibitory neurotransmitter. On the other hand, following chronic in vivo treatment of mice or rats with alcohol, a *decrease* in the number of GABA binding sites in brain was demonstrated [54, 55]. In rats, the decreased number of GABA receptors was most pronounced at the time of maximal severity of withdrawal symptoms [54, 56]. These changes in GABA receptor function are not inconsistent with the increased seizure activity occurring during alcohol withdrawal.

The effects of ethanol on GABA receptor binding, which are described above, were carried out using systems where the GABA receptor complex had been removed from its natural environment in the neuronal membrane. Further studies will have to be performed under more physiological conditions in order to confirm the in vivo significance of these initial in vitro observations. The study of ethanol's effects on the GABA receptor complex is, however, of further importance, in that it may yield information on the interaction of benzodiazepine drugs, such as Valium and Librium, with the acute and chronic effects of alcohol. These benzodiazepines certainly potentiate the acute depressant effects of ethanol [53] and are, at present, the drugs of choice to control the major symptoms of alcohol withdrawal [44]. There are specific receptors in the CNS for the benzodiazepines, and these benzodiazepine binding sites interact with GABA receptors, such that the binding of GABA is influenced by the benzodiazepines and vice versa [38]. Both the GABA receptor and the benzodiazepine receptor, in turn, interact with a neuronal membrane channel for chloride ions [38]. The control of the opening and closing of the chloride ion channel by the GABA and benzodiazepine receptors imparts to GABA and to the benzodiazepines their ability to depress neuronal activity. Ethanol not only affects binding of GABA to its receptor (see above), but also seems to affect the interaction between the various elements of the GABA receptor-benzodiazepine receptor-chloride ion channel complex.

When added to in vitro assays, ethanol enhances diazepam (Valium) binding to a benzodiazepine receptor isolated from rat brain [11]. Ethanol does not enhance diazepam binding directly, by modifying the benzodiazepine binding site, but instead appears to modify binding indirectly, by interacting with a site more closely associated with the chloride ion channel [11]. Similar to the studies of GABA receptor binding, the effect of ethanol on benzodiazepine receptor binding was most clearly seen in preparations which were removed from their normal membrane environment. Nevertheless, the results clearly indicate that ethanol, acutely, can influence the interaction of the various components of the GABA-benzodiazepine receptor-ionophore complex.

The effects of ethanol on neuronal membrane-bound proteins may not be limited to the GABA-benzodiazepine receptor complex. Recent studies have demonstrated that *chronic* feeding of animals with ethanol results in alterations in certain brain receptors for the neurotransmitters NE [42], DA [2], and acetylcholine [50], and for the endogenous opiate (enkephalin, endorphin) compounds [20].

Ethanol's Effect on Transduction of Information from Receptors to Enzymes that Generate Intracellular Messages

The ability of dopamine to stimulate, through its receptor, the enzyme adenylate cyclase (an enzyme that produces the "second messenger," cAMP) was shown to be compromised after withdrawal of animals from chronic feeding with ethanol [49]. The binding of neurotransmitters, such as the ones mentioned above, to their receptors is, to a significant degree, controlled by the state of interaction ("receptor coupling") of the receptor with other membrane-bound proteins [27]. These other proteins are only now being characterized, but it is already clear that they are critical in the transduction of messages from the receptor to its effector (e.g., from the catecholamine receptors to adenylate cyclase) (Fig. 2). Very recent studies point to a significant effect of alcohol on the interactions between neurotransmitter receptors and these coupling proteins, and/or the interaction of coupling proteins with adenylate cyclase (Fig. 3) [30]. Thus, the above-described alterations caused by ethanol in binding of neurotransmitters to receptors and in stimulation of adenylate cyclase activity by neurotransmitters, may ultimately be explained by ethanol's modification of receptor-effector coupling processes.

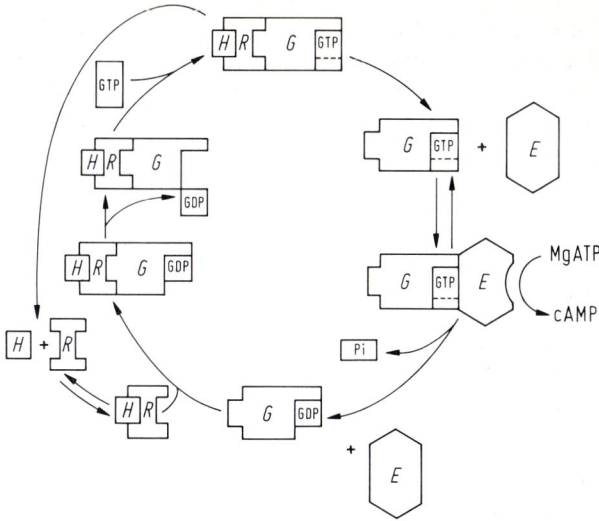

Fig. 2. A model illustrating the means by which hormones or neurotransmitters act to stimulate adenylate cyclase activity. The hormone or neurotransmitter represented by (*H*) interacts with the receptor (*R*) and this binary complex interacts with the guanine nucleotide binding protein (*G*), which has GDP bound to it. The interaction of the hormone-receptor complex with *"G"* allows for the clearing of GDP and the binding of GTP to the *G* protein. The activated *G* protein can then interact with the adenylate cyclase (*E*) and stimulate the production of cyclic-AMP from ATP. The stimulatory action is terminated by hydrolysis of GTP and the cycle can then be repeated (modified from Stadel, J. M. et al., *Adv. Enzymology* 53:1–43, 1982)

Can Direct Interactions of Ethanol with Neuronal Membrane Lipids Account for Ethanol's Effects on Synaptic Transmission, or Ethanol's Effects on Behavior?

Acute Effects of Ethanol

The function and the degree of interaction among membrane-bound proteins, such as receptors, enzymes, and ionophores, is, to a major extent, determined by the physical state of the membrane lipid matrix in which these proteins reside. Over 50 years ago, Meyer and colleagues [35] proposed that a number of anesthetic

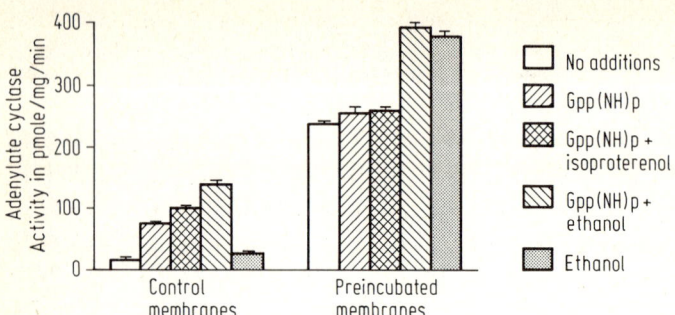

Fig. 3. Stimulation of adenylate cyclase activity in mouse cortical membranes. Ethanol added to control membranes had little effect unless the guanine nucleotide analog, Gpp(NH)p, was also present in incubation mixtures. This illustrated the importance of the guanine nucleotide binding protein in ethanol's action on brain adenylate cyclase systems. If membranes were preactivated by preincubating them with a nonhydrolyzable guanine nucleotide analog (preincubated membranes), ethanol could still produce an activation of adenylate cyclase activity. We, therefore, hypothesize that ethanol is reducing the membrane constraints on the interaction of the loaded G protein with the adenylate cyclase, leading to the formation of greater amounts of the G protein-enzyme complex (see Fig. 2 and Luthin, G. R and Tabakoff, B., *J. Pharmacol. Exper. Ther.*, 228:579, 1984)

agents, including ethanol, produced their depressant effects on the CNS by interacting with the lipids of the brain. This hypothesis, in more recent years, has been revived by the demonstration of ethanol's effects on the organization of the lipids in neuronal membranes. Perturbation of CNS membranes by ethanol has been assessed by several techniques, including calorimetry, fluorescence polarization, and electron spin resonance (ESR), all of which can monitor changes in the physical characteristics of membrane lipids. In the latter two methods, the motion of a "probe" molecule, inserted in the membrane in vitro, is monitored. Increased motion of the probe is associated with a decreased "viscosity" of the membrane. The effects of ethanol on the physical characteristics of membrane lipids (i.e., ethanol decreases microviscosity) have been shown to occur with physiologically attainable levels of alcohol [8]. Although correlative studies on the acute effects of ethanol on membrane lipids and ethanol's effects on molecular aspects of synaptic transmission are just being initiated, important studies which correlate the sensitivity of CNS membranes to ethanol with sensitivity of an animal to the sedative and anesthetic effects of ethanol have recently been completed.

These studies were carried out in two ways, using animals with genetically determined differences in sensitivity to ethanol [14]. First, the ability of ethanol to disorder neuronal membranes obtained from selectively bred LS mice (mice sensitive to ethanol) and SS mice (mice resistant to ethanol) was investigated. It was found that the neuronal membranes taken from LS mice were more sensitive to alcohol than membranes from SS mice. Second, mice of a genetically heterogeneous stock were assessed for their individual responses to ethanol. Then, neuronal membranes from the most sensitive individuals were compared with those of the least sensitive mice. Ethanol had a greater effect in altering viscosity of membranes obtained from the more sensitive mice.

Another study, using a single strain of mice, showed that the potency of various alcohols to cause sedation is positively correlated with the ability of the alcohols to disorder neuronal membranes [32]. One can conclude that there is strong support for a contention that the CNS depressant effects of ethanol are due to ethanol's interaction with, and disordering of, neuronal membrane lipids. In turn, these membranes' structural components (i.e., the lipids) would be expected to influence the function of the receptors and other proteins that reside in the membranes and participate in the process of synaptic transmission.

Chronic Effects of Ethanol

Chronic exposure of an organism to ethanol can lead to the development of tolerance and physical dependence. If the depressant effects result directly from interactions of the drug with neuronal membranes, then one may expect to see adaptive changes in these membranes, following chronic exposure to ethanol, which may be associated with development of tolerance and/or physical dependence.

Neuronal membranes obtained from mice which had been chronically fed ethanol were, in fact, shown to be resistant to ethanol-induced changes in membrane viscosity, as measured using

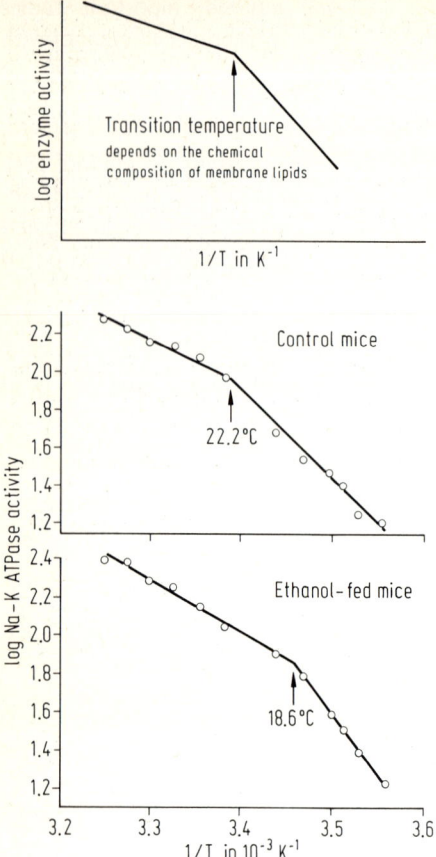

Fig. 4. Arrhenius plots of sodium-potassium-ATPase activity in synaptosomal membranes from control and chronically ethanol-fed mice. The mice were made tolerant and dependent on ethanol by using a procedure described by Ritzmann, R. F. and Tabakoff, B., *J. Pharmacol. Exper. Ther.* 199:158–170 (1976). It can be seen that the transition temperature is shifted by the chronic ethanol feeding. This indicates a change in the chemical composition of membrane lipids surrounding the sodium-potassium-ATPase

ESR techniques [7]. The generality of this adaptation is suggested by the fact that, in addition to changes in neuronal membranes, a similar change occurred both in erythrocyte membranes [7] and in membranes from liver mitochondria of animals chronically fed ethanol [57].

Recently, several attempts have been made to determine whether the developed resistance to ethanol's membrane-disordering effect has any functional consequences. For this purpose, various membrane-bound enzymes have been studied. Studies of the sodium-potassium-ATPase showed that ethanol, added in vitro, altered the activity of this enzyme, and this alteration in enzyme activity could be related to changes of the physical state of the lipids surrounding the enzyme (Fig. 4). When membranes were obtained from brains of animals made tolerant to ethanol, the enzyme activity was much less affected by ethanol (Fig. 5) [28, 43]. These results support the idea that tolerance to the depressant effects of ethanol may be associated with tolerance of neuronal membrane lipids to the disruptive effects of ethanol.

However, not all membrane-bound enzymes respond to ethanol in an identical manner. Ethanol, in vitro, did not affect the *lipid-related aspects* of adenylate cyclase activity from mouse brain, and

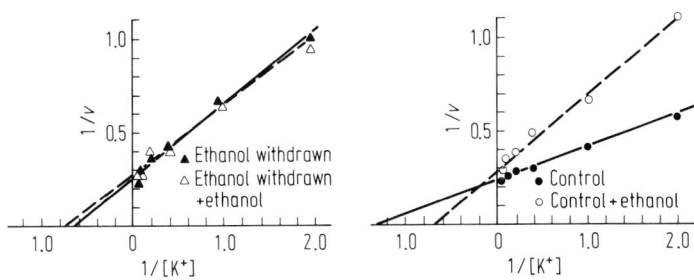

Fig. 5. Lineweaver-Burk plots of sodium-potassium-ATPase activity obtained using different concentrations of potassium. The addition of ethanol (250 mM) produced an inhibition of sodium-potassium-ATPase activity if synaptosomal membranes from control animals were used as a source of the enzyme. The enzyme activity from synaptosomal membranes of ethanol-withdrawn animals was unaffected by the addition of 250 mM ethanol (from Levental, M. and Tabakoff, B., *J. Pharmacol. Exper. Ther.* 212:316–319, 1980)

no change in these aspects of enzyme activity occurred when adenylate cyclase activity was measured in neuronal membranes obtained from brains of animals which were chronically fed ethanol [19]. It has been postulated that various membrane-bound enzymes require particular lipid environments for optimal activity, and these lipid environments may respond differentially to ethanol. Therefore, future studies will have to adress questions related to such differential sensitivity, rather than measuring ethanol's disordering effect on membrane lipids prepared from whole brain.

The Complexities of Tolerance and Physical Dependence: Is a Unitary Hypothesis for Ethanol's Actions Plausible?

The "Membrane Hypothesis"

The complex nature of tolerance confounds the relatively simplistic view that developed resistance to membrane-disordering effects of ethanol is totally responsible for behavioral tolerance. Recent studies suggest that learning may also play an important role in tolerance development, and several investigators have proposed a Pavlovian model of alcohol tolerance [9, 26, 33]. According to this model, when alcohol is administered in a distinct environment (environment includes experimental apparatus and mode of administration, as well as physical environment per se), the animal learns to associate the environmental cues with the pharmacological effect of ethanol. In the presence of those *cues,* the animal may develop a compensatory response designed to counteract the effect of ethanol. A number of studies have demonstrated that intermittent administration of ethanol in a distinct environment results in the development of such "environment-dependent" tolerance to the hypothermic and sedative effects of ethanol [9, 26, 33]. The most intriguing aspect of this tolerance is that it can be demonstrated only in the environment – in the presence of the cues associated with ethanol administration – in which the animal has learned to expect to receive ethanol. Tolerance is reduced or absent when the animal is given a test dose of ethanol in a novel environment. In this model, the mere exposure of an animal to ethanol is not sufficient to cause tolerance development.

Neurochemical studies have also suggested that the presence of ethanol is a necessary, but not sufficient, condition for the development of ethanol tolerance. Destruction of NE-containing neurons blocked the development of tolerance to certain behavioral and physiological effects of ethanol in ethanol-consuming mice (Fig. 6), and lesions of neurons containing another neurotransmitter, serotonin, decreased the rate of tolerance development in rats given large, daily doses of ethanol. More recent studies demonstrated that, in the rat, a particular serotonin-containing neuronal pathway (median raphe nucleus to the dorsal hippocampus) is involved in tolerance development [25]. Thus, the activity of certain neuronal systems, in conjunction with the presence of ethanol in brain, seems to be quite important for tolerance development. If one assumes that changes in lipid-dependent properties of sodium-potassium-ATPase are indicators for development of tolerance at the neuronal membrane level (Figs. 4 and 5), one may suspect that *if* tolerance development is blocked by treatment of animals with 6-OHDA (Fig. 6), the development of changes in sodium-potassium-

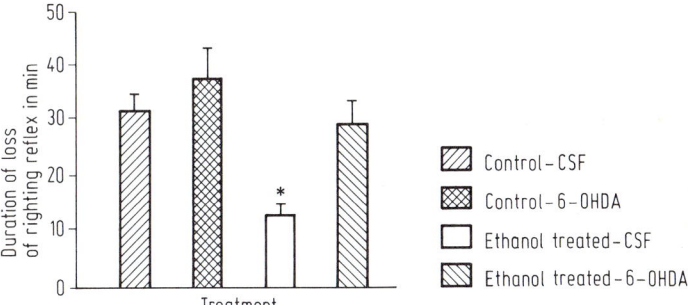

Fig. 6. The effects of intraventricular injection of 6-hydroxydopamine (6-OHDA) (50 µg) on development of ethanol tolerance was investigated. Animals were injected with either 6-OHDA solution or the artificial cerebrospinal fluid (CSF) vehicle. Seven days later, the animals of each of these two groups were subdivided, such that half of the animals in each group received an ethanol-containing diet and the other half received the control liquid diet. The animals were fed the diets for 7 days and development of tolerance was determined 24 h after withdrawal by injecting all animals ip with ethanol (3.5 g/kg). It can be seen that animals pretreated with 6-OHDA and fed the ethanol-containing diet do not develop tolerance (see also Tabakoff, B. and Ritzmann, R.F., *J. Pharmacol. Exper. Ther.* 203:319–332, 1977)

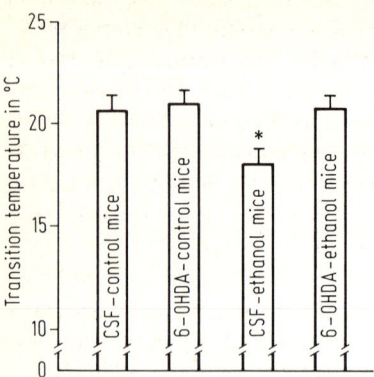

Fig. 7. Results of experiments measuring Arrhenius parameters of sodium-potassium-ATPase activity in synaptosomal membranes derived from various groups of control and ethanol-fed mice. One group of control and one group of ethanol-fed mice had been pretreated with 6-OHDA, while the second group of control and ethanol-fed mice were injected intraventricularly with the artificial CSF vehicle solution. 6-OHDA pretreated ethanol-fed mice did not develop tolerance during the chronic feeding with ethanol. (See Fig. 6). The sodium-potassium-ATPase activity in the synaptosomal membranes of the 6-OHDA-ethanol animals also did not show the change in the transition temperature that was evident in the CSF pretreated ethanol-fed mice (CSF-ethanol group)

ATPase characteristics would also be blocked. Data in Fig. 7 indicate that destruction of brain NE neurons not only blocks the behavioral manifestations of tolerance (Fig. 6), but also blocks the development of changes in Arrhenius parameters of sodium-potassium-ATPase which occur during chronic administration of ethanol. In addition to neurotransmitter systems, certain hormonal systems appear to modulate the development of ethanol tolerance. Antidiuretic hormone (vasopressin) is synthesized in brain and can maintain tolerance to the effects of ethanol, once that tolerance has developed, even in the absence of further exposure of the organism to ethanol [18]. The ability of the hormone to maintain tolerance depends on the presence of intact NE- [17] and/or serotonin-containing neuronal pathways [24]. It is not clear whether this hormone plays a role in ethanol tolerance development under normal physiological conditions, but in at least one study, a strain of rats which lacks antidiuretic hormone was reported *not* to be able to develop ethanol tolerance [41]. As ethanol tolerance is studied in more detail, it becomes clear that it is a complex phenomenon, influenced differentially by various neuronal and hormonal systems. While the resistance of neuronal membranes to the disordering effect of ethanol may well account for some aspects of tolerance, investigators will have to closely examine the contribution of other factors to ethanol tolerance development.

In addition to tolerance, the changes in neuronal membrane structure that occur after chronic ethanol treatment have been postulated to be related to physical dependence. The presence of physical dependence on ethanol is, to a great extent, defined by the appearance of withdrawal symptoms upon elimination of ethanol from the organism. Physical dependence, like tolerance, is thought to result from an adaptation which takes place in the CNS during chronic ethanol exposure. This adaptation, however, produces inappropriate activity of the CNS in the absence of ethanol. In terms of changes in membrane viscosity, one might expect to find that neuronal membranes increase their "rigidity," or viscosity, during chronic ethanol treatment, to adapt to the decreased viscosity caused initially by ethanol. This adaptive increase in viscosity should be apparent in membranes of physically-dependent animals in the absence of ethanol, and could contribute to withdrawal symptoms. Although initial studies, using ESR techniques, did not reveal such changes in brain membranes following chronic treatment of animals with ethanol [7], more recent studies, using a lipid probe molecule localized more deeply in the neuronal membrane, have detected an increased "rigidity" in membranes of animals withdrawn from ethanol [31]. A number of changes in lipid content of brain membranes derived from ethanol-fed animals have also been described [29]. These adaptive changes could well be responsible for the development of at least some aspects of physical dependence, as well as accounting for certain aspects of tolerance, as discussed above. However, there is also evidence for the dissociation of ethanol tolerance and dependence [51], and withdrawal symptomatology, like tolerance, is complex and cannot, at this point in time, be ascribed to a single adaptive phenomenon.

Overall, this brief summary of the effects of ethanol on CNS function should serve to demonstrate that this relatively small molecule is capable of influencing a number of the basic mechanisms for conduction and transmission of information in the CNS. While unitary hypotheses for ethanol's acute and chronic effects are appealing, such singular approaches may not, in the end, be profitable in understanding the actions of this drug. Instead, interpretation of the research on alcohol's effects in the CNS seems to require a coordinated and integrated view of CNS activity, and the steps at which such activity is subject to modulation.

Acknowledgments. Some of the material contained in this review has also been the subject of a report submitted to the U.S. National Institute on Alcohol Abuse and Alcoholism, and the support of that agency, as well as the Deutschen Hauptstelle gegen die Suchtgefahren, is gratefully acknowledged.

Literatur

1. Bacoupoulos NG, Bhatanger RK, van Orden LS (1978) The effects of subhypnotic doses of ethanol on regional catecholamine turnover. J Pharmacol Exp Ther 204:1–10
2. Barbaccia ML, Bosio A, Lucchi L, Spano RF, Trabucchi M (1982) Neuronal mechanisms regulating ethanol effects on the dopaminergic system. Life Sci 30:2163–2170
3. Borg S, Kvande H, Mossberg D, Valverius P, Sedvall G (1983) Central nervous noradrenaline metabolism and alcohol consumption in man. Pharmacol Biochem Behav [Suppl 1] 18:375–378
4. Borg S, Kvande H, Sedvall G (1981) Central norepinephrine metabolism during alcohol intoxication in addicts and healthy volunteers. Science 213:1135–1137
5. Bustos G, Roth RH (1976) Effect of acute ethanol treatment on transmitter synthesis and metabolism in central dopaminergic neurons. J Pharm Pharmacol 28:580–582
6. Carlen PL, Lee MA, Jacob M, Livshits O (1981) Parkinsonism provoked by alcoholism. Ann Neurol 9:84–86
7. Chin JH, Goldstein DB (1977) Drug tolerance in biomembranes: A spin label study of the effects of ethanol. Science 196:684–685
8. Chin JH, Goldstein DB (1977) Effects of low concentrations of ethanol on the fluidity of spin-labelled erythrocyte and brain membranes. Mol Pharmacol 13:435–441
9. Crowell CR, Hinson RE, Siegel S (1981) The role of conditioned drug responses in tolerance to the hypothermic effects of ethanol. Psychopharmacology 73:51–54

10. Davidoff RS (1973) Alcohol and presynaptic inhibition in an isolated spinal cord preparation. Arch Neurol 28:60–63
11. Davis WC, Ticku M (1981) Ethanol enhances [3H]diazepam binding at the benzodiazepine-γ-aminobutyric acid receptor-ionophore complex. Mol Pharmacol 20:287–294
12. Fornezzari L, Carlen PL (1982) Transient choreiform dyskinesias during alcohol withdrawal. J Can Sci Neurol 9:89–90
13. Friedman MB, Erickson CK, Leslie SW (1980) Effects of acute and chronic ethanol administration on whole mouse brain synaptosomal calcium influx. Biochem Pharmacol 29:1903–1908
14. Goldstein DB, Chin JH, Lyon RC (1982) Ethanol disordering of spin-labelled mouse brain membranes: Correlation with genetically determined ethanol sensitivity of mice. Proc Nat Acad Sci USA 79:4231–4233
15. Harris RA (1981) Ethanol and pentobarbital inhibition of intrasynaptosomal sequestration of calcium. Biochem Pharmacol 30:3209–3215
16. Harris RA, Hood WF (1980) Inhibition of synaptosomal calcium uptake by ethanol. J Pharmacol Exp Ther 213:562–568
17. Hoffman PL, Melchior CL, Tabakoff B (in press) Vasopressin maintenance of ethanol tolerance requires intact brain noradrenergic systems. Life Sci
18. Hoffman PL, Ritzmann RF, Walter R, Tabakoff B (1978) Arginine vasopressin maintains ethanol tolerance. Nature 276:614–616
19. Hoffman PL, Tabakoff B (1982) Effects of ethanol on arrhenius parameters and activity of mouse striatal adenylate cyclase. Biochem Pharmacol 31:3101–3106
20. Hoffman PL, Urwyler S, Tabakoff B (1982) Alterations in opiate receptor function after chronic ethanol exposure. J Pharmacol Exp Ther 222:182–189
21. Hunt WA (1981) Neurotransmitter function in the basal ganglia after acute and chronic ethanol treatment. Fed Proc 40:2077–2081
22. Hunt WA, Majchrowicz E (1974) Alterations in the brain turnover of norephinephrine and dopamine in the alcohol-dependent rat. J Neurochem 23:549–552
23. Kianmaa K, Tabakoff B (1983) Neurochemical correlates to tolerance and the biphasic behavioral effects of ethanol. Pharmacol Biochem Behav [Suppl 1] 18:383–388
24. Le AD, Lalant H, Khanna JM (1982) Interaction between des-glycinamide9-[Arg8]vasopressin and serotonin on ethanol tolerance. Eur J Pharmacol 80:337–345
25. Le AD, Khanna JM, Kalant H, LeBlanc AE (1981) The effect of lesions in the dorsal, median and magnus raphe nuclei on the development of tolerance to ethanol. J Pharmacol Exp Ther 218:525–529
26. Le AD, Poulos CX, Cappell H (1979) Conditioned tolerance to the hypothermic effect of ethyl alcohol. Science 206:1109–1110

27. Lefkowitz RJ, deLean A, Hoffman BB, Stadel JM, Kent R, Michel T, Limbird L (1981) Molecular pharmacology of adenylate cyclase-coupled α- and β-adrenergic receptors. Adv Cyclic Nucleotide Res 14:145–161

28. Levental M, Tabakoff B (1980) Sodium-potassium-activated adenosine triphosphatase activity as a measure of neuronal membrane characteristics in ethanol-tolerant animals. J Pharmacol Exp Ther 212:315–319

29. Littleton JM (1980) The assessment of rapid tolerance to ethanol. In: Righter H, Crabbe JC Jr (eds) Alcohol tolerance and dependence. El-sevier/North-Holland Biomedical Press, Amsterdam, pp 53–79

30. Luthin GL, Saito T, Hoffman PL, Tabakoff B (1983) Effects of ethanol on receptor-adenylate cyclase coupling. Fed Proc 42(4):902

31. Lyon RC, Goldstein DB (1983) Changes in synaptic membrane order associated with chronic ethanol treatment in mice. Mol Pharmacol 23:86–91

32. Lyon RC, McComb JA, Schreurs J, Goldstein DB (1981) A relation-ship between alcohol intoxication and the disordering of brain mem-branes by a series of short-chain alcohols. J Pharmacol Exp Ther 218:669–675

33. Melchior CL, Tabakoff B (1981) Modification of environmentally-cued tolerance to ethanol in mice. J Pharmacol Exp Ther 219:175–180

34. Mendelson WB (1979) Pharmacologic and electrophysiologic effects of ethanol in relation to sleep. In: Majchrowicz E, Noble EP (eds) Bio-chemistry and pharmacology of ethanol, Vol 2. Plenum Press, New York, pp 467–484

35. Meyer HH, Gottlieb R (1926) Theory of narcosis. In: Henderson VE (translator)j Experimental pharmacology as a basis for therapeutics, 2nd edn. Lippincott, Philadelphia, pp 116–129

36. Michaelis EK, Myers SL (1979) Calcium binding to brain synapto-somes: Effects of chronic ethanol intake. Biochem Pharmacol 28:2081–2087

37. Nachshen DA, Blaustein MP (1980) Some properties of potassium-stimulated calcium influx in presynaptic nerve endings. J Gen Physiol 76:709–729

38. Olsen RW (1981) GABA-benzodiazepine-barbiturate receptor interac-tions. J Neurochem 37:1–13

39. Olsen RW (1981) The GABA postsynaptic membrane receptor-iono-phore complex. Mol Cell Biochem 39:261–279

40. Pittman QJ, Rogers J, Bloom FE (1982) Arginine vasopressin deficient Brattleboro rats fail to develop tolerance to the hypothermic effects of ethanol. Regul Pept 4:33–41

41. Pohorecky LA (1974) Effects of ethanol on central and peripheral nor-adrenergic neurons. J Pharmacol Exp Ther 189:380–391

42. Rabin RA, Wolfe BB, Dibner MD, Zahniser NR, Melchior CL, Molinoff PB (1980) Effects of ethanol administration and withdrawal on neurotransmitter receptor systems in C57 mice. J Pharmacol Exp Ther 213:491–496

43. Rangaraj N, Kalant H (1982) Effect of chronic ethanol treatment on temperature dependence and on norepinephrine sensitization of rat brain $(Na^+ + K^+)$-adenosine triphosphatase. J Pharmacol Exp Ther 223:536–539

44. Sellers EM, Kalant H (1976) Alcohol intoxication and withdrawal. N Engl J Med 294:757–762

45. Shefner SA, Chiu TH, Anderson EG (1982) Intracellular measurement of ethanol effects on rat locus coeruleus neurons in a brain slice preparation. Soc Neurosci Abstr 8:651 (A.185.3)

46. Stokes JA, Harris RA (1982) Alcohols and synaptosomal calcium transport. Mol Pharmacol 22:99–104

47. Tabakoff B, Ritzmann RF (1977) The effects of 6-hydroxydopamine on tolerance to and dependence on ethanol. J Pharmacol Exp Ther 203:319–331

48. Tabakoff B, Munoz-Marcus M, Fields JZ (1979) Chronic ethanol feeding produces an increase in muscarinic cholinergic receptors in mouse brain. Life Sci 25:2173–2180

49. Tabakoff B, Hoffman PL (1979) Development of functional dependence on ethanol in dopaminergic systems. J Pharmacol Exp Ther 208:216–222

50. Tabakoff B, Hoffman PL (1980) Alcohol and neurotransmitters. In: Rigter H, Crabbe JC (eds) Alcohol tolerance, dependence and addiction. Elsevier/North-Holland Biomedical Press, pp 201–226

51. Tabakoff B, Hoffman PL (1983) Neurochemical aspects of tolerance to and physical dependence on alcohol. In: Kissin B, Begleiter H (eds) Biology of alcoholism, Vol 7. Plenum Press, New York, pp 199–252

52. Third Special Report to the U.S. Congress on Alcohol and Health (1978) U.S. Dept. of Health, Education and Welfare; USPHS; ADAMHA; NIAAA. Chapter III: Alcohol and the nervous system. Washington, DC: U.S. Gov't Print. Off., 1978, pp 93–107

53. Third Special Report to the U.S. Congress on Alcohol and Health (1978) U.S. Dept. of Health, Education and Welfare; USPHS; ADAMHA; NIAAA. Chapter V: Interation of alcohol and other drugs – the minor tranquilizers. Washington, DC.: U.S. Gov't Print. Off., 1978, 1978, pp 195–210

54. Ticku M (1980) The effects of acute and chronic ethanol administration and its withdrawal on γ-aminobutyric acid receptor binding in rat brain. Br J Pharmacol 70:403–410

55. Ticku MK, Burch T (1980) Alterations in γ-aminobutyric acid receptor sensitivity following acute and chronic ethanol treatments. J Neurochem 34:417–423

56. Volicer V (1980) GABA levels and receptor binding after acute and chronic ethanol administration. Brain Res Bull 5:809–813
57. Waring AJ, Rottenberg H, Ohnishi T, Rubin E (1981) Membranes and phospholipids of liver mit ochondria from chronic alcoholic rats are re- sistant to membrane disordering by alcohol. Proc Natl Acad Sci USA 78:2582–2586

5 Alkoholbedingte Stoffwechselstörungen Veränderungen im Leberzell-Stoffwechsel Interaktionen mit Medikamenten

E. Kuntz

Alkohol wird schnell und vollständig im oberen Verdauungstrakt resorbiert, wonach er über die Portalvene zunächst der Leber zugeführt wird und sich danach auf den gesamten Organismus, vorwiegend auf die Körperflüssigkeit, verteilt. Bereits 5 min nach Alkoholgenuß kann Äthanol im Blut nachgewiesen werden, wobei die Maximalkonzentrationen 30–90 min nach Alkoholaufnahme zu erwarten sind.

Die *Resorption* von Alkohol wird beschleunigt durch folgende Faktoren:
1. warme Getränke
   süße Getränke
   kohlensäurehaltige Getränke
2. Alkoholkonzentrationen von $< 6\%$
3. Magenresektion.

Die Hemmung der Alkoholresorption wird durch folgende Faktoren bewirkt:
1. Milch
   fettreiche Mahlzeiten
2. langsames Trinken
3. Alkoholkonzentrationen von $> 10\%$
   (= hyperosmolarer Effekt
   mit verzögerter Magenentleerung).

Bereits durch diese recht groben Einwirkungsfaktoren wird die Resorption beeinflußt und somit auch die Anflutungsgröße auf die Leberzelle erheblich verändert.

Darüber hinaus sprechen verschiedene Untersuchungen und Beobachtungen dafür, daß auch die jeweilige *psychische Situation* (Ausgeglichenheit/heftige, aggressive Erregung/resignierende Erschöpfung) und auch der *physische Zustand* (Ruhelage/Schwerarbeit) des Körpers im Augenblick des Alkoholgenusses die Resorptionsgeschwindigkeit des Alkohols beeinflußt und auch zu nachhaltigen Veränderungen biochemischer Stoffwechselvorgänge führt.

Etwa 90% des Alkohols werden in der Leberzelle abgebaut, etwa 5–10% unverändert über Nieren, Lunge und Haut eliminiert. Die pro Zeiteinheit in der Leberzelle abgebaute Alkoholmenge ist weitgehend konstant und beträgt für den Mann 0,10 g und für die Frau 0,085 g, jeweils pro Stunde und pro Kilogramm Körpergewicht: hieraus errechnet sich ein maximaler Abbau innerhalb von 24 h von 168 g für einen 70 kg schweren Mann (= 1 193 Kalorien) und von 143 g für eine 70 kg schwere Frau (= 1 015 Kalorien). Diese maximale Leistung der Leberzellen ist hier nur dann gewährleistet, wenn folgende Voraussetzungen erfüllt sind:

1. gesunde Leber
2. kein Übergewicht
3. keine Stoffwechselstörung
4. optimale Ernährung.

Als ungünstige *Ernährungsfaktoren* für den Abbau des Alkohols in der Leberzelle sind vitaminarme Kost, einige Zuckerarten (z. B. Sorbit, Fruktose in höherer Konzentration) und eiweißarme Kost zu erwähnen. Dabei erwies sich Milcheiweiß als günstiger als Fleischeiweiß, welches auch eine wesentlich höhere Ammoniakproduktion bewirkt, mit zusätzlicher Belastung der Harnstoffsynthese in der Leberzelle. Eine überreichliche Zufuhr von Kohlenhydraten in der Ernährung bei gleichzeitig vorhandenen *intestinalen Mykosen* (Candida, Geotrichum) führt zu einer endogenen Gärung mit Alkoholproduktion, die eine BAK von 0,20‰ (und mehr) erreichen kann!

Die NAD-abhängige Oxidation des Alkohols zu Azetaldehyd gilt als wichtigste Form des Alkoholabbaus. Die erste Stufe des Alkoholabbaus wird durch das Enzym *Alkoholdehydrogenase* (das erst ab dem 3. Lebensjahr in der Leber vorhanden ist) katalysiert, wodurch eine NAD-abhängige Oxidation zu Azetaldehyd erfolgt. Dabei stellt nicht die Aktivität der Alkoholdehydrogenase den limitierenden Faktor des Alkoholabbaus dar, sondern vielmehr die Geschwindigkeit, mit der das bei dieser Abbaureaktion entstehende NADH wieder reoxidiert wird.

In einer zweiten Stufe wird Azetaldehyd in einer ebenfalls NAD-abhängigen Reaktion, in Verbindung mit dem Katalysatorenzym

Aldehyddehydrogenase, zu Essigsäure oxidiert. Etwa 70–80% des von der Leber aufgenommenen Alkohols werden auf dieser Abbaustufe in Form von Essigsäure an das Blut abgegeben, um sodann in extrahepatischen Organen zu Azetyl-Koenzym-A aktiviert und in den Zitronensäurezyklus eingeschleust zu werden. Daher gilt die Essigsäure als das eigentliche Endprodukt des intrazellulären/intrahepatischen Alkoholabbaus.

Als zweites Enzym steht für den Alkoholabbau in den Leberzellen die *Katalase* zur Verfügung. Diese zusätzliche H_2O_2-abhängige Oxidation des Alkohols zu Azetaldehyd mittels Katalase setzt jedoch erst bei höheren (toxischen) Alkoholkonzentrationen ein.

Als dritte Möglichkeit des Alkoholabbaus bietet sich ein arzneimittelabbauendes Enzymsystem im endoplasmatischen Retikulum an, das Zytochrom P 450 sowie NADPH-Zytochrom-P-450-Reduktase enthält. Dieses *MEOS* wird jedoch erst bei mittleren und höheren Alkoholkonzentrationen wirksam. Bei chronischem Alkoholismus läßt sich eine Enzyminduktion dieses alkoholoxidierenden Systems nachweisen, welches auch für die bei chronischen Alkoholikern feststellbare erhöhte Alkoholclearance mitverantwortlich ist.

Die NAD-abhängige Oxidation des Alkohols zu Essigsäure mit Hilfe der Alkoholdehydrogenase und der Aldehyddehydrogenase bewirkt die Wasserstoffübertragung auf das Koenzym NAD. Dabei entstehen pro Mol Alkohol 2 Mole NADH. Dieses NADH wird ständig mit großer Geschwindigkeit wieder reoxidiert, so daß die Kapazität des Alkoholabbaus von der Gesamtheit aller NADH-oxidierender Prozesse in der Leberzelle abhängt. Dieser Alkoholabbau führt zu einer größeren Menge reduzierender Substanzen, die auf die gesamten Redoxpotentiale der Leberzelle negativierend einwirken. Dabei wird der entstandene Alkoholwasserstoff vorwiegend über die mitochondriale Atmungskette beseitigt.

Bei einer Hemmung der Atmungskette durch spezifische Substrate kann auch der Alkoholabbau fast vollständig erliegen. So verzögert *Fasten* den Alkoholabbau um 40–45%, maximal um 60%, vorwiegend infolge der gesteigerten Fettsäureoxidation im Hungerzustand.

Von entscheidender Bedeutung ist die Tatsache, daß für diese verschiedenen Mechanismen des Alkoholabbaus in der Leberzelle bis zu 90% des Sauerstoffbedarfs der Leberzelle verbraucht werden, den sie normalerweise für ihre übrigen Stoffwechselvorgänge benötigt. In der Leberzelle entsteht daher beim Alkoholabbau eine interkurrente Hypoxie und somit eine gesteigerte Vulnerabilität der Leberzelle gegenüber weiteren Schädigungsfaktoren.

Die Überfüllung der Leberzelle mit reduzierenden Substanzen führt zu einer nachhaltigen Veränderung des Intermediärstoffwechsels der Leberzelle, wobei vorwiegend die zytosolischen Redoxsysteme (Laktat/Pyruvat-Quotient), aber auch die mitochondrialen Redoxsysteme (β-Hydroxybutyrat/Azetazetat-Quotient) betroffen werden. Der Mangel an Pyruvatdehydrogenase führt zu einer verminderten Umwandlung von Pyruvat zu Azetyl-Koenzym-A, der Mangel an Pyruvatkarboxylase zu einer entsprechenden Minderung der Entstehung von Oxalazetat. Hierdurch kommt es zu einer Störung des KH-Stoffwechsels und des Aminosäurenkatabolismus: Infolge Alkoholabbau werden diese Substrate nicht bis zu CO_2 abgebaut, sondern auf der Stufe des Pyruvats in den Stoffwechsel des Laktats abgedrängt. Die ungenügende Umwandlung von Pyruvat zu Oxalazetat führt zu einer Hemmung der Glukoneogenese in der Leberzelle. Dieser Mangel an Oxalazetat bewirkt eine Verlangsamung des Zitronensäurezyklus und somit auch eine Minderung der Energiebereitstellung für die Leberzelle. Infolge gleichzeitiger Störung des α-Ketoglutarat-Stoffwechsels innerhalb des Zitratzyklus werden auch die Beseitigung von Ammoniak sowie die Synthese einiger Aminosäuren erheblich behindert.

Dieser Verminderung an Pyruvat im Leberzellstoffwechsel ist eine gleichzeitige Erhöhung von α-Glyzerophosphat zuzuordnen: Infolge Hemmung der Dehydrogenasereaktion kommt es nämlich zu einer gesteigerten Umwandlung von Triosephosphate zu α-Glyzerophosphat. Dabei erfolgt diese Neubildung schneller als der weitere Abbau, so daß eine Anreicherung in der Leberzelle resultiert. Diese Akkumulation von α-Glyzerophosphat beim Alkoholabbau beschleunigt die Veresterung von Fettsäuren zu Neutralfetten in der Leberzelle. Daher ist die Überproduktion von α-Glyzerophosphat, bei gleichzeitiger Verminderung der Fettsäuresynthese aus KH, der entscheidende Faktor für die Entstehung der Alkoholfettleber.

Durch die Erhöhung der Redoxpotentiale im zytosolischen NAD-System wird mit der hierdurch verlangsamten Triosephosphat-Dehydrogenase-Reaktion auch die Glykolyse insgesamt gehemmt. Die Glykolyse spielt jedoch eine wesentliche Rolle bei der Aufrechterhaltung der Zellmembranfunktion, nicht nur der Leberzelle, sondern auch ihrer Organellen. Es ist daher denkbar, daß die Hemmung der Glykolyse mit Mangel an ATP und Uridinphosphat, aber auch eine Hemmung der Proteinsynthese und eine Steigerung der Kollagenproduktion die entscheidenden Ursachen der vielfältigen morphologischen Leberschädigungen durch Alkohol und ihre Chronifizierung darstellen.

Eine ganz wesentliche Bedeutung für den Leberzellstoffwechsel, und somit für zahlreiche biochemische Funktionen des übrigen Organismus, besitzt der *Azetaldehyd,* der das erste Oxidationsprodukt des Alkoholabbaus darstellt. Diese sehr reaktive Verbindung muß durch ein mitochondriales, NAD-abhängiges Enzym, die Aldehyddehydrogenase, zu Azetat und NADH weiter oxidiert und somit entgiftet werden.

Bei ungenügender Entgiftung durch die Aldehyddehydrogenase bleibt dieses sehr starke Zellgift kumulativ in der Leberzelle liegen und wird zu einem wesentlichen Faktor der chronischen Alkoholtoxizität.

Die Aldehyddehydrogenase hat nur geringe Substratspezifität und katalysiert den Abbau einer ganzen Reihe aliphatischer und aromatischer Aldehyde. Hierdurch kommt es auch zu einer Verknüpfung des Alkoholstoffwechsels mit dem der biogenen Amine und ihren Aldehydmetaboliten im Neurotransmitterstoffwechsel des ZNS. Es darf vermutet werden, daß die verstärkte Bildung toxischer biogener Alkohole aus den entsprechenden Aldehyden eine Folge der Konkurrenz des Azetaldehyds am gemeinsamen Enzymschritt der Aldehyddehydrogenase ist. Von besonderer Bedeutung erscheint dabei die Tatsache, daß dieses Enzym auch im Gehirn sehr reichlich vorhanden ist und somit zur Schaltstelle des Aldehydstoffwechsels im ZNS wird. In der Leber gebildeter Azetaldehyd kann außerdem einen erheblichen Einfluß auf das NAD-gekoppelte Redoxgleichgewicht der Hirnzellen nehmen. Er trägt somit direkt und indirekt zu zentralnervösen Funktionsstörungen bei.

Chronischer Alkoholkonsum führt zu einer nachhaltigen Verminderung der mitochondrialen Kapazität, Azetaldehyd weiter zu oxidieren. Dies beruht auf einer durch den Azetaldehyd induzierten Störung der Mitochondrien, anfallende NADH-Äquivalente zu NAD rückzuoxidieren. Als Folge dieser allmählich zunehmenden Einschränkung des Azetaldehydabbaus bei gleichzeitiger Steigerung seiner Bildung aus Alkohol über das induzierte MEOS komt es bei chronischem Alkoholismus zum dauerhaften Anstieg der Azetaldehydkonzentration im Blut und in den Geweben.

Über diese Anreicherung von Azetaldehyd kommt der Organismus in einen unauflösbaren Circulus vitiosus der Vergiftung.

Die Reduktion aller NAD-abhängigen Redoxpotentiale der Leberzelle im Verlaufe des Alkoholabbaus verursacht folgende *metabolische Störungen:*

1. *Alkoholhypoglykämie:*
   - Verbrauch der Glykogenreserven der Leberzellen
   - Hemmung der hepatischen Glukoneogenese aus Laktat und Alanin.

2. *Alkoholhyperglykämie:*
   - infolge Katecholaminfreisetzung
   - infolge Kortisolfreisetzung.

3. *Alkoholhyperlipidämie:*
   - gesteigerte sympathische Lypolyse
   - Hemmung der Fettsäuresynthese aus KH infolge Pyruvatmangel
   - Erhöhung der α-Glyzerophosphat-Konzentration mit gesteigerter Veresterung von Fettsäuren zu Triglyzeriden
   - Sekretionshemmung der Lipoproteine.

4. *Alkohol-Hyperurikämie:*
   - gesteigerter Abbau von Purinnukleotiden.

5. *Störungen des Eiweißstoffwechsels:*
   - Hemmung der Albuminsynthese der Leberzelle
   - Verminderung von Transferrin
   - Erhöhung von Glutaminsäure, somit auch von Prolin
   - Verminderung von Zystin, Isoleucin, Leucin, Methionin, Valin.

6. *Anstieg von Ammoniak und Phenolen*

7. *Störung des Galaktosestoffwechsels*

8. *Störung der Blutbildung*

9. *Störung des Vitaminhaushalts:*
   - Mangel an Folsäure
   - Mangel an B_1, B_2, B_6, B_{12}
10. *Störung des Hormonhaushaltes:*
    - Mangel an Testosteron
    - Vermehrung von ACTH und Kortisol
    - Störung der T_4-T_3-Konversion
    - Erhöhung der Katecholamine, Adralin, Noradralin
    - Erhöhung von Renin und Aldosteron
    - Konversionsstörung von Retinol zu Retinal.
11. *Störung im Neurotransmitterstoffwechsel:*
    - Mangelhafte Dekarboxylierung biogener Amine durch Vitamin-B_6-Mangel (Synthesemangel von: Dopamin, Noradralin, Serotonin, γ-Aminobuttersäure, Taurin).
12. *Störung des Mineralhaushalts*
    - Mangel an Kalzium, Phosphor, Magnesium
    - Erhöhung der Zinkausscheidung im Urin.
13. *Störung des Porphyriestoffwechsels:*
    - Erhöhung der δ-Aminolävulinsäure-Synthetase (bei gleichzeitiger Abnahme der ALS-Dehydratase).

Zink gilt als wichtiges Funktionselement zahlreicher Enzyme im Intermediärstoffwechsel von Kohlenhydraten, Eiweißen und Nukleinsäuren. Zink fördert als Kofaktor der Alkoholdehydrogenase auch den Abbau des Alkohols selbst. Als Katalysator der Carboxypeptidasen A und B im Darm ist es wichtig für die Verwertung der Nahrungseiweiße. Auch die Regulation der RNS- und DNS-Synthese wird von Zink maßgeblich beeinflußt.

Alkoholiker weisen eine deutlich reduzierte Aktivität von Azetaldehyd-Dehydrogenase in der Leberzelle auf. Anscheinend besitzen sie auch nicht die bei gesunden Personen nachweisbare zweite Fraktion dieses Enzyms, das im Zytoplasma gelegen ist. Die erste Enzymfraktion wird in die Mitochondrien verlegt. Ein primärer Mangel der zweiten Enzymfraktion könnte die Ursache der Alkoholsucht sein, denn bei einem Alkoholkonsum kommt es zu einem Anstieg von Azetaldehyd. Dieser geht nun mit körpereigenen biogenen Aminen Kondensationsreaktionen ein, deren morphinähnliche Produkte den Alkaloidderivaten entsprechen und als ausgesprochene Suchtsubstanzen gelten. So kann aus der Reaktion mit

Dopamin das morphinstrukturähnliche Salsolinol entstehen, wie auch das Tetrahydropapaverolin. Daher würde die erhöhte Azetaldehydkonzentration einen weiteren Alkoholismus fördern und die Anfälligkeit gegenüber anderen Suchtsubstanzen bzw. gegenüber Intoxikationen erklären.

Eine große Bedeutung besitzt Alkohol hinsichtlich seiner *Interaktionen* mit weiteren chemischen Substanzen, insbesondere mit Medikamenten.

Als Ursachen dieser Wechselwirkung von Alkohol und Medikamenten sind anzuschuldigen:

1. Beeinflussung der enteralen Resorption von Medikamenten
2. Veränderung des Metabolismus von Medikamenten in der Darmschleimhaut
3. Additive bzw. supraadditive Wirkungen an Rezeptoren
4. Beeinflussung der mikrosomalen Enzymsysteme
5. Beeinflussung nichtmikrosomaler zellulärer Stoffwechselvorgänge
6. Disulfiramwirkungen.

Eine *Hemmung* des Alkoholabbaus durch Medikamente ist selten, da Medikamente vorwiegend mikrosomal-enzymatisch metabolisiert werden, während Alkohol dagegen mittels Alkoholdehydrogenase oxidiert wird. Falls jedoch ein Medikament als Inhibitor von ADH gilt, wie z. B. Chlorpromazin und Chloralhydrat, dann wird der Alkoholabbau gehemmt.

Eine *Steigerung* des Alkoholabbaus kann durch Substanzen erreicht werden, die das Lebergewicht und die Leberdurchblutung steigern, wie z. B. Barbiturate und Clofibrat. Auch durch eine Steigerung der Reoxidation von NADH durch Glyzerinaldehyd oder durch Stimulierung der ATP-Produktion kann ein vermehrter Alkoholabbau erreicht werden, wie z. B. durch Fruktose.

Der *Abbau* von Arzneimitteln kann durch Äthanol erheblich kompetitiv gehemmt werden, was vor allem für Barbiturate, Tolbutamid, Meprobamat und Methadon zutrifft. Alkohol gilt auch als kompetitiver Inhibitor der Anilinhydroxylase sowie der Demytilierung von Aminopyrin und Äthylmorphin.

Alkohol bewirkt eine mikrosomale Enzyminduktion mit einer hierdurch bedingten Steigerung des Alkoholabbaus. Gleichzeitig wird aufgrund dieser Enzyminduktion aber auch die Metabolisierung von Medikamenten gesteigert, und zwar dann, wenn zum Zeitpunkt der Medikamentgabe kein Alkohol im Organismus vorhanden ist, um eine kompetitive Hemmung zu bewirken. Diese Induktion mikrosomaler Enzyme tritt bereits 2 Tage nach Alkoholzufuhr auf und persistiert bis zu 3 Wochen nach Alkoholkarenz. Daher ist die Halbwertszeit verschiedener Medikamente nach chronischer Alkoholzufuhr im Stadium der Alkoholkarenz deutlich verkürzt, wie folgende Beispiele zeigen:

- Tolbutamid von 6 auf 2,5 h
- Warfarin von 41 auf 26,5 h
- Phenytoin von 23,5 auf 16,5 h.

Aber auch Meprobamat, Barbiturate und Antipyrin weisen in der Phase der Alkoholkarenz eine kürzere Halbwertszeit nach alkoholbedingter Enzyminduktion auf.

So führt eine Steigerung der mikrosomalen Aktivität nicht nur zu einem beschleunigten Abbau von chemischen Substanzen und auch zu einer schnelleren Eliminierung mit Entstehung höherer Konzentrationsmaxima, sondern auch zur *Entstehung neuer Metabolite:* Solche fehlgebildeten Produkte können sowohl pharmakologisch unwirksam oder sogar wirksamer sein, als auch eine ausgeprägte Hepatotoxizität aufweisen, oder als Antigen wirksam werden. So führt Alkohol z. B. zu einer gesteigerten Toxizität von Tetrachlorkohlenstoff, Paracetamol, Phenylbutazon, Isoniazid u. a.

Chronische Alkoholzufuhr führt aber auch zu einer Verstärkung der mikrosomalen Enzymaktivität von Zellen der Leber, der Lunge und dem oberen Dünndarm. Infolge der alkoholbedingten Steigerung der Aktivierungskapazität eines solchen dem MEOS verwandten Enzymsystems in den Mikrosomen kann mit Hilfe von Zytochrom P 450 und Zytochrom-P-450-Reduktase die *Umwandlung von Promutagenen* in Mutagene gefördert und die Karzinominzidenz beim Alkoholiker erhöht werden.

Kompetitive Inhibitoren der Azetaldehyddehydrogenase hemmen entsprechend auch den Abbau von Azetaldehyd. Eine solche Hemmsubstanz ist vor allem Disulfiram, so daß bei gemeinsamer Anwendung von Alkohol und Disulfiram ein Anstieg von Azetaldehyd im Blut erfolgt.

Eine ähnliche *Disulfiramwirkung* besitzen Chloramphenicol, Metronidazol, Tolbutamid, Chlorpropamid, Griseofulvin und

Quianacin. Von toxikologischer Bedeutung ist auch das Zusammentrefen von Alkohol mit eingeatmetem Stickstoff als Düngemittel, wodurch es zu einer nachfolgenden Disulfiramwirkung kommt. Auch die Kombination von Alkohol mit dem Faltentintling – einem an sich gut verträglichen Speisepilz – kann eine heftige Disulfiramwirkung hervorrufen.

6 Aldehyddehydrogenasehemmung in der Therapie der Alkoholabhängigkeit

W. Poser

Einleitung

Von Costello [3] wurden in einer Literaturübersicht zur Effektivität von Alkoholismustherapien vier wesentliche Komponenten genannt, die besonders häufig in erfolgreichen Therapieprogrammen auftauchen:

1. Stationäre Behandlung nach dem Prinzip der therapeutischen Gemeinschaft
2. Disulfiram-Nachbehandlung
3. Intensives Einbeziehen von Angehörigen und Kollegen in die Behandlung
4. „Aggressive Nachsorge" durch Anrufe, Anschreiben bei versäumten Terminen, Nachforschungen bei Angehörigen etc.

Von diesen Punkten soll hier die Disulfirambehandlung einer näheren Untersuchung unterzogen werden.

Mit Disulfiram wird über eine. Hemmung hepatischer Aldehyddehydrogenasen eine Alkoholunverträglichkeit erzeugt. Man erhofft sich, daß das Wissen um diese Unverträglichkeit Alkoholabhängige vor Rückfällen bewahren kann. Es handelt sich also genau genommen nicht um eine Therapie, sondern um eine Rückfallprophylaxe. Genau dies ist aber eine besonders wichtige Aufgabe bei der Alkoholismustherapie, denn das Problem sind nicht so sehr die initialen Therapieversager, sondern die späteren Rückfälle.

Nun ist Disulfiram keineswegs der einzige Aldehyddehydrogenasehemmstoff, den wir kennen. Tabelle 1 gibt eine Übersicht; es handelt sich aber dabei nur um einen Teil der heute bekannten Substanzen. Bei den Cephalosporinen sind mehrfach lebensbedrohliche Zwischenfälle beschrieben worden, wenn alkoholisierte Patienten eine der Substanzen mit Aldehyddehydrogenasehemmwirkung verabreicht erhielten. Therapeutisch genutzt im Rahmen der Alkoholismusbehandlung wurden bisher drei Substanzen: Disulfiram, Calciumcarbimid und Nitrefazol [2, 5, 9]. Disulfiram und Calcium-

Tabelle 1. Aldehyddehydrogenasehemmstoffe

Substanz	Verwendungszweck
Disulfiram (Antabus)	Entwöhnungsmittel
Calciumcarbimid	Entwöhnungsmittel
Nitrefazol (Altimol)	Entwöhnungsmittel
Amino-cyclopropanol	Coprin-Metabolit
Chloralhydrat	Hypnotikum
Chlorpropamid	Antidiabetikum
Metronidazol	Antibiotikum
Ornidazol	Antibiotikum
Cefaperazon	Antibiotikum
Moxolactam	Antibiotikum
Cefamandol	Antibiotikum
Phentolamin	Adrenolytikum
Tolazolin	Adrenolytikum
Pargylin	MAO-Inhibitor
Schwefelkohlenstoff	Lösungsmittel
n-Butyraldoxim	Technische Chemikalie

carbimid sind Abkömmlinge von Arbeitsstoffen, von denen bereits vor der therapeutischen Nutzung bekannt war, daß Umgang mit ihnen zu Alkoholunverträglichkeit führt. Disulfiram ist ein Vulkanisationsbeschleuniger, der seit langem in der Gummiindustrie genutzt wird. Calciumcarbimid ist als Kalkstickstoff ein wichtiges Düngemittel. Dagegen ist Nitrefazol (Altimol) ein Abkömmling des gegen Protozoen und Anaerobier wirksamen Arzneimittels Metronidazol (Clont). Ursprünglich wurde die Substanz ebenfalls gegen Protozoeninfektionen klinisch geprüft; es stellte sich schnell heraus, daß die Substanz eine ausgesprochen intensive und langdauernde Alkoholintoleranz erzeugt. Daher wurde eine klinische Prüfung mit der Indikation Alkoholismus begonnen, die mit der Markteinführung im April 1983 endete.

Bei der Bewertung der Aldehyddehydrogenasehemmstoffe als Medikamente zur Erzeugung einer Alkoholunverträglichkeit sind verschiedene Fragen zu stellen:
1. Gelingt es tatsächlich, mit diesen Substanzen eine Alkoholunverträglichkeit zu erzeugen?
2. Wie sicher ist eine solche Therapie?

3. Wird die Langzeitprognose der Alkoholabhängigkeit durch eine Behandlung mit Aldehyddehydrogenasehemmstoffen verbessert?
4. Wie muß eine solche Behandlung aussehen, damit sie erfolgreich ist?
5. Wird eine solche Behandlung von der Mehrzahl der Patienten akzeptiert?

Sicherlich die wichtigste Frage ist die nach der Verbesserung der Langzeitprognose. Zu dieser Frage liegen einige Untersuchungen vor, die alle heutigen methodischen Ansprüchen nicht mehr voll entsprechen, die aber eher für eine bessere Wirkung des Disulfirams im Vergleich zu den jeweiligen Standardtherapien sprechen [4, 6, 11, 12]. Bei den Studien von Hoff [6], Wallace [11] und Wallerstein [12] ist nicht eindeutig ersichtlich, wie die Patienten auf die Disulfiram- und Kontrollgruppen verteilt wurden. Nur in der Studie von Gerrein et al. [4] wurde eine randomisierte Zuteilung der zu einer Disulfirambehandlung bereiten Patienten zu den verschiedenen Behandlungsgruppen vorgenommen; leider ist die Nachuntersuchungsdauer dieser Studie so kurz, daß keine Aussagen zum Langzeiteffekt möglich sind. Immerhin wird bereits in dieser Kurzzeitstudie deutlich, daß die mit Disulfiram behandelten Patienten die Behandlung signifikant seltener abbrechen als die Kontrollgruppen. Allerdings war hierfür eine Verabreichung 2mal pro Woche durch Dritte erforderlich. Bereits dieses Ergebnis von Gerrein deutet darauf hin, daß der pharmakologische Effekt des Disulfirams für die therapeutische Wirkung wichtig ist, obwohl natürlich auch eine immense psychologische Wirkung, sprich Placeboeffekt, beteiligt ist.

Nun hat die Disulfirambehandlung durchaus Nachteile und Gefahren, die bisher eine breite Anwendung in der Bundesrepublik verhindert haben. Hier sind zu nennen:
1. Disulfiram ist nicht nur ein Aldehyddehydrogenasehemmstoff, sondern auch ein Hemmstoff zahlreicher anderer Enzyme, was zu Komplikationen führen kann, die nicht zwangsläufig zur Aldehyddehydrogenasehemmung gehören. Hier ist die Hemmung der Dopaminhydroxylase zu nennen, die als Ursache der hypotensiven Wirkung des Disulfirams angeschuldigt wird [10], außerdem die Hemmung mikrosomaler, arzneimittelabbauender

Enzyme in der Leber, die gelegentlich zu gefährlicher Kumulation gleichzeitig verabreichter, anderer Arzneimitel führen kann [10].

2. Disulfiram hat zahlreiche Nebenwirkungen wie Allergie, Impotenz, Depressionen und Sedierung, welche die Patienten für diese Behandlung demotivieren könen [1].

3. Bei schweren Trinkereignissen sind während einer Disulfirambehandlung Todesfälle vorgekommen [7].

4. Die Wirkung von Disulfiram hält in der Regel nur 3–5 Tage an, so daß eine Einnahme einmal wöchentlich unter Aufsicht des Arztes kaum möglich ist.

5. Die Wirkung von Disulfiram kann „übertrunken" werden, d. h. bei wiederholter Einnahme kleiner Alkoholmengen während der Wirkungsdauer läßt die Unverträglichkeit nach; man hat in diesem Zusammenhang von einem „Ausbrennen (burning off)" der Wirkung gesprochen [8].

Methodik

Um festzustellen, ob die neue Substanz Nitrefazol diese Nachteile auch hat, haben wir eine klinische Prüfung der Phase II mit dem Prüfpräparat in den Jahren 1978–1983 durchgeführt. Die Prüfung war offen, ohne Kontrollgruppe und erfolgte praktisch ausschließlich mit ambulanten Patienten. 134 Patienten nahmen teil, davon 39 Frauen. Insgesamt wurden 234 Behandlungen durchgeführt, 134 Erstbehandlungen, 100 Wiederholungsbehandlungen. Jede Behandlung wurde 14 Tage nach der letzten Einnahme als beendet angesehen, weil 2 Wochen als die maximale Wirkungsdauer angesehen wurden. Die Dosis wurde zunächst nach den Empfehlungen des Herstellers gewählt, d. h. 800 mg pro Woche. Als sich diese Dosis in einigen Fällen als nicht ausreichend wirksam herausstellte, wurde sie auf 20 mg/kg KG erhöht.

Die Patienten wurden über den prinzipiellen Sinn der Behandlung ausführlich aufgeklärt, außerdem über die Probleme des speziellen Präparats. Danach erhielten sie etwas Bedenkzeit. Anschließend wurde die erste Dosis verabreicht, wobei in den ersten beiden Wochen die Wochendosis in aller Regel geteilt verabreicht wurde, d. h. z. B. Dienstag und Freitag je 800 mg, wenn eine Wochendosis von 1 600 mg geplant war. Der Patient nahm jede Gabe in Gegenwart des Therapeuten mit etwas Mineralwasser oder Fruchtsaftgetränk ein. Anschließend wurden Nebenwirkungen, Probleme der Abstinenz und Lebensschwierigkeiten besprochen, durchschnittlich etwa 20–30 min lang. Falls erforderlich, wurden am Ende der Sitzung noch Blut- und Urinproben gewonnen, evtl. auch körperliche Befunde erhoben. In jeder Sitzung wurde das Abstinenzprinzip besprochen, außerdem auf Anschluß an eine Selbsthilfegruppe gedrängt. Nachdem deutlich geworden war, daß ein Teil der Patienten jeweils am Tag vor der Einnahme trinkt, oftmals nach Einnahme von Benzodiazepinen, wurden häufige Urinkontrollen auf Benzodiazepine und Alkohol Teil der Behandlung. Darüber hinaus wurden die Patienten auch in allen anderen Gesundheitsfragen beraten. Es wurde darauf geachtet, daß möglichst keine Wartezeiten bei den wöchentlichen (oder halbwöchentlichen) Besuchen entstanden. Die Behandlung wurde seitens des Therapeuten beendet, wenn bedrohliche Nebenwirkungen auftraten, wenn es zu wiederholten, schwersten Trinkereignissen kam, wenn das Therapieziel (stabile Abstinenz) erreicht schien, wenn ein kritischer Zeitraum überbrückt war oder wenn ein dauerhafter Anschluß an eine Selbsthilfegruppe erreicht war. Oft brachen auch Patienten die Behandlung ab; als Gründe vermuten wir z.B. den Wunsch, wieder trinken zu können, persönliche Differenzen mit dem Therapeuten, zu großer Umstand der wöchentlichen Besuche (ein Patient kam wöchentlich aus 160 km Entfernung) etc. Nach Ende der Behandlung wurde den Patienten eine erneute Behandlung im Fall eines Rückfalls angeboten. Längere Zeit nach Behandlungsende erhielten alle Patienten einen Fragebogen, in dem sie nach der persönlichen Meinung über das Entwöhnungsmittel befragt wurden.

Nebenwirkungen und Trinkereignisse wurden registriert. Katamnesen sind 1½ Jahre und 4 Jahre nach Behandlungsende geplant. Die erwartete Sterblichkeit wird nach der Sterbetafelmethode berechnet.

Ergebnisse

Von den 134 Patienten, die teilnahmen, litten 125 an Alkoholabhängigkeit, 9 an Alkoholabusus. Es war immer wieder zu beobachten, daß besonders schwere Fälle von Alkoholabhängigkeit die Behandlung mit Nitrefazol eher akzeptierten als Früh- und Grenzfälle. Daher nimmt es auch nicht wunder, daß über die Hälfte der Patienten schwere Entzugserscheinungen wie Delir und/oder Entzugskrampfanfälle in der Vorgeschichte hatte.

Etwa $2/3$ der Patienten machten mindestens einen Trinkversuch während der Wirkungsdauer von Nitrefazol, die mit maximal 2 Wochen angesetzt wurde. Die Verläufe dieser Trinkversuche wurden meist von den Patienten berichtet, gelegentlich auch von Angehörigen. Nur wenige Trinkereignisse konnten wir direkt beobachten. Insgesamt haben wir Berichte von 158 Trinkereignissen; dies ist aber nur ein kleiner Teil der tatsächlichen Trinkereignisse. Wir wissen von einer Patientin, die jedesmal nach der Einnahme ein Glas Bier trinken ging, weil sie wußte, daß die Wirkung bei ihr erst etwa 2 h nach der Einnahme einsetzt; sie wußte auch, daß sie zwischen Einnahme und Wirkungsbeginn nur 1 Glas Bier trinken durfte; trank sie mehr, kam es zu einer Reaktion, die sie als sehr unangenehm beschrieb. Diese Patientin wurde nur einmal (gegen Ende der Behandlung) bei ihrem Glas Bier beobachtet; darauf angesprochen, berichtete sie plötzlich sehr freimütig über ihre Erfahrungen. Manche Patienten berichteten auch erst Jahre nach einem Trinkereignis über den Verlauf, den sie oft sehr plastisch im Gedächtnis hatten.

Tabelle 2. Schwere von Trinkereignissen unter Nitrefazol in Abhängigkeit vom Tag der Einnahme. *0* keine Reaktion, *1* leichte Reaktion, *2* schwere Reaktion, Hinlegen erforderlich. *3* sehr schwere Reaktion, Hospitalisierung erforderlich

Tag nach der Einnahme	Schweregrad der Reaktion				Summe
	0	1	2	3	
0	0	3	7	1	11
1	1	1	6	1	9
2	2	4	4	2	12
3	2	11	2	3	18
4	4	4	3	1	12
5	4	9	3	1	17
6	13	6	1	0	20
7	21	4	1	0	26
8–14	25	2	2	0	26
Unbekannt	–	–	–	–	4

Den Zusammenhang zwischen Zeitpunkt des Trinkereignisses und letzter Einnahme, sowie der Intensität der Reaktion zeigt Tabelle 2. Es ist ersichtlich, daß in den ersten Tagen nach der Einnahme praktisch jeder Trinkversuch zu einer Reaktion führte. Vom 6. Tag an führte die Mehrzahl der Trinkversuche nicht mehr zu typischen Azetaldehydsyndromen. Insgesamt 9 Trinkereignisse verliefen so schwer, daß eine kurzfristige Hospitalisierung notwendig wurde. Es handelte sich dabei ausnahmslos um Trinkereignisse mit großen Alkoholmengen. Bei keinem Trinkereignis kam es zu einem Todesfall oder zu bleibenden Gesundheitsschäden. In einigen Fällen kam es nicht zu einer Reaktion, obwohl die Einnahme überwacht worden war und die Dosis ausreichend erschien. In einem dieser Fälle wurde beobachtet, daß der Patient direkt nach der Einnahme die unresorbierten Kapseln durch artifizielles Erbrechen wieder zutage beförderte. In drei weiteren Fällen hatte der Patient zum Zeitpunkt der ausbleibenden Reaktion Benzodiazepine oder Barbiturate genommen; 2 Patienten standen zum Zeitpunkt der ausbleibenden Reaktion auf ein Trinkereignis unter Phenytoin.

Einige Patienten tranken jede Woche. Bei ihnen wurde die Dosis so lange gesteigert, bis die Reaktion jedes Trinken von Alkohol unmöglich machte. Die dafür erforderliche Dosis lag stets über 18 mg/kg KG, im Mittel bei 21 mg/kg KG. Daher erscheint eine Wochendosis von 1 Kapsel zu 200 mg je 10 kg KG notwendig zu sein, um eine Alkoholintoleranz zu erzeugen.

Eine wichtige Frage war, ob die Behandlung mit Nitrefazol von den Patienten akzeptiert wird. Dieselbe Frage stellt sich natürlich auch bei Disulfiram. Die klinische Erfahrung hat aber gezeigt, daß die Aufklärung und der horrorgemäldeähnliche Beipackzettel von Disulfiram bei vielen Patienten zu primärer Ablehnung führen. Bei Nitrefazol ist das Bild günstiger, weil die Wirkung zuverlässiger ist, außerdem die Listen von Nebenwirkungen und Kontraindikationen deutlich kürzer sind.

Wir haben zur Frage der Akzeptanz durch die Patienten zwei Informationen:

1. Die Tatsache, daß 60 der 134 Patienten eine erneute Behandlung nach Rückfall wünschten. Wenn man weiter berücksichtigt, daß von den 134 Patienten 4 verstorben waren, sich bei 2 nachträglich eine Kontraindikation herausgestellt hatte, bei 3 Allergie oder

Allergieverdacht aufgetreten waren und bei 11 eine schwere Übelkeit zum vorzeitigen Abbruch der Behandlung geführt hatte, dann wird deutlich, daß die Nitrefazolbehandlung für die Mehrzahl der Patienten akzeptabel ist und nach Rückfall erneut gewünscht wird. Allerdings wird auch deutlich, daß manchmal eine nicht akzeptable Übelkeit auftritt und daß ein erheblicher Teil der Patienten nach Abschluß der Behandlung rückfällig wird.

2. Wir haben weiterhin die Patienten mittels eines per Post zugesandten Fragebogens nach ihrer Meinung zur Nitrefazolbehandlung befragt. Diese postalische Befragung fand frühestens ½ Jahr nach Abschluß der Behandlung statt, weshalb sie zum gegenwärtigen Zeitpunkt nur bei 117 Patienten möglich war. 4 Patienten waren verstorben, 4 waren nicht auffindbar, beim Rest ist die letzte Behandlung erst kürzlich abgeschlossen worden. Von den 117 Patienten antworteten 31 nicht, die Meinung der übrigen ist in Tabelle 3 wiedergegeben. Bei der postalischen Befragung stellte sich übrigens heraus, daß einige Patienten Totalabstinenz von der ersten Einnahme an angaben, dies aber mit Sicherheit unrichtig war. Wir möchten daher die Aussagekraft dieser Fragebögen in bezug auf das Trinkverhalten nach der Behandlung relativieren. Insgesamt ergab sich, daß die Patienten die Behandlung als hilfreich oder unangenehm, aber hilfreich ansahen. Kategorische Ablehnungen gab es nur einmal. Fast alle der Patienten, die geantwortet hatten, bezeichneten sich als nüchtern oder nüchtern nach Rückfall, keiner betrachtete sein Trinkverhalten als verschlimmert. Als richtige Behandlungsdauer wurden 3, 6 oder 12 Monate angesehen, nur 3mal kam die Antwort lebenslang.

Aus diesen Beobachtungen ergibt sich, daß die Mehrzahl der Patienten, die ursprünglich eine Entwöhnung mit Nitrefazol gewünscht hatte, diese Behandlung auch als hilfreich ansah und nach Rückfall wieder wünschte. Lange Behandlungszeiten wurden als nützlich angesehen, am häufigsten solche von 6 Monaten. Von der Mehrzahl der Patienten, die auf die postalische Befragung nicht geantwortet hatten, ist uns bekannt, daß sie wieder massiv trinken.

Die Nebenwirkungen des Nitrefazols ohne Trinkereignisse hielten sich in erträglichen Grenzen. 4 Fälle von Allergie wurden beobachtet: Eine Patientin, die bereits früher gegen zahlreiche Naturstoffe und Medikamente allergisch reagiert hatte, entwickelte eine

Tabelle 3. Ergebnisse einer postalischen Befragung der früher mit Nitrefazol (EMD 15700, Altimol) behandelten Patienten zu ihrer Meinung über die Entwöhnung mit diesem Medikament. Fragebögen wurden an 117 Patienten versandt, von denen 86 antworteten

Frage	Vorgegebene Antwort	Anzahl	Anteil [%]
EMD 15700 (Altimol) war für mich	hilfreich	51	59
	unangenehm, aber hilfreich	18	21
	etwas hilfreich	9	10
	gleichgültig	7	8
	schädlich	1	1
Seit meiner 1. Einnahme	bin ich nüchtern	37	43
	nüchtern nach Rückfall (wiev.)	33	38
	trinke ich weniger als vorher	12	14
	trinke ich wie vorher	4	5
	trinke ich schlimmer als vorh.	0	0
Für mich wäre folgende Behandlungsdauer richtig gewesen	1 Monat	7	8
	3 Monate	18	21
	6 Monate	27	31
	1 Jahr	25	29
	lebenslang	3	3
	keine Angabe	6	7

klassische Urtikaria, die etwa 1 Woche nach der letzten Einnahme folgenlos abklang. Ein Patient, der nie allergisch reagiert hatte, entwickelte eine allergische Vaskulitis der Unterschenkel, die einige Wochen nach der letzten Einnahme folgenlos ausheilte. Eine Patientin, die neben Nitrefazol noch Ampicillin und ein Diuretikum erhielt, entwickelte eine Urtikaria und juckende Dermatitis mit Eosinophilie; sämtliche Symptome klangen nach Absetzen aller 3 Medikamente binnen 1 Woche ab. Eine Patientin entwickelte bei der zweiten Behandlungsperiode nach der zweiten Einnahme eine massive Urtikaria mit starkem Pruritus; beides besserte sich unter Antihistaminika binnen 1 h. Diese letzte Patientin war dermatologisch sehr interessiert und nahm Nitrefazol ein drittes Mal ein, worauf sich wiederum eine juckende Urtikaria ausbildete. Eine Woche später wurde ihr auf ihren eigenen Vorschlag hin das Nitrefazol ohne die Kapsel verabreicht, woraufhin sie es ohne Urtikaria vertrug. Wiederum 1 Woche später wurde ihr auf den einen Unterarm unter ein Pflaster ein Stück Kapsel, auf den anderen etwas Kapselinhalt plaziert. Es kam zu einem generalisierten, urtikariellen Exanthem, das vom Kapselstück ausging. Wir vermuten daher im letzten Fall, daß die Patientin allergisch auf den Farbstoff der Kapsel, nicht aber auf das Nitrefazol reagierte.

Die weitaus häufigste Nebenwirkung war ein allgemeines Unwohlsein bis hin zu Übelkeit und Erbrechen, das kurz nach der Einnahme begann und etwa 6–24 h lang anhielt. Es trat bei etwa ¼ der Patienten auf; in der Mehrzahl der Fälle war es leicht. In mittelschweren Fällen konnte es oft durch 2malige Gabe pro Woche, also Teilung der Wochendosis, gemildert werden. Manchmal waren Absetzen oder tägliche Gabe einer Kapsel notwendig. In einigen Fällen ist die Übelkeit ein Ausdruck der Abneigung der Patienten gegen das Behandlungsverfahren gewesen.

Die Selbsteinnahme führte überdurchschnittlich häufig zu Therapieabbrüchen und Rückfällen. Die Einnahme unter Aufsicht einer neutralen Person erscheint uns erfolgreicher zu sein. Die Einnahme zu Hause unter Aufsicht des Ehepartners führte recht häufig zu Streit unter den Partnern.

Während der Nitrefazolbehandlung kam es nicht zu Todesfällen, gleichgültig, ob die Patienten tranken oder abstinent blieben. Nach der Behandlung dagegen mußten wir bisher von 4 Todesfällen Kenntnis nehmen, von denen 3 mit Rückfällen in engem Zusammenhang standen.

Diskussion

Nitrefazol (Altimol) ist geeignet, eine Alkoholunverträglichkeit von einigen Tagen Dauer zu erzeugen. Insgesamt ist die Wirkung dem Disulfiram (Antabus) sehr ähnlich, sie scheint aber länger anzuhalten. Der wesentliche Vorteil des Nitrefazols scheint in seiner geringeren Toxizität zu liegen; so konnten wir in keinem Fall eine Polyneuropathie oder eine Impotenz beobachten; beides ist unter Disulfiram nicht ganz selten. Außerdem scheint Nitrefazol nicht zu Blutdruckabfällen und zur Sedierung zu führen. Sichere zentrale Wirkungen des Nitrefazols konnten wir nicht beobachten.

Da nach der Literatur Aldehyddehydrogenasehemmstoffe ein sinnvoller Teil der Alkoholismustherapie bei manchen Patienten sein können, sollte dies Behandlungselement bei der Therapieplanung mitberücksichtigt werden. Wünschenswert wäre eine ausführliche, randomisierte klinische Prüfung, z. B. im Vergleich zu einer Psychotherapie. Der wesentliche Vorteil einer Behandlung mit Aldehyddehydrogenasehemmstoffen liegt in der Anwendbarkeit durch niedergelassene Ärzte, deren Methodenspektrum damit erweitert wird. Sinnvoll erscheint diese Therapie aber nur, wenn sie Teil eines Gesamtkonzepts ist, wodurch der ökonomische Vorteil weitgehend fortfällt.

Bei Trinkereignissen unter Disulfiram ist es früher gelegentlich zu Todesfällen gekommen. Ein Teil davon ist sicher auf überhöhte Dosen, ein weiterer auf die nichtbeachteten Kontraindikationen koronare Herzkrankheit und zerebrale Durchblutungsstörung zurückzuführen. Ein weiterer Teil dürfte aber auch mit unspezifischen Disulfiramwirkungen zusammenhängen. Da Nitrefazol wesentlich weniger unspezifische Wirkungen hat, ist mit geringeren Risiken bei der Langzeittherapie zu rechnen. Diese Vermutung wird durch die bisherigen praktischen Erfahrungen bestätigt.

Nachtrag bei der Korrektur:
Nitrefazol (Altimol[R]) mußte im Juni 1984 vom Hersteller (E. Merck/Darmstadt) aus dem Handel genommen werden, weil sehr seltene, aber außerordentlich schwere Nebenwirkungen beobachtet worden waren. Es handelte sich um schwere Allergien (Agranulocytosen) und toxische Hepatitiden. Die toxische Hepatitis wurde auch bei Patienten ohne jeden alkoholischen Leberschaden beobachtet, sie begann etwa 4 Wochen nach Beginn der Nitrefazol (Altimol)-Einnahme und führt bei Fortsetzung der Behandlung in einigen Fällen zum Tode. Während der klinischen Prüfungen waren diese Nebenwirkungen nicht aufgetreten; sie sind offensichtlich so selten, daß die Zahl der Langzeitbehandlungen während der klinischen Prüfungen nicht ausgereicht hatte. Bei der großen Mehrzahl der Patienten hatten sich alkoholtoxische Leberschäden unter Nitrefazol (Altimol) komplett zurückgebildet.

Literatur

1. Christensen JK (1973) Bivirkninger efter disulfiram (Antabus). Ugeskr Laeger 135:1457–1459
2. Collins JM, Brown LM (1960) Calcium carbimide – a new protective drug in alcoholism. Med J Aust 1:835–838

3. Costello RM (1980) Alcoholism treatment effectiveness: Slicing the outcome variance pie. In: Edwards G, Grant M (eds) Alcoholism treatment in transition. Croom Helm, London, pp 113–127
4. Gerrein JR, Rosenberg CM, Manohar V (1973) Disulfiram maintenance in outpatient treatment of alcoholism. Arch Gen Psychiatry 28:798–802
5. Hald J, Jacobsen E, Larsen V (1948) The sensitizing effect of tetraethylthiuramdisulphide (Antabus) to ethylalcohol. Acta Pharmacol (Kbh) 4:285–296
6. Hoff EC (1955) The use of disulfiram (Antabus). Conn State Med J 19:793–798
7. Illchmann-Christ A, Pribilla O (1973) Zur Problematik der Antabus-Alkohol-Reaktion unter besonderer Berücksichtigung der tödlichen Zwischenfälle. Fühners Arch 14:406–435
8. Peachy JE, Zilm DH, Cappell H (1981) "Burning off the Antabus": Fact or fiction? Lancet I:943–944
9. Schied HW, Ruhnau A, Biniek E (1980) Zur Bedeutung medikamentös erzeugter Alkoholunverträglichkeit in der Behandlung des Alkoholismus. Suchtgefahren 26:18–27
10. Sellers EM, Naranjo CA, Peachey JE (1981) Drugs to decrease alcohol consumption. N Engl J Med 305:1255–1262
11. Wallace JA (1952) A comparison of disulfiram therapy and routine therapy in alcoholism. Q J Stud Alcohol 13:397–400
12. Wallerstein RS (1956) Comparative study of treatment methods for chronic alcoholism: The alcoholism research project at Winter VA Hospital. Am J Psychiatry 113:228–233

7 Neurorezeptoren im Gehirn Alkoholkranker – Eine postmortale Vergleichsstudie der dopaminergen und cholinergen Transmittorsysteme

P. Valverius, S. Borg, P. L. Hoffman und B. Tabakoff

Einleitung

Adoptionsuntersuchungen [4, 10] und Zwillingsuntersuchungen [16] deuten die Existenz eines vererbbaren konstitutionellen Faktors in der Genese des Alkoholismus an. Somit kann man annehmen, daß es im zentralen Nervensystem (ZNS) zwischen den Alkoholsüchtigen und den Nichtalkoholsüchtigen Unterschiede gibt.

Einige Wirkungen des Äthanols auf das Verhalten scheinen über die zentralnervösen katecholaminergen, d. h. die dopaminergen, adrenergen und serotoninergen Bahnen beeinflußt zu werden: Der stimulierende Effekt einer akuten Dosis von Äthanol wird in gesunden Versuchspersonen von α-Methyltyrosin, einem Hemmer des geschwindigkeitsbegrenzenden Schritts der Synthese der Katecholamine, gehemmt [1]. Die beiden dopaminergen Agonisten Bromocriptin und Apomorphin reduzieren sowohl den Grad als auch die Anzahl der Abstinenzsymptome bei Alkoholsüchtigen [5].

Im Liquor cerebrospinalis (CSF) werden gesenkte Spiegel von Homovanillinsäure (HVA), dem Hauptmetaboliten des Dopamins, bei abstinenten Alkoholkranken berichtet [14]. S. Borg u. Mitarb. sahen bei abstinenten Alkoholsüchtigen eine Korrelation zwischen dem Spiegel der HVA und den Halluzinationen während des Abstinenzsyndroms (persönlicher Bericht).

In einer postmortalen Untersuchung fanden Carlsson et al. hohe Aktivität des Enzyms Monoaminoxidase-B (MAO-B), einem metabolisierenden Enzym der Katecholamine, im Cortex gyri cinguli bei Alkoholsüchtigen. In dem selbem Material sah man gesenkte Spiegel von Dopamin im Hypothalamus und im Nucleus caudatus in den Gehirnen von Alkoholkranken [7].

Bei Untersuchungen des muskarinergen-cholinergen Transmittorsystems von Alkoholsüchtigen sah Nordberg eine verringerte

Anzahl von Muskarinrezeptoren im Hippocampus. Die Aktivität des Enzyms Cholinazetyltransferase, einem wichtigen Enzym der Azetylcholinsynthese, war im Cortex gyri cinguli und Hippocampus erhöht [15].

Diese Befunde in humanem Material deuten Veränderungen in den dopaminergen und muskarin-cholinergen Transmittorsystemen beim Alkoholismus an. In unserer Studie untersuchten wir die regulativen Mechanismen dieser Transmittorsysteme dadurch, daß wir die Aktivität der Enzyme und die Charakteristiken der Dopaminrezeptoren und der Muskarinrezeptoren bei Alkoholsüchtigen und entsprechenden nichtsüchtigen Kontrollen bestimmten.

Material

Hirngewebe wurde von Patienten, die auf einer intensivmedizinischen Krankenstation eines Stockholmer Krankenhauses starben, innerhalb von 3 h nach dem Tode entnommen. Der Krankenhausaufenthalt dauerte durchschnittlich 5 Tage – mit einer Spanne von 1–70 Tagen. Das Alter der Patienten variierte von 53–86 Jahren mit dem Mittelwert von 73 Jahren. Keiner der Patienten war vor dem Tode berauscht oder im Abstinenzsyndrom. Die Todesursachen waren Herzversagen, Lungenkrankheiten, Leberkrankheiten und Verbluten. Innerhalb von 3 h nach dem Tode wurde das Gehirn entnommen, seziert und im Tiefkühlschrank bei -70 °C gelagert.

Zum Studium der früheren Alkoholprobleme der Probanden und Kontrollen wurden folgende Dokumente untersucht:
1. Krankengeschichten für die Krankenhausaufenthalte in der Stockholmer Provinz
2. Nüchternheitsregister über alle Einwohner Schwedens
3. Kriminalregister über alle verurteilten Einwohner Schwedens
4. Register über die Insassen der Behandlungsheime für Alkoholprobleme.

Um als Alkoholsüchtiger klassifiziert zu werden, mußten mindestens drei der folgenden Kriterien erfüllt sein:
1. Information über Alkoholmißbrauch in Krankengeschichten
2. Information über Alkoholmißbrauch im Nüchternheitsregister
3. Information über alkoholbezogene Verbrechen im Kriminalregister

4. Information über Behandlung wegen Alkoholmißbrauchs in psychiatrischen Kliniken oder in Behandlungsheimen
5. Alkoholbedingte Krankheitsbefunde bei Sektion.

Für die Kontrollen galten folgende Kriterien:
1. Keines der Alkoholsuchtkriterien durften vorkommen
2. Entsprechend nach Geschlecht und Alter.

Alle Probanden und Kontrollen mit psychiatrischen oder neurologischen Krankheiten wurden ausgeschlossen. Keiner der Probanden oder der Kontrollen hatte während der letzten Woche vor dem Tode Psychopharmaka (außer Nitrazepam in 2 Fällen) eingenommen.

Nach dem Ausschlußprozeß untersuchten wir das Gehirngewebe von 11 Alkoholsüchtigen und ihnen entsprechenden Kontrollen.

Methodik

Das Gehirngewebe wurde ca. 1 Jahr bei $-70\,°C$ gelagert. Es wurde über Nacht in $+4\,°C$ getaut. Proben der grauen Substanz wurden vom Cortex frontalis, Cortex parietalis, Nucleus caudatus und vom Hypothalamus entnommen. Die Proben wurden in Tris-HCL-Puffer homogenisiert. Mit Hilfe von Ultrazentrifugation wurde die sog. P_2-Fraktion, welche Synaptosomen, Membranbruchstücke, Mitochondrien und Mitochondrienteile enthält, isoliert. Das Material wurde im Tris-HCL-Puffer, pH 7,7, suspendiert (gilt für alle Analysen außer den Versuchen mit Dopamin- und Muskarinrezeptoren, bei denen Na^+-K^+-Phosphat-Puffer verwendet wurde).

Folgende Liganden wurden für die Rezeptoranalysen verwendet:

Dopaminrezeptoren: (^3H)-Spiroperidol
Opiatrezeptoren: (^3H)-Dihydromorphin
α_1-Rezeptoren: (^3H)-Prazosin
α_2-Rezeptoren: (^3H)-Clonidin
α_2-Rezeptoren: (^3H)-Rauwolcin
β_2-Rezeptoren: (^3H)-Iodohydroxibenzylpindolol
Muskarinrezeptoren: (^3H)-Quinuclidinyl-benzylat.

Die Bindung der Liganden wurde bei Gleichgewicht durchgeführt. Nach der Inkubation wurden die Liganden-Rezeptorkomplexe durch schnelle Filtration durch Whatman GF/B-Filter von der Inkubationsphase separiert. Die Radioaktivität wurde durch Szintillationsrechner bestimmt. Die K_m- und B_{max}-Werte wurden nach der Methode von Scatchard [19] bestimmt. Die Proteinkonzentrationen wurden nach der Methode von Lowry et al. durchgeführt [13].

Die DNS-Konzentrationen wurden nach der Methode von Burton bestimmt [6]. Die Aktivität der Tyrosinhydroxylase wurde nach der Methode von Waymire et al. gemessen [24].

Die spezifische Aktivität des Enzyms Cholinazetyltransferase wurde nach Hebb et al. untersucht [11].

Die Monoaminoxidase-B-Aktivität wurde mit der Methode von Tabakoff u. Alivisatos bestimmt [20].

Zur statistischen Analyse wurden der t-Test und der nonparametrische Test nach Mann-Whitney benützt.

Ergebnisse

Der Proteingehalt der untersuchten Gebiete des ZNS ist bei Alkoholsüchtigen verglichen mit Kontrollen unverändert. Auch innerhalb der Gruppen sind keine Unterschiede zwischen den verschiedenen Hirngebieten sichtbar (Tabelle 1).

Die Aktivität der Glutaminsynthetase ist bei den Alkoholsüchtigen im Putamen signifikant höher als bei den Kontrollen (Tabelle 2).

Die spezifische Aktivität der Tyrosinhydroxylase im Nucleus caudatus und im Hypothalamus zeigt keine Veränderungen bei Alkoholkranken verglichen mit Kontrollen (Tabelle 3).

Tabelle 1. Proteingehalt der verschiedenen Gebiete der Gehirne Alkoholsüchtiger und Kontrollen (mg/g Gewebe, Mittelwert $\pm$ S.D.)

	Cx. frontalis	Cx. parietalis	N. caudatus	Hypothalamus
Alkoholsüchtige	72 ± 4	76 ± 6	74 ± 9	79 ± 7
Kontrollen	72 ± 2	75 ± 9	71 ± 5	82 ± 5
Differenz	N.S.	N.S.	N.S.	N.S.

N.S. = nicht signifikant

Tabelle 2. Aktivität der Glutaminsynthetase im Putamen der Alkoholsüchtigen und Kontrollen (mmol/mg Protein/min, Mittelwert ± S.D.)

	Alkoholsüchtige	Kontrollen
Putamen	21,9 ± 1,7	15,5 ± 3,1

p < 0,05

Tabelle 3. Aktivität der Tyrosinhydroxylase im N. caudatus und Hypothalamus Alkoholsüchtiger und Kontrollen (pmol/mg, Protein/h, Mittelwert ± S.D.)

	N. caudatus	Hypothalamus
Alkoholsüchtige	4,4 ± 1,8	4,6 ± 1,1
Kontrollen	5,5 ± 2,4	4,5 ± 3,1
Differenz	N.S.	N.S.

N.S. = nicht signifikant

Die Monoaminoxidase B weist regionale Unterschiede in ihrer Aktivität bei Kontrollen auf: Signifikante Unterschiede sieht man zwischen dem Cortex frontalis und dem Nucleus caudatus, dem Cortex frontalis und dem Hypothalamus und zwischen dem Cortex parietalis und dem Hypothalamus (Tabelle 4).

Bei Alkoholsüchtigen bestehen regionale Unterschiede der Monoaminoxidasen-B-Aktivität zwischen dem Cortex frontalis und dem Cortex parietalis und zwischen dem Cortex parietalis und dem Hypothalamus (Tabelle 4b).

Beim Vergleich der Alkoholsüchtigen mit den Kontrollen ist die Aktivität der MAO-B im Cortex frontalis und im Hypothalamus höher bei Alkoholkranken als bei den Kontrollen (Tabelle 4c).

Anzahl und Affinität der Dopaminrezeptoren in unserer Studie weisen keine Unterschiede in den untersuchten Gebieten der Gehirne der Alkoholsüchtigen und der Kontrollen auf (Tabelle 5).

Im muskarinergen-cholinergen Transmittorsystem haben wir keine Veränderungen in der Aktivität der Cholinazetyltransferase (CAT) zwischen Alkoholsüchtigen und Kontrollen im Cortex frontalis, Nucleus caudatus und Cortex parietalis gesehen (Tabelle 6).

Tabelle 4a. Aktivität der MAO-B in verschiedenen Gebieten der Gehirne der Kontrollen (deaminiertes DBA nmol/mg Protein/h, Mittelwert ± S.D.)

	Cx. frontalis	Cx. parietalis	N. caudatus	Hypothalamus
Kontrollen	$15,96 \pm 4,5$	$20,56 \pm 10,5$	$27,40 \pm 5,3$	$31,26 \pm 1,9$

* p < 0,05
** p < 0,01

Tabelle 4b. Aktivität der MAO-B in verschiedenen Gebieten der Gehirne der Alkoholsüchtigen (deaminiertes DBA nmol/mg Protein/h, Mittelwert ± S.D.)

	Cx. frontalis	Cx. Parietalis	N. caudatus	Hypothalamus
Alkohol-süchtige	$35,04 \pm 4,5$	$16,16 \pm 5,5$	$27,30 \pm 11,7$	$43,10 \pm 6,5$

* p < 0,05
** p < 0,01

Tabelle 4c. Aktivität der MAO-B in verschiedenen Gebieten der Gehirne der Alkoholsüchtigen und Kontrollen (deaminiertes DBA nmol/mg Protein/h, Mittelwert ± S.D.)

	Cx. frontalis	Cx.parietalis	N. caudatus	Hypothalamus
Alkohol-süchtige	$35,04 \pm 4,5$	$16,16 \pm 5,5$	$27,30 \pm 11,7$	$43,10 \pm 6,5$
Kontrollen	$15,96 \pm 4,5$	$20,56 \pm 10,5$	$27,40 \pm 5,3$	$31,26 \pm 1,9$

* p < 0,05
** p < 0,01

Tabelle 5. Affinität (K_D) und Anzahl (B_{max}) der Dopaminrezeptoren in verschiedenen Gebieten der Gehirne Alkoholsüchtiger und Kontrollen, ^{3}H-Spiroperidol (Mittelwert $\pm$ S.D.)

Gebiet	Alkoholsüchtige		Kontrollen	
	K_D (pmol)	B_{max} (fmol/ mg Prot.)	K_D (pmol)	B_{max} (fmol/ mg Prot.)
N. cau- datus	58,3 $\pm$ 59,7	168,3 $\pm$ 83,94	60,10 $\pm$ 60,82	165,53 $\pm$ 77,50
Hypotha- lamus	112,61 $\pm$ 179,79	15,46 $\pm$ 8,56	50,12 $\pm$ 24,83	11,97 $\pm$ 5,57
Frontal- kortex	261,81 $\pm$ 371,44	40,28 $\pm$ 29,63	243,19 $\pm$ 316,81	30,86 $\pm$ 17,92

Tabelle 6. Aktivität der Cholinazetyltransferase in verschiedenen Gebieten der Gehirne Alkoholsüchtiger und Kontrollen (nmol/mg Protein/h)

	N. caudatus	Cx. frontalis	Cx. parietalis
Alkoholsüchtige	14,2 $\pm$ 8,4	1,48 $\pm$ 0,3	1,72 $\pm$ 0,4
Kontrollen	11,8 $\pm$ 6,2	1,19 $\pm$ 0,7	1,39 $\pm$ 0,7
Differenz	N.S.	N.S.	N.S.

N.S. = nicht signifikant

Tabelle 7. Affinität (K_D) und Anzahl (B_{max}) der Muskarinrezeptoren in verschiedenen Gebieten der Gehirne Alkoholsüchtiger und Kontrollen. ^{3}H-ONB, (Mittelwert $\pm$ S.D.)

Gebiet	Alkoholsüchtige		Kontrollen	
	K_D(nmol)	B_{max}(fmol/ mg Prot.)	K_C(nmol)	B_{max}(fmol/ mg Prot.)
N. caudatus	27,21 $\pm$ 8,23	989 $\pm$ 250	27,28 $\pm$ 9,83	921 $\pm$ 188
Cx. frontalis	29,48 $\pm$ 15,69	680 $\pm$ 198	31,76 $\pm$ 15,45	704 $\pm$ 185
Cx. parietalis	25,05 $\pm$ 13,49	541 $\pm$ 185	24,11 $\pm$ 12,70	591 $\pm$ 186

Betreffend die Muskarinrezeptorcharakteristiken wurden keine Unterschiede zwischen den Alkoholsüchtigen und den Kontrollen im Cortex frontalis, Cortex parietalis und Nucleus caudatus gemessen (Tabelle 7).

Diskussion

Im Putamen von Alkoholsüchtigen ist die Aktivität des Enzyms Glutaminsynthetase erhöht. Da dieses Enzym als ein „Marker" für Gliose im ZNS gelten kann, könnte man annehmen, daß es im Putamen von Alkoholsüchtigen morphologische Veränderungen, z. B. Gliose, gibt. In histologischen Studien wurden Astrogliose und Neuronenveränderungen schon von Creutzfeldt [8] beschrieben und danach von anderen Autoren bestätigt [17].

Die Ergebnisse der Untersuchung der MAO-B-Aktivitäten deuten regionale Unterschiede zwischen den verschiedenen Gebieten des menschlichen Gehirns an. Die höchste MAO-B-Aktivität ist bei Kontrollen im Hypothalamus, die niedrigste Aktivität im Cortex frontalis zu finden. Im Nucleus caudatus ist die Aktivität intermediär.

Bei Alkoholkranken ist, verglichen mit den Kontrollen, die MAO-B-Aktivität im Cortex frontalis und im Hypothalamus hoch. Im Nucleus caudatus und im Cortex parietalis gibt es keine Unterschiede zwischen den beiden Gruppen. Eine Erklärung kann sein, daß im Cortex frontalis und im Hypothalamus ein atrophischer Prozeß mit Einwachsen von Mikroglia, welche nach Oreland reich an MAO-B ist (persönliche Mitteilung), zu Veränderungen der histologischen Struktur geführt hat. Histologische Untersuchungen [2, 23] haben Neuronenverlust und Gliose in kortikalen Hirngebieten und im Hypothalamus nachgewiesen. Computertomographiestudien haben eine Atrophie in den frontalen Gebieten des menschlichen Gehirns angedeutet [3, 18]. Eine andere Möglichkeit ist, daß die MAO-B-Aktivität den zentralnervösen Umsatz von Katecholaminen beeinflußt. Wenn das so ist, könnten unsere Befunde einen höheren Umsatz der Katecholamine im Cortex frontalis und im Hypothalamus andeuten.

Die hohe MAO-B-Aktivität, zusammen mit der unveränderten Aktivität des Enzyms Tyrosinhydroxylase, könnte zur Entleerung der Dopaminreservoire im Cortex frontalis und im Hypothalamus führen. Diese Hypothese wird von den Befunden der Carlsson-Postmortalstudie gestützt: Im Hypothalamus und im Cortex gyri cinguli hat man verminderte Spiegel von Dopamin gesehen. Auch die Milderung der Abstinenzsymptome beim Menschen durch die Dopaminagonisten Bromocriptin und Apomorphin [5] deuten auf diese Hypothese hin. Die Untersuchung der Charakteristiken der Dopaminrezeptoren im ZNS deuten keine Unterschiede zwischen den Alkoholsüchtigen und den Kontrollen an. Diese Ergebnisse stimmen mit Tierstudien überein, welche keine Veränderungen der Bindungscharakteristiken im Striatum, Nucleus accumbens und der Substantia nigra zeigen [12].

Effektoruntersuchungen an Ratten, bei denen die Sensitivität der Dopaminrezeptoren durch deren Locomotoraktivität gemessen wurde, deuten eine Supersensitivität der Rezeptoren nach chronischer Behandlung mit Äthanol an [9]. Andere Studien der Rezeptorsensitivität, gemessen als hypothermer Effekt, deuten eine Subsensitivität der Dopaminrezeptoren an [22]. Tabakoff u. Hoffman schlagen daher vor, daß die Effekte der Äthanolbehandlung nicht primär im liganden-bindenden Teil des Dopaminrezeptors zu suchen sind, sondern im Effektorteil des Rezeptors [21]. Unsere Ergebnisse widersprechen dieser Hypothese nicht, können aber auch nicht bestätigen, daß ähnliche Mechanismen beim Menschen wirksam sind.

Bei der Untersuchung des muskarinergen-cholinergen Transmittorsystems im ZNS sahen wir keine Unterschiede zwischen den Alkoholsüchtigen und den Kontrollen. Diese Ergebnisse stimmen auch mit Postmortaluntersuchungen überein [7, 15, 25], bei denen keine Änderungen der Rezeptorcharakteristika in den Cortices und im Corpus striatum gesehen wurden.

Auch die Tieruntersuchungen zeigen keine Unterschiede in der Anzahl oder der Affinität der Muskarinrezeptoren im Hippocampus, Kortex und Nucleus caudatus im Äthanolrausch, während der Abstinenzphase oder nach Äthanolabstinenz [12].

Zusammenfassend kann man sagen, daß unsere Studie an verstorbenen Alkoholkranken und analogen Kontrollen Zeichen für eine Veränderung der morphologischen Struktur im ZNS von Alkoholkranken andeutet: Die gesenkte Aktivität von Glutaminsynthetase und der Monoaminoxidase B deuten eine Gliose im Putamen, Cortex frontalis und im Hypothalamus an. Weiterhin deuten unsere Ergebnisse Veränderungen im Metabolismus der Katecholamine im ZNS von Alkoholsüchtigen an. Die Rezeptorcharakteristiken der zentralnervösen Dopamin- und Muskarinrezeptoren waren unverändert. Man kann annehmen, daß eventuelle Veränderungen reversibel sind und deswegen in unserem Material nicht nachzuweisen waren.

Ob unsere Befunde den Effekt des Äthanols auf die Struktur und den Umsatz von Katecholaminen oder ob sie die konstitutionelle Prädisposition für den Mißbrauch von Alkohol darstellen, ist weiterhin eine offene Frage.

Zusammenfassung

Die Charakteristiken der zentralnervösen dopaminergen und muskarincholinergen Neurotransmittorsysteme wurden in verschiedenen Gebieten der Gehirne von Alkoholkranken und nichtalkoholisierten Kontrollen, welche auf einer intensivmedizinischen Station in einem Stockholmer Krankenhaus starben, untersucht.

Es wurden regionale Unterschiede in der Aktivität des Enzyms Monoaminoxidase in den verschiedenen Hirngebieten der Alkoholkranken und Kontrollen festgestellt. Bei den Alkoholkranken war die Aktivität der Monoaminoxidase im Cortex frontalis und im Hypothalamus signifikant höher als bei den Kontrollen.

Die Aktivität des Enzyms Glutaminsynthetase war bei den Alkoholkranken höher als bei den Kontrollen.

Die Aktivität der Enzyme Tyrosinhydroxylase und Cholinazetyltransferase waren bei Alkoholkranken unverändert.

Die Ligandenbindungsuntersuchungen der Dopaminrezeptoren mit ^{3}H-Spiroperidol und der Muskarinrezeptoren mit ^{3}H-QNB zeigten keine Unterschiede zwischen Alkoholkranken und nichtsüchtigen Kontrollen.

Die höhere Aktivität der Enzyme Glutaminsynthetase und Monoaminoxidase in spezifischen Gebieten der Gehirne Alkoholkranker deuten auf morphologische Veränderungen im ZNS von Alkoholkranken sowie auf Veränderungen des Monoaminmetabolismus im ZNS der Alkoholsüchtigen hin.

Literatur

1. Ahlenius S, Carlsson A, Engel J, Svensson H, Söderstein P (1973) Antagonism by alpha-methyl-tyrosine of the ethanol-induced stimulation and euphoria in man. Clin Pharmacol Ther 14:586–591

2. Bergener M, Eichenauer M (1970) Beitrag zum Krankheitsbild der Encephalopathia Wernicke. Psychiatria Clin 3:274–296

3. Bergman H, Borg S, Hindmarsh T, Iderström C-M, Mützell S (1980) Computed tomography of the brain and neuropsychological assessment of male alcoholic patients. Acta Psychiatr Scand [Suppl 286] 62:201–213

4. Bohman M (1978) Some genetic aspects of alcoholism and criminality. Arch Gen Psychiatry 35:269–276

5. Borg V, Wienholdt T (1980) A preliminary double-blind study of two dopaminergic drugs, apomorphine and bromocriptine (parlodel), in the treatment of the alcohol-withdrawal syndrome. Curr Ther Res 27:170–177

6. Burton K (1956) A study of the conditions and mechanism of the diphenylamine reaction for the colorimetric estimation of deoxyribonucleic acid. Biochem J 62:315–321

7. Carlsson A, Adolfsson R, Aquilonius S-M, Gottfries CG, Oreland L, Svennerholm I, Winblad B (1979) Biogenic amines in human brain in normal aging, senile dementia and chronic alcoholism. In: Goldstein M (ed) Ergot compounds and brain function neuroendocrine and neuropsychiatric aspects. Raven Press, New York

8. Creutzfeldt J (1928) Hirnveränderungen bei Gewohnheitstrinkern. Zentralbl Ges Neurol Psychiatr 50:21

9. Engel J, Liljequist S (1976) The effect of long-term ethanol treatment on the sensitivity of the dopamine receptors in the nucleus accumbens. Psychopharmacology 49:253–257

10. Goodwin DW, Schulsinger F, Möller N, Hermansson L, Winokour G, Guze S (1974) Drinking problems in adopted and nonadopted sons of alcoholics. Arch Gen Psychiatry 31:164–169

11. Hebb C, Mann SP, Mead J (1975) Measurement and activation of acetyltransferase. Biochem Pharmacol 24:1007–1011

12. Hunt WA, Dalton TK (1981) Neurotransmitter-receptor binding in various brain regions in ethanol dependent rats. Pharmacol Biochem Behav 14:733–739

13. Lowry OH, Rosenbrough NJ, Farr AL, Randall RJ (1951) Protein measurement with the Folin-phenol reagent. J Biol Chem 193:265–275

14. Major LF, Ballenger JC, Goodwin FK, Brown GL (1977) Cerebrospinal fluid homovanillic acid in male alcoholics: effects of disulfiram. Biol Psychiatry 12:635–642

15. Nordberg A, Adolfsson R, Aquilonius S-M, Marklund S, Winblad B (1980) Brain enzymes and acetylcholine receptors in dementia of alzheimer type and chronic alcohol abuse. In: Amaducci L et al. (ed) Aging of the brain and dementia. Raven Press, New York
16. Partanen J, Bruun K, Markkanen T (1966) Inheritance of drinking behavior. Rutgers University Center of Alcohol Studies. New Brunswick, NJ
17. Rodda R, Cummings R, Millingen KS (1978) Wernicke-Korsakov syndrome lesions in coronial necropsies. Clin Exp Neurol 15:114–126
18. Ron MA, Acker W, Lishman WA (1980) Morphological abnormalities in the brains of chronic alcoholics. Acta Psychiatr Scand [Suppl 286] 6:41–46
19. Scatchard G (1949) N Y Acad Sci 51:660–672
20. Tabakoff B, Alivisatos S (1972) Anal Chem 44(2):427–428
21. Tabakoff B, Hoffman PL (1979) Development of functional dependence on ethanol in dopaminergic systems. J Pharmacol Exp Ther 208:216–222
22. Tabakoff B, Hoffman PL, Ritzman RF (1978) Dopamine receptor function after chronic ingestion of ethanol. Life Sci 23:643–648
23. Warner MA (1934) The brain changes in chronic alcoholism and Korsakow's psychosis. J Nervous Mental Dis 80:629–644
24. Waymire J, Bjur R, Weimer N (1971) Anal Biochem 43:588–600
25. Winblad B, Adolfsson R, Aquilonius S-M (1980) Biogenic amines and related enzymes in normal aging, senile dementia and chronic alcoholism. In: Riederer P, Usdin E (eds) Transmitter biochemistry of human brain tissue. Proceedings of the symposium held at the 12th CINP Congress, Göteborg, Sweden

8 Alkoholembryopathie –
Neue pathogenetische Aspekte
und Ansätze zur Prävention [1]

H. Löser, M. Schüller und J. R. Pfefferkorn

Unter Alkoholembryopathie (AE) versteht man ein klinisch er-
kennbares, embryo- und fetotoxisches, polydystrophes Fehlbildungsmuster aufgrund schweren Alkoholmißbrauchs der Mutter
in der Schwangerschaft. Eine allgemeingültige Definition existiert
bis heute nicht. Die Schwierigkeit der Definition liegt zum einen
darin, daß die Diagnose nur klinisch, aus vielen Symptomen, und
anamnestisch zu stellen ist. Es gibt keinen labormedizinischen Parameter und kein einzelnes Symptom, welches für die Diagnose
beweisend wäre [10–12, 14]. Auch ist bis heute ungeklärt, inwieweit
schwache und schwächste, kaum erkennbare Auswirkungen des
Alkohols klinisch zur Alkoholembryopathie zu rechnen sind; so
gibt es zweifellos phänotypisch gleitende Übergänge vom Gesunden über leichte Ausprägungsformen (Grad I nach Majewski) bis
hin zu schwersten Veränderungen (Grad III) [13–16, 26, 31]. Die
oft schwache oder untypische Ausprägung begründet auch, warum
bisher die Alkoholembryopathie in Praxis und Klinik noch immer
relativ selten erkannt wird, obgleich bei annähernd 200 000–
300 000 alkoholkranken Frauen jährlich mindestens 1 800 Kinder
mit AE in der Bundesrepublik geboren werden.

Es sind nun 10 Jahre vergangen, seitdem erstmals Jones et al. [10]
in Seattle durch ihre Veröffentlichungen zur AE das Problem der
Alkoholschäden beim Kind öffentlich bewußt machten, nachdem
schon 1968 die Kinderärzte Lemoine et al. [11] in Nantes die AE
exakt beschrieben hatten. Seit den ersten Beschreibungen wurde
vermutet, daß es der Alkohol selbst sei, der die Organschäden be-
wirke (Abb. 1). Da der Alkohol leicht wasserlöslich und plazenta-
gängig und beim Feten die Aktivität der Alkoholdehydrogenase

---

1 Für die freundliche Unterstützung bei der Nachuntersuchung einiger
  Kinder danken wir besonders Frau Niehues, Heimleiterin vom Mutter-
  Kind-Heim „Baumberger Hof" in Nottuln

103

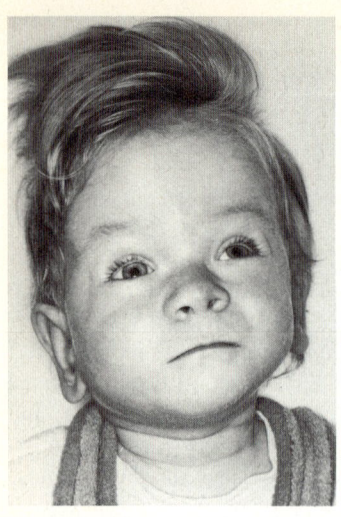

Abb. 1. Typische Fazies eines 18 Monate alten Mädchens mit Alkoholembryopathie. Auffallend schmale Lippen bei kaum ausgeprägtem Philtrum. Etwas schmale Lidspalten. Schielstellung der Augen. Angedeuteter Epikanthus

gering ist [19, 25], war die Hypothese der direkten Alkoholschädigung naheliegend und wurde von Lemoine et al. [11] drastisch wie folgt formuliert:

„Le fait d'être imprégné pendant 9 mois dans un bain alcoolisé explique facilement les anomalies constatées chez les enfants."

Die Bedeutung des Alkohols blieb dennoch in der Diskussion der letzten Jahre weiterhin kontrovers, da auch indirekte Faktoren pathophysiologisch in Betracht kamen. Es sollen daher im folgenden die bisher bekannten und noch diskutierten pathopysiologischen Mechanismen und von hier aus die Möglichkeiten der Prävention erörtert werden.

Eigenes Krankengut zur Alkoholembryopathie

Während eines Zeitraums von 10 Jahren wurden insgesamt 68 Kinder mit Alkoholembryopathie bezüglich mütterlicher Vorgeschichte, klinischer Befunde und, soweit möglich, bezüglich ihrer weiteren Entwicklung untersucht. Es handelte sich um 35 Jungen und 33

Mädchen im Alter von 1 Tag bis 11½ Jahren. Bezogen auf die *Schweregrade* (nach Majewski) ergab sich folgende Verteilung: Grad I (leicht): 15 Kinder; Grad II: 31 Kinder; Grad III (schwer): 22 Kinder.

Besonderer Wert wurde auf die genaue Alkoholanamnese der Mütter gelegt. Überwiegend handelte es sich um alkoholsüchtige Mütter in der kritischen und chronischen Phase der Alkoholkrankheit nach Jellinek. Das *Alter* betrug zwischen 17 und 45 Jahren. Folgende *Alkoholarten* wurden während der Schwangerschaft bevorzugt: überwiegend hochprozentige Spirituosen: 27 Mütter; überwiegend Bier: 21 Mütter; überwiegend Wein: 6 Mütter. Keine genauen Angaben: 13 Mütter.

Die *Alkoholmengen* wurden umgerechnet auf Gramm reinen Alkohols pro Tag. Bis zu 70 g/Tag wurden eingenommen: in 3 Fällen; 70–120 g: 10 Fälle; 120–200 g: 15 Fälle; 200–300 g: 16 Fälle; über 350 g: 1 Fall. In 24 Fällen konnte die Alkoholmenge nicht oder nicht genauer ermittelt werden. Die *Trunksuchtdauer* vor Geburt des Kindes betrug: 2–3 Jahre in 13 Fällen; 4–5 Jahre in 7 Fällen; 6–12 Jahre in 12 Fällen; über 10 Jahre in 4 Fällen. In 32 Fällen war die Dauer nicht zu ermitteln. Wie bereits in früheren Untersuchungen festgestellt [13, 14], korrelierte der Schweregrad bei den Kindern nicht mit der täglich eingenommenen Alkoholmenge, jedoch annähernd mit der Trunksuchtdauer und mit der Phase der Alkoholkrankheit.

In 19 von 33 Fällen handelte es sich um Kinder aus kinderreichen Familien ($\geq$ 3 Kinder). Fünf Mütter starben an den Folgen des Alkoholismus (=7%). Von den 68 Kindern verstarben 9 (=13%), 4 im Zusammenhang mit Herzfehler, ein Kind im Krampfanfall und 4 aus ungeklärter Ursache.

Pathogenese

Obgleich in den letzten Jahren besonders im Bereich der Teratologie und Pharmakologie zahlreiche Untersuchungen zur Pathogenese durchgeführt wurden, konnten noch nicht alle Kausalzusammenhänge geklärt werden. Wenn heute weitgehend Übereinstimmung darin besteht, daß es der Alkohol selbst oder sein Abbauprodukt Azetaldehyd ist, der zur Schädigung führt, so haben sich doch aufgrund klinischer Beobachtungen und aufgrund von Tierversuchen, z. T. auch aus reiner Spekulation heraus folgende Hypothesen entwickelt:

1. Die Existenz der Alkoholembryopathie als eigenständiges Syndrom könne überhaupt bestritten werden.
2. Die Alkoholembryopathie sei letztlich Folgeerscheinung einer Unterernährung und Folge des mütterlichen Leberschadens.
3. Die Alkoholembryopathie sei eine polyätiologische Fehlbildung – nicht allein auf den Alkoholmißbrauch begründet.
4. Die Alkoholembryopathie sei Ergebnis eines mütterlichen und fetalen Zinkmangels.
5. Weniger der Alkohol sei embryo- und fetotoxisch, als vielmehr seine Abbauprodukte.

Zur klinisch-syndromalen Eigenständigkeit der AE

Nur anfangs der 70iger Jahre wurde zeitweilig bezweifelt, daß es sich bei der AE um ein eigenständiges, typisches Fehlbildungsmuster handelt. Im Laufe der Jahre, als in der ganzen Welt und in vielen Rassen Kinder mit AE bekannt und publiziert wurden, zeigte sich, daß durchaus charakteristische und gleichförmige Merkmale auftreten, wie sie in ihrer Gesamtheit nur bei AE vorkommen. Bei deutlicher Ausprägung der AE, wie man sie bei hohem Schweregrad sieht, kann man klinisch mit geübtem Blick die Alkoholembryopathie am Minderwuchs und an den typischen kraniofazialen Veränderungen sowie an anderen morphologischen Besonderheiten erkennen (Tabelle 1, Abb. 1, 2 und 3). Bei geringem Schweregrad kann die Diagnostik ohne Kenntnis der Anamnese unmöglich werden, auch kann die Abgrenzung gegenüber anderen, ähnlichen Syndromen schwierig sein, z. B. gegenüber dem Cornelia-de-Lange-Syndrom und dem Turner-Syndrom [12]. Die einzelnen morphologischen Veränderungen sind für sich genommen unspezifisch, und nur durch die Anordnung und Verteilung der vielen morphologischen Veränderungen ergibt sich das Gesamtbild, das typische „pattern" der Alkoholembryopathie.

Kritisch wurde immer wieder das Argument angeführt, daß die AE in ihrer morphologischen Ausprägung beim Tier nicht reproduziert werden könne. Tatsächlich gelang es bisher nicht, die bei Menschen bekannten Veränderungen der AE bei Mäusen, Ratten, Hamstern, Hunden und Schweinen zu erzeugen [4, 21, 24, 29, 31].

Tabelle 1. Symptomhäufigkeit bei Alkoholembryopathie in Prozent. (Die Prozentzahlen beziehen sich auf alle Schweregrade. Die Häufigkeitszahlen schwanken im internationalen Schrifttum sehr)

Prä- und postnataler Minderwuchs	98
Mikrozephalie	84
Statomotorische und geistige Retardierung	89
Hyperaktivität	68
Muskelhypotonie	58
Dysproportioniert vermindertes Fettgewebe	ca. 80
Gesichtsveränderungen	ca. 95
Urogenitalfehlbildungen	
Genitalfehlbildungen	46
Nierenfehlbildungen	ca. 10
Herzfehler (meist VSD und ASD)	29
Extremitäten- und Skelettfehlbildungen	
Brachy- und Klinodaktylie (V. Finger)	51
Kamptodaktylie	16
Hypoplasie der terminalen Phalangen	13
Supinationshemmung	14
Hüftluxation	9
Pectus excavatum	28
Trichterbrust	ca. 30
Weitere Fehlbildungen	
Handlinienveränderungen	69
Fovea coccygea	44
Hernia inguin	12
Hämangiome	11
Augenfehlbildungen (Strabismus, Myopie, Colobom)	ca. 20

Hier bestehen offenbar noch unüberwindliche methodische Schwierigkeiten der Diätzufuhr, Gewöhnung und Sucherzeugung beim Tier [24, 29, 31]. Kürzlich gelang es bei Affen der Spezies Macaca nemestrina ein typisches Fehlbildungsmuster des Gesichts zu erzeugen [5, 24]. Keine Spezies kann bisher als perfektes Modell zur Nachahmung der AE gelten.

Unterernährung und mütterlicher Leberschaden

Fast alle Fehlbildungen bei AE zeigen sich als hypoplastische und hypotrophe Störungen [26]. Sie betreffen den gesamten Organis-

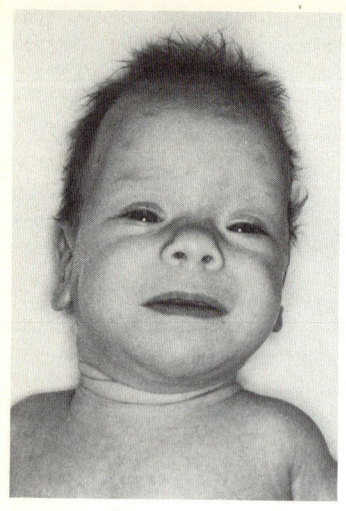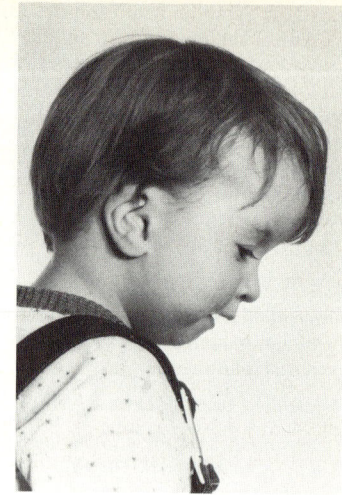

Abb. 2   **Abb. 3**

Abb. 2. Fazies bei einem Säugling mit Alkoholembryopathie. Hierbei kommen die Gesichtsfehlbildungen gleichfalls zur Darstellung: nach vorn stehende Narinen, Epikanthus, schmale Lidspalten, schmales Lippenrot bei fehlendem Philtrum

Abb. 3. Typisches seitliches Profil bei Alkoholembryopathie: verkürzter Nasenrücken, tiefstehende, schlecht modellierte, nach hinten rotierte Ohren. Schmales, retrahiert erscheinendes Lippenrot. Mikrogenie. Eine „Balkonstirn" wie bei diesem Kind ist nicht immer zu finden

mus. Das Wachstum ist insoweit dysproportioniert, als die Mikrozephalie in der Regel stärker betroffen ist als das Gesamtgewicht und dieses stärker als die Länge des Kindes. Das Knochenalter ist am wenigsten beeinträchtigt (Abb. 4). Es ist noch nicht geklärt, ob über die Reduktion der Gesamtzellzahl hinaus [26] auch eine Hypotrophie aller Einzelzellen besteht. Durch Tierversuche ist unbestritten, daß es infolge des Alkoholismus zur Hemmung der Proteinsynthese [22] und zu diversen Schäden im Fermentsystem der Leber kommt, durch welche der Aufbaustoffwechsel gehemmt wird [2, 4, 21, 28, 29]. Im eigenen Krankengut, wie in den bisher mitgeteilten Fällen ist auffällig, daß zwar bei den Müttern häufig eine Leberzellschädigung besteht, nicht jedoch bei den betroffenen Kin-

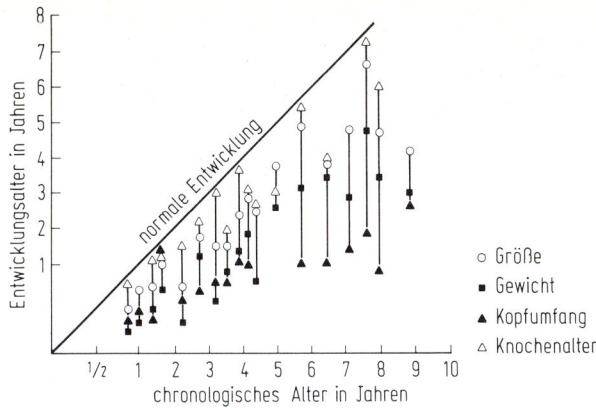

Abb. 4. Wachstumsdaten in synoptischer Sicht bei Kindern mit schwerer Alkoholembryopathie. Man erkennt, daß in der Regel der Kopfumfang stärker betroffen ist als das Gewicht und das Gewicht deutlicher als die Länge der Kinder. Das Knochenalter ist relativ gering reduziert

dern [13, 15]. Tierexperimentell zeigt sich jedoch, daß das Leberenzymsystem auch bei Neonaten beeinträchtigt wird [28]. Durch mangelnde Energiezufuhr beim Feten oder durch die Leberzellschädigung der Mutter kann die Alkoholembryopathie heutzutage nicht genügend erklärt werden. Weder bei nutritiv bedingten "Small-for-date-Babies" noch bei Kindern von an Hepatitis erkrankten Müttern, die keinen Alkohol getrunken hatten, ließ sich ein vergleichbares Syndrom nachweisen.

Alkoholembryopathie als polyätiologische Fehlbildung?

Von Embryopathien durch Medikamente (Hydantoin, Barbiturate u. a.) ist die AE in der Regel nach morphologischen Gesichtspunkten gut zu unterscheiden, auch wenn es einige Gemeinsamkeiten gibt. Im eigenen Krankengut nahmen in 21 Fällen (=32%) die Mütter zusätzlich folgende schädigende Stoffe ein:

In 13 Fällen Nikotin, hiervon in 10 Fällen mehr als 20 Zigaretten täglich. Sedativa: 5 Fälle; Haschisch: 2 Fälle; Thomapyrin in Maßen: 1 Fall. Der Nikotinabusus könnte in einigen Fällen eine verstärkende Wirkung in der Hypotrophieentwicklung der Kinder gehabt haben; denn es ist bekannt, daß Nikotinabusus in der

Schwangerschaft das Geburtsgewicht um annähernd 150–300 g vermindern kann. Eine Nikotinembryopathie als Syndrom wurde bisher nicht beschrieben, und es gibt bisher keine überzeugenden Hinweise, daß Alkohol nur im Zusammenhang mit anderen toxischen Substanzen zu dem bekannten Bild der AE führt [17]. Die vor Jahren von Sneed [27] geäußerte Vermutung, daß Bleibeimengungen in Alkoholika von Bedeutung sein könnten, fand bisher keine theoretische oder klinische Bestätigung.

Bedeutung des Zinkmangels

Zink ist für den wachsenden Organismus im Enzymsystem des Nukleinsäurestoffwechsels von großer Bedeutung [8]. Vor kurzem berichteten Flynn et al. [7] über Messungen von Zink im Serum bei 25 Alkoholikerinnen und 25 Nichtalkoholikerinnen sowie deren Kindern. 25 Kinder in jeder Gruppe wurden bezüglich ihrer Fehlbildungen verglichen. Es zeigte sich, daß die Zinkkonzentrationen bei den Alkoholikerinnen geringer waren ($50{,}7 \pm 8{,}5$ µg/100 ml) als bei den Schwangeren der Kontrollgruppe ($72{,}2 \pm 7{,}8$ µg/ 100 ml). Verminderte Zink-Serumwerte sind bei Alkoholikern bekannt, denn der Alkoholabusus führt zu einer vermehrten Zinkausscheidung über die Nieren. Bei den Kindern zeigte sich eine streng negative Korrelation zwischen dem Serum-Zinkspiegel der Mutter und der Schädigung des Kindes. Die Auflistung der Fehlbildungen zeigte, daß die Geburtsgewichte in beiden Gruppen in der Norm lagen und nur unbedeutende Unterschiede aufwiesen. Die Fehlbildungen erschienen in der Gruppe der Kinder von Alkoholikerinnen häufiger als bei denen der Nichtalkoholikerinnen (39 gegenüber 22) und waren im Aspekt der Alkoholembryopathie „ähnlich". Leider wurde in der Publikation nicht deutlich, ob es sich tatsächlich um Alkoholembryopathien gehandelt hatte. Ein kausaler Konnex zwischen Alkohol, niederen Zinkwerten und den Fehlbildungen konnte nicht hergestellt werden.

Andererseits ist bekannt, daß Zinkmangel für den Embryo und Feten einen teratogenen Faktor darstellt [8]. So berichteten Anfang der 60iger Jahre Prasad et al. [20] über 16- bis 20jährige Patienten aus Persien, die infolge von Zinkmangel ein reversibles Syndrom zeigten, das durch Zwergwuchs, Hypogonadismus, Hepatomegalie und Eisenmangelanämie gekennzeichnet war. Darüber hinaus wurde aus der Türkei über gehäuftes Auftreten von Anenzephalie bei Neugeborenen im Rahmen von mütterlichem Zinkmangel berichtet [3]. Betrachtet man sich die bisher vorliegenden Abbildungen der Kinder und deren Fehlbildungen, so zeigen sie wenig Gemeinsamkeiten mit der klassischen Alkoholembryopathie. Der Gedanke, schwangere Alkoholikerinnen supplementär mit Zink zu behandeln, muß als problematisch angesehen werden, zumal Zinkgaben hierbei für den Feten nicht ohne Risiken sind. Das Konzept des Zinkmangels als möglicher pathogenetischer Faktor bedarf weiterer Untersuchungen.

Alkohol oder Azetaldehyd als primäre Noxe?

Als Kliniker bezweifeln wir nicht, daß es das Äthanol ist und vielleicht auch sein Abbauprodukt, das Azetaldehyd, das den Schaden bewirkt. Strittig ist immer noch die Frage, ob es das Äthanol per se oder das gleichfalls zytotoxisch wirksame Azetaldehyd ist, dem die größere pathogenetische Bedeutung zukommt. Alkohol und Aldehyde behindern bei Mutter und Fetus in gleicher Weise die Synthese von Protein und RNS. Einerseits weisen Tierexperimente [2, 5, 21] darauf hin, daß der Alkohol direkt toxische Schäden beim Feten bewirkt, andererseits könnten klinische [14–16] und tierexperimentelle Befunde [31] dem Aldehyd als dem Abbauprodukt des Alkohols eine größere Bedeutung zukommen lassen. Nach Veghelyi et al. [31] konnte bei alkoholisierten Ratten bei gleichzeitiger Gabe von Disulfiram (Antabus) der Abbau des Azetaldehyds gehemmt werden. Hierbei zeigte sich der fetotoxische Effekt deutlicher als bei trächtigen Ratten, denen nur Alkohol bei genügender Kalorienzufuhr gegeben war.

Bekannt ist, daß bei chronischem Alkoholismus eine frühzeitige adaptive Proliferation des endoplasmatischen Retikulums in der Leberzelle erfolgt; diese geht einher mit einer Enzyminduktion des mikrosomal-äthanol-oxidierenden Systems (MEOS), so daß Äthanol schneller abgebaut werden kann und Azetaldehyd vermehrt anfällt. Da die Aldehyddehydrogenase mitochondrial lokalisiert ist, kann das hepatotoxische Azetaldehyd auf lange Sicht eine direkte Schädigung der Mitochondrien bewirken. Diese Mitochondrienschädigung kann den Beginn weitergehender Leberveränderungen darstellen, mit der Folge, daß der Azetaldehyd nur noch ungenügend abgebaut wird und somit die embryo- und fetotoxische Wirkung verstärkt. Dieses toxikologische Konzept könnte folgende klinische Beobachtungen gut erklären:

1. Es fanden sich in den eigenen Untersuchungen ebenso wie bei anderen [4, 6, 15, 16], daß der Schweregrad der AE beim Kind nicht korreliert mit der täglich eingenommenen Alkoholmenge bei der Mutter. In mehreren Kasuistiken läßt sich zeigen, daß manche Mütter im Prodromalstadium der Alkoholkrankheit enorme Alkoholmengen einnahmen und tolerierten, mithin gut metabolisierten, ohne daß auch nur geringe Schäden beim Kind zu beobachten waren.

Kasuistik

(M.L.); 5 Monate alter Junge; erstes Kind einer 24jährigen, zur Zeit abstinent lebenden Mutter, wohnhaft in einem Mutter-Kind-Heim. Die subjektiv sich wohlfühlende Mutter berichtete freimütig, daß sie in zunehmendem Maße seit etwa 5 Jahren Alkohol trinke und daß sie eine Entziehungskur mehrfach abgelehnt habe. In längeren offenen Gesprächen war zu erfahren, daß sie täglich 9–10 Flaschen Bier, zusätzlich mindestens 6–8 „Apfelkorn" vor und während der Schwangerschaft durchgehend täglich zu sich nahm; umgerechnet entsprechen diese Mengen 180–210 g reinen Alkohols pro Tag. Es gab keinen Grund, an den Angaben der Mutter zu zweifeln. Das Kind wurde mit einem Gewicht von 3010 g, einer Länge von 48 cm und einem Kopfumfang von 34 cm komplikationslos in der 38. Schwangerschaftswoche geboren, zeigte zuletzt einen normalen körperlichen und statomotorischen Entwicklungszustand und entwickelte sich bisher normal. Abgesehen von etwas schmalen Lippen und angedeuteter Mikrogenie bei tiefstehenden Ohren ergaben sich keine stärkeren Hinweiszeichen einer Alkoholembryopathie. Im Alter von 5½ Monaten stationäre Aufnahme wegen Pfeifferschem Drüsenfieber. Hierbei normale Leberfermentwerte; EEG, EKG o. B.; Gewicht, Länge, Kopfumfang normal.

In diesem nicht seltenen Beispiel wird deutlich, daß die Alkoholmenge nicht allein der entscheidende Faktor zur Entwicklung einer Alkoholembryopathie ist.

2. Bei mehreren Kindern einer alkoholkrankwerdenden Mutter sind in der Regel die spätergeborenen Kinder in der Deszendenz betroffen, zu einer Zeit also, in der die Metabolisierungsfähigkeit des Azetaldehyds abgenommen haben dürfte. In 3 Fällen konnte im eigenen Krankengut nachgewiesen werden, daß nach einer Entziehungskur der Mutter und nach freiwilliger Abstinenz vom Alkohol nach Geburt eines geschädigten Kindes ein gesundes Kind geboren wurde (Abb. 5).

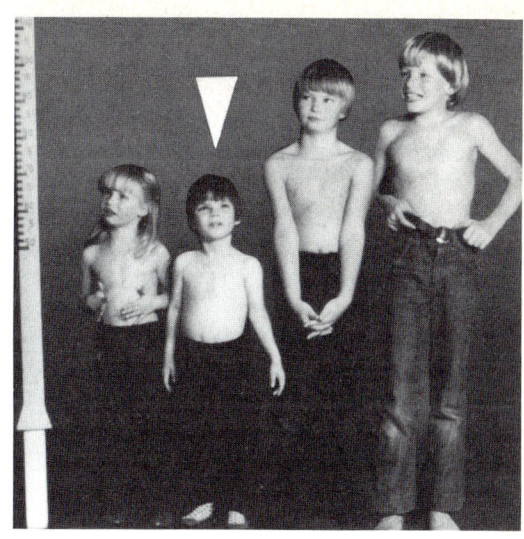

Abb. 5. Vier Kinder einer Alkoholikerin. Das 3. Kind (s. Pfeil) hat eine Alkoholembryopathie. Das nachfolgende 4. Kind ist wieder normal entwickelt, nachdem die Mutter abstinent wurde

3. Bei chronisch kranken Alkoholikerinnen sind die Kinder klinisch schwerer betroffen, auch wenn vielleicht die täglich eingenommenen Alkoholmengen nicht exzessiv sind.

Von Tierexperimenten ist bekannt [4, 24, 29], daß verschiedene Stämme unterschiedliche Verträglichkeiten des Alkohols aufweisen. All dies läßt den Schluß zu, daß es bisher keine verbindliche Schwellendosis für die Entstehung einer Alkoholembryopathie gibt und daß für die Entstehung sowohl die Alkoholmenge als auch der Grad der Alkoholkrankheit bei der Mutter, mithin die Metabolisierungsfähigkeit, von entscheidender Bedeutung ist.

Determinanten der kindlichen Entwicklung bei Alkoholembryopathie

Bisher existieren keine Verlaufsuntersuchungen in größerer Zahl, aus welchen zusätzliche pathogenetische Hinweise gewonnen werden könnten. Es wurde daher versucht, aus dem eigenen Krankengut die Frage zu ergründen, ob es sich um eine mehr passagere morphologische und funktionelle Veränderung handelt oder inwieweit und unter welchen Bedingungen die Schäden als irreversibel zu betrachten sind. Seit einigen Jahren ist bekannt, daß sich die morphologischen Veränderungen im Gesicht im weiteren Wachstum weitgehend normalisieren können, so daß im Schulkindalter die typischen Merkmale oft nicht mehr erkennbar sind [12, 16]. So kann die Mikrogenie, auch die Hypoplasie des Mittelgesichts in den ersten Jahren verschwinden. Im Erwachsenenalter wurde eine Alkoholembryopathie nur sehr selten erkannt.

Die *körperliche, statomotorische und geistige Entwicklung* ließ sich bei 29 Kindern prospektiv über mehr als 3 Jahre verfolgen. Die Gewichts-, Längen-, Kopfumfangs- und Knochenkernentwicklung aller untersuchten Kinder der Schweregrade I–III ergeben sich aus den Abb. 6–9. Die *Gewichtsentwicklung* blieb bei 13 Kindern (= 45%) weiterhin unter der 3er Perzentile, bezogen auf die Normdaten von Tanner u. Whitehouse. In 10 Fällen war die Gewichtsentwicklung gut oder befriedigend. In einzelnen Fällen kam es anfangs zu Gewichtsrückschritten aufgrund von zusätzlichen Erkrankungen oder fraglich schlechten Pflegeverhältnissen. Die *Längenentwicklung* war und blieb bei 6 Kindern (= 23%) unter der

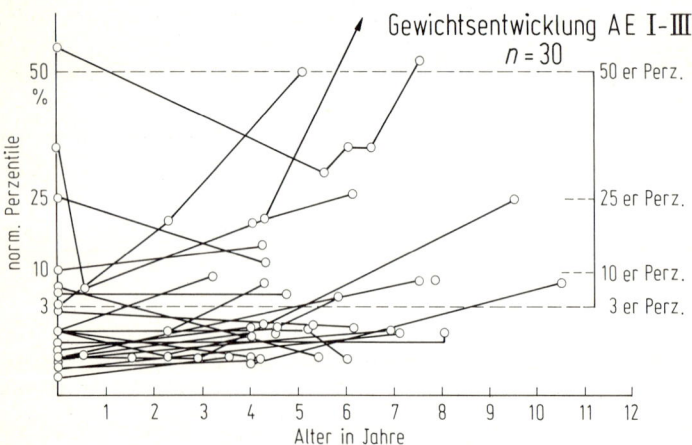

Abb. 6. Gewichtsentwicklung. Zugrunde gelegt wurden die Normwerte von Tanner u. Whitehouse. Die Darstellung erlaubt die Beurteilung, ob eine Normalisierungstendenz besteht oder nicht

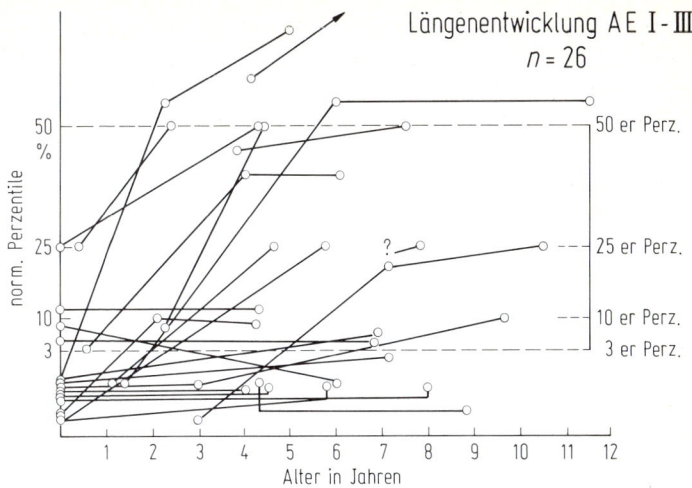

Abb. 7. Längenentwicklung

Norm (unter der 3er Perzentile). In 14 Fällen war eine gute oder befriedigende Längenentwicklung zu beobachten. Die *Kopfumfangsentwicklung* ließ sich in 15 Fällen über mehr als 3 Jahre hinaus verfolgen, hierbei zeigte sich in 10 Fällen (=66,6%) ein Kopfumfang unter der doppelten Standardabweichung des Normalen (nach Tanner u. Whitehouse).

In der Gruppe der über 5jährigen Kinder (n = 16) waren noch 8 Umfänge unter der 2-SD-Grenze. Die *Knochenkernentwicklung* (Bestimmung nach Greulich u. Pyle) bewegte sich i. allg. in einer Parallele zur Linie der normalen Entwicklung. Verglichen mit den übrigen Wachstumsmaßen ist das Knochenalter bekanntlich relativ gering betroffen.

Zusammenfassend ist festzustellen, daß sich die körperliche Entwicklungsmaße im Verlauf betrachtet günstiger zeigen als in früheren Jahren vermutet werden mußte. Dies gilt mit Einschränkung auch für die geistige und statomotorische Entwicklung. Gleichwohl bleibt eine Gruppe von Kindern, deren Entwicklung äußerst unbefriedigend blieb – sowohl bezüglich der Körpermaße, als auch in der geistigen Entwicklung.

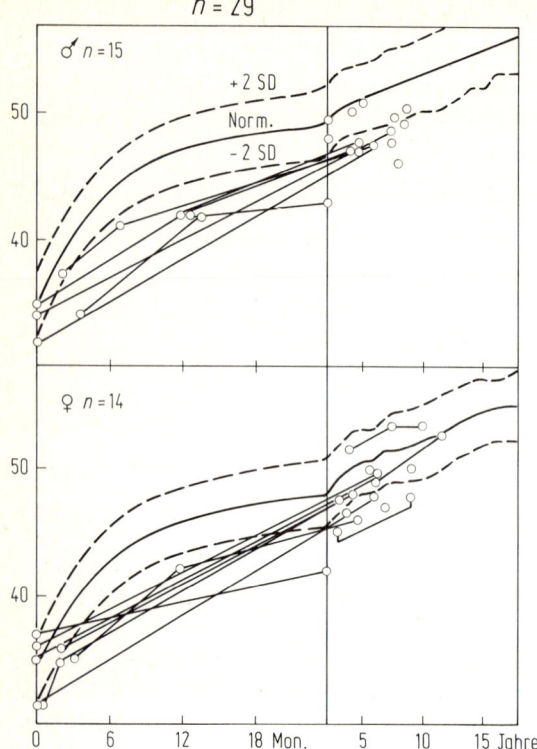

Abb. 8. Kopfumfangsentwicklung

Es interessierte nun die Frage, welche pathophysiologischen Hinweise bei denjenigen Kindern zu finden sind, die sich sowohl bezüglich der Körpermaße sehr schlecht entwickelten als auch geistig und statomotorisch. Hierbei ergab sich eine kleine Gruppe von 6 Kindern, deren Kasuistiken genau durchgesehen wurden (Tabelle 2). Es zeigte sich, daß es sich überwiegend um Kinder mit hohem Schweregrad der klinischen Ausprägung handelte, deren Mütter, soweit bekannt, schwer alkoholkrank waren und/oder enorme Mengen in der Schwangerschaft getrunken hatten. Das soziale Umfeld dieser Kinder war unterschiedlich. Es ist daher zu vermu-

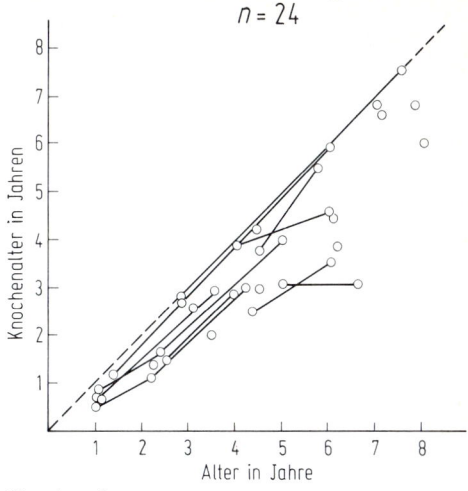

Knochenalter in Jahren

Alter in Jahre

Abb. 9. Entwicklung des Knochenalters

ten, daß in dieser kleinen Gruppe extrem schlechter Entwicklung die Ursachen wohl allein im hohen Schweregrad der Alkoholembryopathie begründet liegt.

Andererseits ergab sich eine kleine Gruppe von 7 Kindern, bei denen eine unerwartet günstige Gewichts-, Längen- und Kopfumfangsentwicklung und nur ein gering retardiertes Knochenalter bei guter geistiger Entwicklung festzustellen war. Bei Analyse der Ursachen hierfür zeigte sich, daß 4 Kinder mit mittlerem Schweregrad der Alkoholembryopathie eine gute Förderung und Pflege durch engagierte Pflege- oder Adoptiveltern erhalten hatten. Bei einem weiteren Kind hatte die Mutter dem Alkohol gänzlich entsagt und kümmerte sich sehr sorgsam um das Kind. Diese Beobachtungen lassen daran denken, daß bei weniger schwer betroffenen Kindern unter günstigen Familien- und Sozialverhältnissen eine durchaus gute oder befriedigende Entwicklung eintreten kann und daß sich bei alkoholgeschädigten Kindern das Bild der körperlichen und geistigen Beeinträchtigung mit dem der sozialen Deprivation überlagern kann. Bei 38 der 68 Kinder ließ sich nach anfangs ungünstigen sozialen Verhältnissen ein für die Förderung des Kindes gutes

Tabelle 2. Zusammensetzung von 6 Fällen mit extrem schlechtem Verlauf nach der Geburt (Zeitraum: 5 Jahre). (Gewicht, Länge, Kopfumfang: <3er Perzentile; Knochenalter: >2 Jahre retardiert; fehlende Schulreife)

Fall-Nr.	Schweregrad der Alkohol-embryopathie	Trunksucht seit	Alkoholabusus in Gravidität/Tag	Soziales Umfeld für das Kind	Ursache der schlechten Entwicklung
6	III	4 Jahren	250 g Schnaps	Ungünstig	Schweregrad der Alk.-E.
10	III	19 Jahren	350 g Schnaps	Heimkind	Schweregrad der Alk.-E.
19	III	? Bardame	200 g Schnaps	Ungünstig (Mutter trinkt weiter)	Schweregrad der Alk.-E.
28	II	13 Jahren Delirien	127 g Schnaps und Bier	Ungünstig (Mutter trinkt weiter)	Schweregrad der Alk.-E. Soziale Verhältnisse
66	III	8 Jahren	> als 100 g Schnaps, Bier	?	Schweregrad der Alk.-E. Soziale Verhältnisse
68	III	? (viele Jahre)	170 g Schnaps	Gut (Pflegemutter)	Schweregrad der Alk.-E.

oder befriedigendes Umfeld beobachten. Von diesen Kindern lebten 10 bei der leiblichen Mutter, von denen 6 die Trunksucht ganz aufgegeben hatten; 3 Kinder lebten beim Vater, 13 Kinder wuchsen bei Pflege- oder Adoptiveltern auf, 12 in einem Kinderheim.

Möglichkeiten der Prävention

Bisher existiert keine von öffentlicher Gemeinsamkeit getragene Strategie, das Problem der Alkoholembryopathie einzudämmen, obgleich viel Aufklärungsarbeit von ärztlicher und öffentlicher Seite geleistet wurde. Die mitunter sensationell geladenen Mitteilungen zur Alkoholembryopathie in öffentlichen Medien um die Mitte der 70er-Jahre hatten zweifellos eine heilsame, schockierende Wirkung. Zumindest kommen nach eigener Einschätzung heutzutage schwerstbetroffene Kinder wohl seltener zur Beobachtung. Wir haben in immerhin 6 Fällen erlebt, daß die Mütter voller Selbstvorwürfe angesichts eines alkoholgeschädigten Kindes das Trinken dauerhaft aufgaben (Abb. 5). Es ist daher auch aus pädiatrischer Sicht sinnvoll, mit der Mutter nach Geburt eines alkoholgeschädigten Kindes ausführlich und ohne Brüskierung die Folgen am Kind und die möglichen Folgen für eine weitere Nachkommenschaft zu besprechen, da hiermit überzeugend die Schädlichkeit der Trunksucht dargelegt werden kann. Gleichwohl gelingt dies nicht bei schwer alkoholkranken, kritiklos gewordenen Müttern.

Bisher existiert nur eine Studie aus Los Angeles, die sich mit der Prävention der AE befaßt [18]. Dort wurde 3 Monate lang untersucht, welchen erziehenden Einfluß die Massenmedien auf den Alkoholkonsum der Frauen in der Schwangerschaft haben. Unter allen befragten Frauen gaben 25% zu, während der letzten Schwangerschaft riskante Mengen getrunken zu haben. Es zeigte sich, daß diejenigen Frauen, welche ihre Alkoholprobleme nicht mit Ärzten oder Fürsorgern besprochen hatten, weitaus zahlreicher ein riskantes Trinkverhalten in der Schwangerschaft zeigten, als die durch Massenmedien unterrichteten. Die gezielte Interaktion zwischen Schwangeren und Schwangerschaftsbetreuern erschien in der Studie wichtiger als öffentliche Kampagnen, deren Wert jedoch nicht in Zweifel gezogen wurde.

Durch öffentliche Medien sind nach eigenem Eindruck die meisten Mütter über die Schädlichkeit des Alkohols in der Schwangerschaft durchaus informiert. Auch werden heute bei Anamneseerhebung bereitwilliger als früher Fragen zur Einnahme von Genußgift beantwortet. Unwissenheit besteht oft in der Frage, bei welchen genossenen Alkoholmengen mit einer Schädigung zu rechnen ist. Solange diese Frage pathophysiologisch noch weitgehend ungeklärt ist, kann nur gelegentlicher Genuß eines Glases Alkohol als unschädlich angesehen werden. In dieser Frage wäre es wohl der falsche Weg, von jeglichem Alkoholgenuß strikt abzuraten; denn Übertreibung würde hier zu Unglaubwürdigkeit führen. Auch könnten Mütter mit fehlgebildeten Kindern, die in der Schwangerschaft nur sehr wenig Alkohol getrunken hatten, sich anhaltend Selbstvorwürfe machen, die vielleicht unberechtigt wären.

Da die Frage der Prävention unteilbar mit der Bekämpfung der Alkoholsucht verbunden ist, kann das erste Ziel nur die Erfassung und Behandlung der Problemtrinkerinnen vor und spätestens bei Eintritt der Schwangerschaft sein. Es erscheint fragwürdig, ob bei Schwangerschaftsvorsorgeuntersuchungen der Alkoholkonsum der werdenden Mütter genügend Beachtung findet. Inwieweit die bisherigen öffentlichkeitswirksamen Maßnahmen zur Prävention ausreichen, kann in diesem Rahmen nicht erörtert werden. Wahrscheinlich wird man ähnlich wie bei Zigaretten eines Tages auf den Aufklebern von Alkoholflaschen den Hinweis anbringen müssen, daß der Inhalt auch für die Nachkommenschaft gesundheitsschädlich ist. In diesem Zusammenhang wird bisher zu wenig beachtet, daß auf dem Wege über Medikamente und scheinbare „Kräftigungsmittel" der Einstieg in den Alkoholmißbrauch gefördert wird („Auf die Heilkraft der Natur ist Verlaß" – Klosterfrau-Melissengeist) und daß manche Alkoholpräparate sogar für die Schwangerschaft und die Stillzeit empfohlen werden („Vitalität für's Leben" – Biovital).

Vereinzelt gibt es in der Literatur Anregungen, die Auswirkungen des Alkohols auf Embryo und Feten zu mindern. Bezüglich der verminderten Zinkwerte im mütterlichen Serum liegt bisher unseres Wissens keine Studie vor, in welchem Zink als Zinksulfat bei schwangeren Alkoholikern verordnet wird. Von einer kanadischen Arbeitsgruppe kam die Anregung zur Einnahme von γ-Linolensäure, da unter Alkoholkonsum eine Verarmung an essentieller Fettsäure eintrete. Ob auch eine Verminderung der embryopathischen

Aktivität des Äthanols beim Menschen beobachtet werden kann, ist bisher nicht bekannt.

Es erscheint hier jedoch fraglich, ob im Ansatz eine Prävention sinnvoll ist, die nicht den Alkohol als auslösendes Agens in den Mittelpunkt der Betrachtung und Vorbeugung rückt sondern nur dessen Nebeneffekte.

Literatur

1. Beeck M (1982) Steuern wir auf eine trunkene Gesellschaft zu? Westf Ärztebl 6:504
2. Brown NA, Goulding EH, Fabro S (1979) Ethanol embryotoxicity: Direct effects on mammalian embryos in vitro. Science 206:573
3. Cavdar AO, Arcasoy A, Baycu T, Himmetoglu O (1980) Zinc deficiency and anencephaly in Turkey. Teratology 22:141
4. Chernoff GF (1982) The fetal alcohol syndrome in mice: maternal variables. Teratology 22:71
5. Clarren SK, Bowden DM (1982) Fetal alcohol syndrome: A new primate model for binge drinking and its relevance to human ethanol teratogenesis. J Pediatr 101:819
6. Davis PJM, Partridge JW, Storrs CN (1982) Alcohol consumption. How much is safe? Arch Dis Childh 57:940
7. Flynn A, Martier SS, Sokol RJ, Miller SI, Golder NL, Del Viller BC (1981) Zinc status of pregnant alcoholic women: A determinant of fetal outcome. Lancet I:572
8. Gordon EF, Gordon RC, Passal DB (1981) Zinc metabolism: Basic clinical and behavioral aspects. J Pediatr 99:341
9. Greulich WW, Pyle SI (1959) Radiographic atlas of skeletal development of the hand and wrist, 2nd edn. Stanford Univ. Press, Stanford/Calif.
10. Jones KL, Smith DW, Ulleland CN, Streissguth AP (1973) Pattern of malformation in offspring of chronic alcoholic mothers. Lancet I:1267
11. Lemoine P, Harousseau H, Borteyru JP, Menuet JC (1968) Les enfants des parents alcooliques, anomalies observées àpropos de 127 cas. Ouest Méd 21:476
12. Löser H (1982) Erkennungsmerkmale der Alkoholembryopathie. Dtsch Ärztebl 79/37:34
13. Löser H, Wiedom M, Pfefferkorn JR (1982) Diagnostik der Alkoholembryopathie – Bericht über 53 betroffene Kinder. Diagnostik 15:1029
14. Majewski F, Bierich JR, Löser H, Michaelis R, Leiber B, Bettecken F (1976) Zur Klinik und Pathogenese der Alkoholembryopathie (Bericht über 68 Patienten). MMW 118:1635
15. Majewski F (1980) Untersuchungen zur Alkoholembryopathie. Thieme, Stuttgart

16. Majewski F (1981) Alcohol embryopathy: Some facts and speculations about pathogenesis. Neurobehavior Toxic Teratol 3:129
17. Mendelson JH (1978) The fetal alcohol syndrome (Letter). N Engl J Med 299:556
18. Minor MJ, Van Dort B (1982) Prevention research on the teratogenic effects of alcohol. Prev Med (USA) 11:346
19. Pikkarainen P, Räihä NCR (1967) Development of fetal alcohol dehydrogenase activity in the human liver. Pediatr Res 1:165
20. Prasad AS, Halsted A, Nadimi M (1961) Syndrome of iron deficiency, anemia, hepatosplenomegaly hypogonadism dwarfism and geophagy. Am J Med 31:532
21. Randall CI, Taylor WJ (1979) Prenatal ethanol exposure in mice: Teratogenic effects. Teratology 19:305
22. Rawat AK (1976) Effect of maternal ethanol consumption on foetal and neonatal rat hepatic protein synthesis. Biochem J 160:653
23. Rosett HL, Weiner L (1982) Prevention of fetal alcohol effects. Pediatrics 69:813
24. Scott WJ, Fradkin R (1980) Effects of alcohol on nonhuman primate pregnancy. Vortrag. Europ. Gesellschaft Teratologie, Münster
25. Seppälä M, Räihä NCR, Tamminen U (1971) Ethanol elimination in a mother and her premature twins. Lancet I:1188
26. Smith DW (1977) Growth and its disorders. Saunders, Philadelphia
27. Sneed RC (1977) The fetal alcohol syndrome. Is alcohol, lead, or something else the culprit? (Letter). J Pediatr 90:324
28. Terada N, Nakai T, Yamaguchi M, Hatta A, Arizono K, Ariyoshi T (1982) Effects of maternal ethanol intake during pregnancy of fetal and maternal liver enzyme systems in Wistar rats. J Pharmacol Dyn 5:49
29. Weathersbee P, Lodge RJ (1978) A review of ethanol's effect on reproductive process. J Reprod Med 21:63
30. Varma PK, Persaud TVN (1982) Protection against ethanol-induced embryonic damage by administering gammalinolenic and linoleic acids. Prostaglandins Leukotrienes Med 8:641
31. Veghelyi PV, Osztovics M, Kardos G, Leisztner E, Szaszovsky E, Ingali S, Imrei J (1978) The fetal alcohol syndrome: Symptoms and pathogenesis. Acta Paediatr Hung 19:171

9 Naloxonbehandlung der Alkoholvergiftung – Aspekte zur biologischen Theorie des Alkoholismus

G. K. Schenk

Einleitung

Von einer Naloxonapplikation bei akuter Alkoholvergiftung wird zunächst ein wirksamer Antagonismus gegenüber der vital gefährdenden Intoxikationssymptomatik erhofft. Der möglichen Interaktion biochemischer Alkoholeffekte mit dem reinen Morphinantagonisten Naloxon kommt darüber hinaus eine besondere Bedeutung für die Theorienbildung innerhalb der biologischen Alkoholforschung zu. In diesem Zusammenhang haben der experimentelle Nachweis alkaloider Kondensationsprodukte zwischen biogenen Aminen und Azetaldehyd – sog. Tetraisochinoline – sowie die Erforschung endogener Opioide – eingeleitet mit der Entdeckung der Opiatrezeptoren [67, 76, 78], der Identifikation von Enkephalinen [42] und der Isolation von Endorphinen [31] – unseren Kenntnisstand über die möglichen biologischen Wirkmechanismen von Alkoholrausch und -abhängigkeit entscheidend gefördert.

Blum [5a] beobachtete bei genotypisch hoch alkoholaffinen C57-Mäusen, daß deren „Alkoholismusverhalten" mit geringen Metenkephalinspiegeln vergesellschaftet ist, während fehlende Alkoholpräferenz auf hohe Metenkephalinspiegel hinwies. Daraus leitete Blum eine genotypisch-habituelle Disposition betreffs Alkoholakzeptanz ab. Die Arbeitsgruppe um Herz [37, 74] wies bei Ratten nach akuter Alkoholapplikation eine Zunahme von Metenkephalin im Striatum sowie von β-Endorphin im Hypothalamus, nach 3 wöchiger Alkoholaufnahme hingegen eine Reduktion von Metenkephalin in fast allen Gehirnarealen sowie in der Hypophyse nach. Hoffmann et al. [40] verwiesen auf strukturelle Veränderungen morphinsensitiver Opiatrezeptoren nach chronischer Alkoholverabreichung ohne Mitbeteiligung enkephalinhaltiger Rezeptoren. Vereby u. Blum [81] deuten auf die Analogie hin, daß metabolisch induzierte morphinaktive Substanzen – genau wie exogen zugeführte Opiate – über Sättigungseffekte am Opiatrezeptor die endogene Opioidaktivität unterdrücken könnten. Dieser Annahme einer direkten Wirkung am Opiatrezeptor stehen Modelle zellulärer Wirkmechanismen gegenüber, wie sie von Hoffmann u. Tabakoff [39] nach deren Untersuchung der Adenylatzyklase im dopaminergen System oder von Herz [38] aufgrund von Befunden an opiatrezeptorhaltigen Tumorzellen beschrieben wurden. Nach letzteren Befunden bewirkt längere Opiatzufuhr eine initiale Hemmung von Adenylatzyklase, deren anschließende kompensatorische Aktivierung und eine entsprechend überschießende Freisetzung nach Opiatentzug. Die geschilderten Ergebnisse der Opiatforschung sowie die seit 1968 diskutierte Bildung alkaloider Kondensationsprodukte der biogenen Amine und des Azetaldehyds, sind für ein biologisches Modell der Alkoholwirkung von außerordentlicher Bedeutung.

Die Tetraisochinoline wurden als pflanzliche Alkaloide bereits 1934 von Schöpf u. Bayerle [73] untersucht. Beim metabolischen Abbau des Alkohols mögliche und zu Tetraisochinolinen führende Kondensationsreaktionen wurden von Collins u. Cohen [17], Robbins [69], Cohen u. Collins [15], Yamanka et al. [84] sowie Davis u. Walsh [18] nachgewiesen. Der Azetaldehyd kann mit Katecholaminen, mit Serotonin sowie mit dem ersten Dopaminmetaboliten, 3,4-Dihydroxyphenylazetaldehyd, reagieren. Nach Yamanka et al. [84] sowie Cohen [13, 14] bildet das Dopamin mit Azetaldehyd das suchterregende Salsolinol, welches ein (Methyl-) Tetraisochinolin ist. Die Existenz von Salsolinol wurde sowohl tierexperimentell als auch beim Menschen nachgewiesen [16, 61]. Als Kondensationsprodukte von Serotonin und Azetaldehyd sind von Melchior u. Collins [61] sowie Buckholtz [9] Tetrahydro-Beta-Carboline – sog. Tryptoline, die als Bestandteile halluzinogen wirkender Pflanzen vorkommen sollen – in vivo dargestellt worden. Davis u. Walsh [18] zeigten, daß Dopamin mit seinem Aldehydmetaboliten – dem 3,4-Dihydroxyphenylazetaldehyd – reagiert; dessen oxidativer Abbau kann durch den Azetaldehyd kompetitiv gehemmt werden, weil der aliphatische Azetaldehyd leichter mit der Aldehyddehydrogenase interagiert. Als Kondensationsprodukt entsteht ein Benzyl-Tetrahydroisochinolin, das Tetrahydropapaverolin, welches als Zwischenprodukt in der Biosynthese des Morphiums in der Mohnblume Papaver somniferum bekannt ist. Die Konversion des Tetrahydropapaverolins zur morphinaktiven Substanz ist sowohl radiochemisch als auch in vivo gezeigt worden [18, 19].

Obige Studien lösten eine wissenschaftliche Kontroverse aus, die bisher nicht beigelegt ist. Befunde von Seevers [75], Halushka u. Hoffmann [32] sowie Goldstein u. Judson [28] sprechen gegen die Tetraisochinolin-Hypothese der Alkoholwirkung; andererseits konnten Interaktionen von Tetraisochinolinen mit Opioidaktivität demonstriert werden [33, 56, 70]. Die Arbeitsgruppe um Myers deckte Beziehungen zum tierexperimentell erzeugten „Alkoholismus" auf. Tetrahydropapaverolin in kleinsten Dosen führte bei den untersuchten Tieren zu einer hochgradigen Alkoholpräferenz gegenüber Wassereinnahme [59, 60, 64–66].

Fragestellung

Zu dem aufgezeigten Problemkreis formulierten wir folgende Arbeitshypothese: Bei Annahme einer bei akuter Alkoholwirkung erfolgenden Spontanbildung von Tetrahydropapaverolin und dessen Konversion in eine morphinaktive, psychophysiologisch wirksame Substanz müßte eine antagonisierende Wirkung von Naloxon gegenüber akuten Alkoholeffekten nachweisbar sein. Diese Hypothese überprüften wir mit folgenden Untersuchungen:

1. Naloxonanwendungen bei 4 klinischen Fällen akuter Alkoholintoxikation,
2. Naloxonanwendung bei experimenteller Alkoholintoxikation anhand eines Selbstversuchs,
3. Naloxonanwendungen im Rahmen einer placebokontrollierten Doppelblind-Crossover-Studie mit freiwilligen Probanden.

Die Naloxonanwendung bei akuter Alkoholvergiftung galt 1977/78 als Pilotierstudie; zu dieser Zeit untersuchten wir die Naloxonwirkung bei stuporösen Zustandsbildern [35, 71, 72]. Mehrere Arbeitsgruppen berichteten zwischenzeitlich über Naloxonanwendungen bei klinischer Alkoholvergiftung wie auch bei experimenteller Alkoholintoxikation. Über diese Studien soll zunächst referiert werden. Für „Blutalkoholkonzentration" wird im folgenden die Abkürzung BAK verwendet.

Literaturübersicht

Klinische Mitteilungen

Die erste Naloxonanwendung bei einem intoxierten Komapatienten [63] kann – trotz Erfolg – zur Frage der spezifischen Naloxoneffektivität gegenüber alkoholinduzierter Intoxikationssymptomatik kaum beitragen, da gleichzeitig eine Mischintoxikation durch Alkohol, Barbiturate sowie Diazepam und ein Schädelhirntrauma vorlagen. Schenk et al. [71] publizierten Untersuchungen zur Involvierung endogener Opioidaktivität bei stuporösen bzw. stuporähnlichen Zustandsbildern und beschrieben u. a. Alkoholeffekte antagonisierende Naloxonapplikationen bei vier rein alkoholbedingten Intoxikationen. Übereinstimmende Beobachtungen wurden von Sörensen u. Mattison [77], Mackenzie [55], Barros u. Rodriguez [1] sowie Lyon u. Antony [54] mitgeteilt. Über größere Stichproben liegen Berichte von Jefferys et al. [47], Cholewa et al. [11] sowie Guerin u. Friedberg [30] vor (Zusammenfassung s. Tabelle 1).

Die entsprechende Arbeit von Jefferys et al. wird häufig falsch zitiert [10, 22, 50]. Jefferys et al. berichteten über 100 Komapatienten mit Verdacht auf Alkoholintoxikation, die als englische Verbundstudie mit 0,4–1,2 mg Naloxon i. v. behandelt worden waren; davon zeigten 5 Patienten eine teilweise, und 20 Patienten innerhalb von 10 min eine vollständige Beseitigung der Bewußtseinsstörung. Von letzteren Patienten konnten 18 weiter untersucht werden; bei 12 ließ sich Alkohol als alleinige Intoxikationsursache sichern. Bei den verbleibenden 6 Patienten ergab sich in 1 Fall eine Mischintoxikation von Alkohol und Barbituraten und in 5 Fällen eine Intoxikation durch Dextropropoxyphen. Zu den übrigen 80 Komapatienten dieser Studie fehlen weitere Angaben; der Alkoholverdacht wurde weder bestätigt, noch verworfen. Unrichtig ist daher aus der Jefferys et al.-Studie eine Erfolgsquote der Naloxonbehandlung von lediglich 20% abzuleiten. Schon unter den 18 durchuntersuchten Intoxikationsfällen waren 5 (28%) nicht alkoholbedingt. In dieser Studie sind Beziehungen zu dem von Leslie et al. [52] als enkephalinabhängig propagierten Flush-Syndrom diskutiert worden. Dieser Flush wird nach Chlorpropamid und Alkoholeinnahme induziert und soll mit einer genetischen Form von

Tabelle 1. Erfolgreiche Naloxonapplikationen bei klinischen Fällen von Alkoholkoma bzw. -intoxikation (Details im Text)

Autoren	Studien-Design	N	BAK (‰)	Dosis (mg)	Bemerkung
1. Moss 1973	offen	1	1,8	1,2	Koma, Mischintoxikation inkl. Barbiturate und Diazepam, plus SHT
2. Schenk et al. 1978	offen	4	1,5–3,19	4–28	Reine Alkoholintoxikationen ohne Koma
3. Sörensen u. Mattisson 1978	offen	1	0,8 (3 h nach Aufnahme)	4,2	Koma mit fraglichem SHT
4. Mackenzie 1979	offen	3	1,5–4,75	0,2–1,2	Komata, davon 2 mit Mischintoxikation (Pethidin bzw. Diazepam)
5. Jefferys et al. 1980	offen	12	2,5–5,8	0,4–1,2	Reine Alkoholkomata
6. Barros u. Rodriguez 1981	offen	1	3,84	0,8	Koma mit fraglichem SHT
7. Lyon u. Antony 1981	offen	2	2,49–4,06	1,2	Reine Alkoholkomata
8. Lignian et al. 1982	offen	in 10% von Alkoholkoma	?	?	Keine genauen Angaben
9. Cholewa et al. 1982	offen, placebokontrolliert	20	?	0,4–2	Reine Alkoholkomata
10. Guerin u. Friedberg 1982	offen	12	?	0,4–0,6	Reine Alkoholkomata

127

nichtinsulinpflichtigem Diabetes korrelieren. Köbberling u. Weber [49] haben den erwähnten Autoren jedoch methodische Unzulänglichkeiten nachgewiesen.

Cholewa et al. [11] untersuchten alkoholbedingte Komata bei 3×20 Patienten; sie fanden nach Naloxon eine durchschnittliche Verringerung der Komadauer von 334 min (Glukoseinfusion, n = 20) bzw. 325 min (Magenspülung plus Glukoseinfusion, n = 20) auf 150 min (0,4–0,8 mg Naloxoninjektion i.v., n = 8) bzw. 45 min (langsame Infusion von insgesamt 2 mg Naloxon, n = 12).

Aus dem Lariboisière-Hospital in Paris berichteten Guerin u. Friedberg [30] über 12 erfolgreich mit Naloxondosen von 0,4–0,6 mg behandelte Komapatienten; die Autoren grenzen die Naloxonwirksamkeit auf allein durch Alkohol verursachte Komata ein; sie fanden bei 23 Patienten mit Mischintoxikationen (Alkohol, Benzodiazepine oder Barbiturate) keine Naloxonwirksamkeit.

Experimentelle Studie mit freiwilligen Probanden

Jeffcoate et al. [45] beobachteten die Inhibierung der Alkoholwirkung bei 20 freiwilligen Probanden aufgrund von 0,4 mg Naloxon, die vor einem standardisierten Alkoholtrunk bzw. BAK-Werten von 0,4‰ appliziert worden waren; vergleichsweise zu Placebo blieb die Reaktionszeitverlängerung und der Leistungsabfall in einer Vierfachwahlreaktionszeitmessung aus. 1981 konnten Jeffcoate et al. [46] ihren Naloxoneffekt bei etwa zweieinhalbfach höheren BAK-Werten nicht bestätigen; sie beschränkten die Naloxonwirksamkeit daher auf relativ niedrige BAK-Werte. Dies wurde von Whaley et al. [82] widerlegt, die bei BAK-Werten um 0,36‰ keinen Naloxoneffekt sichern konnten, ebenso wenig wie Catley et al. [10] bei 10 Probanden mit BAK-Werten von 0,75–0,85‰. Bei 7 ihrer Probanden beobachteten diese Autoren nach Gabe von Naloxon eine Schlafphase von 2–4 h.

Kimball et al. [48] untersuchten Endorphinspiegel und BAK-Werte bei 6 Probanden, ohne sichere Korrelationen feststellen zu können. Sie erwähnen in dieser Studie zwei Naloxonapplikationen (BAK 1,2‰ bzw. 2,19‰); die Naloxonwirkung wird zum BAK-Wert 2,19‰ unzweideutig als „Ernüchterung" (englisch "sobering") bezeichnet. Im zweiten Fall (1,2‰) sei die alkoholische Beeinträchtigung ("alcoholic dysphoria") beseitigt worden.

Die Untersuchung von Mattila et al. [57] – eine 4fache Doppel-blind-Crossover-Studie an 8 Probanden mit statistischer Ableh-nung eines Naloxoneffekts bei experimenteller Alkoholintoxika-tion – läßt einige Fragen offen. Als trendmäßig erwähnte antago-nistische Naloxoneffekte gegenüber Alkoholwirkung – gemessen anhand von Reaktions- und motorischen Nachfahrtests, von Kör-perbewegung und „Balance-Halten" der extraokulären Muskeln – werden nicht näher erläutert. Tabelle 1 zeigt für BAK-Werte von 1,5‰ unter Placebo eine Zunahme der alkoholbedingten Körper-auslenkungen von 28 ± 8 (Ausgangsbefund) auf 71 ± 47 (120 Mi-nutenwert) bzw. 50 ± 23 (180 Minutenwert), während nach Gabe von Naloxon 32 ± 10 (Ausgangsbefund), 49 ± 16 (120 Minuten-wert) bzw. 37 ± 12 (180 Minutenwert) angegeben werden. Auf-grund der bei Placebo exzessiv hohen Variabilität wären Angaben zur statistischen Methodik notwendig, um die Schlußfolgerung be-werten zu können (inhomogene Varianzen?). In Anbetracht der langen Versuchszeit fehlen BAK-Verlaufskontrollen bzw. Anga-ben über Zeitpunkt und Anzahl der BAK-Messungen.

Bird et al. [4] untersuchten bei 39 Probanden mit BAK-Werten um 0,75‰ bzw. 1‰ die Wirkung von 0,4 mg Naloxon mit teils vor, teils nach Alkoholingestion erfolgender Applikation. Die Autoren lehnten die Hypothese der Naloxonwirksamkeit gegenüber Alko-holwirkung ab. Die Studie läßt zwei Einwände unbeantwortet: Bei Abklärung des Naloxoneffekts aufgrund von Prämedikation (Ex-periment 2) lag mit 1‰ ein durchschnittlich 0,2‰ höherer BAK-Spiegel vor als bei Naloxongabe nach Alkoholingestion (Experi-ment 1). Bezogen auf Naloxon stimmten die Meßzeitpunkte der psychologischen Befunderhebung jeweils nicht überein. Die Meß-werterhebungen erfolgten 40 bzw. 70 min (Experiment 2) und ca. 5 min bzw. 40 min (Experiment 1) nach Naloxonapplikation. Auf-grund dessen ist die Gesamtstudie fragwürdig. Die Untersucher zi-tieren selbst Evans et al. [23], welche Naloxonwirkungen im we-sentlichen auf 45 min nach i.v. Applikation beschränken. Danach lägen in der Bird et al.-Studie drei von vier Meßzeitpunkte in der terminalen Wirkphase des Antagonisten; eine Schlußfolgerung be-treffs Naloxonwirksamkeit ist somit nicht möglich.

Tierexperimentelle Untersuchungen

Hemmingsen u. Sörensen [36], Goldstein u. Judson [28] sowie Miceli et al. [62] fanden bei Ratten und Mäusen nach 4- bis 6 tägiger Alkoholgewöhnung keine verifizierbaren Naloxoneffekte; als Beurteilungskriterien dienten die Ausprägung und evtl. Beeinflussung der Entzugssymptomatik. Blum et al. [5] und McGivern et al. [58] berichteten über akute Alkoholwirkungen deutlich abschwächende Naloxoneffekte. Harris u. Erickson [34] betonten dazu, daß konträre Resultate der tierexperimentellen Interaktionsstudien allein schon aufgrund differierender experimenteller Bedingungen (z. B. Tierspezies, Untersuchungsparadigma, metabolische Aspekte etc.) möglich wären.

Zur Beurteilung dieser Studien können die von Herz [38] mitgeteilten Untersuchungsergebnisse beitragen; danach führte akute Alkoholapplikation zu einer Stimulierung endogener Opioidaktivität, während 3 wöchige Alkoholzufuhr eine im Zerebrum nahezu generalisierte Reduktion von Metenkephalin bewirkte. Dies unterstreicht einen offensichtlich bedeutsamen Unterschied zwischen akuter und chronischer Alkoholwirkung.

Auf zellulärer Ebene konnten Blum et al. [6] mit Naloxon der alkoholbedingten Inhibierung der elektrischen Stimulationsantwort am Vas deferens vorbeugen, während in analogen Versuchen am Ileumstreifen Clement [12] keine Aufhebung der alkoholinduzierten Inhibition sah.

Naloxon bei experimentellen und klinischen Schockzuständen sowie im Rahmen der Anästhesiologie

Holaday u. Faden [41] konnten im Tierexperiment mit Naloxon den durch Endotoxin induzierten Schockzustand aufheben; ein Effekt, der zwischenzeitlich bei mehreren Schockformen an verschiedenen Tierarten beobachtet wurde. Freye [24] wies im Tierexperiment mittels Perfusion des IV. Ventrikels beim Hund typisch antagonisierende Naloxoneffekte gegenüber Halothannarkose anhand von Blutdruck-, Herzfrequenz-, Baroreflex- und Vigilanzmessungen nach (dazu auch [25]).

Zwischenzeitlich liegen klinische Beobachtungen zur Naloxonwirksamkeit bei septischem und hämorrhagischem Schock [21, 68, 80, 83] sowie bei Schockzuständen aufgrund von zerebralen und kardialen Infarktgeschehen vor [2, 20, 43].

Eigene Untersuchungen

1. Naloxonanwendungen bei klinisch eindeutig alkoholinduzierten Intoxikationszuständen

Hinsichtlich des klinischen Bilds der akuten Alkoholintoxikation, welches mit steigenden BAK-Spiegeln eine allgemein zentrale Dämpfung erkennen läßt, sei auf Feuerlein [26] sowie Gallant [27] verwiesen. Nach Herz [38] betrifft die Wirkung der „allgemein zentral dämpfenden Mittel" – Schlafmittel, Tranquilizer, Alkohol – grundsätzlich alle Nervenzellen, während Opiate lediglich auf die mit entsprechenden Rezeptoren versehenen Nervenzellen wirken sollen. Die zelluläre Hemmwirkung ist jedoch gemeinsames Wirkprinzip, d. h. auf allgemein dämpfende Substanzen wie auch Opiate zutreffend. So überrascht es nicht, daß auch im klinischen Bild einige Parallelen möglich sind.

Aufgrund unserer Erfahrungen mit in Höchstdosen völlig gefahrloser Naloxonanwendung bei stuporösen Zustandsbildern sowie von der Tetrahydropapaverolin-Hypothese von Davis u. Walsh [18] ausgehend, wandten wir Naloxon bei Patienten an, die mit akuter Alkoholintoxikation in unsere Klinik kamen. Bei der Aufnahmeuntersuchung wurde sichergestellt, daß außer der alkoholbedingten Intoxikation jeglicher Einfluß durch Drogen, Medikamente und Krankheiten ausgeschlossen war. Die weitere Indikationsstellung erfolgte aufgrund des klinischen Bilds der intoxikationsbedingten Beeinträchtigung, wobei sich eine weite Streubreite der später verfügbaren BAK-Werte nicht vermeiden ließ und vereinzelte Patienten trotz hoher BAK-Werte (> 2‰) wegen klinisch nur mäßig ausgeprägter Intoxikationssymptomatik nicht berücksichtigt wurden.

Unter intensivmedizinischer Überwachung (EKG, Respiration, Blutdruck, EEG, Blutgasanalyse, Blutchemie) applizierten wir bei 4 Patienten (BAK-Werte 1,5–3,19‰) mit anamnestisch gehäuftem, jedoch nicht exzessivem Alkoholabusus Naloxon in Dosierungen von 4–28 mg. Es fanden sich eindrucksvolle Soforteffekte in Form einer weitgehenden „Ernüchterung" mit Restitution von sensorischer, motorischer und kognitiver Leistungsfähigkeit [71]. Die Patienten sprachen geordnet und kritisch über die eigenen Alkoholprobleme, sie hatten keinerlei Verlangen nach Alkohol und empfanden nach ca. 1 h Müdigkeit, die zu physiologischem Schlaf mit normalem Weckverhalten führte. Aufgrund dieses eindrucksvollen Wirknachweises beendeten wir die diagnostisch aufwendige Pilotierphase bereits nach 4 Patienten, um weiterführende Untersuchungen mit einem experimentellen Design durchzuführen, welches nur bei freiwilligen Probanden zu realisieren war.

2. Naloxonanwendung bei experimenteller Alkoholintoxikation mittels Selbstversuch

Folgender Selbstversuch des Autors wurde dem kontrollierten Gruppenexperiment vorangestellt.

Methoden

Das Manual zur Blutalkoholberechnung von Grüner u. Rentschler [29] diente zur Berechnung der Gesamtmenge an Bier und Kognak, um eine BAK von 2‰ mit etwa 1 stündiger Alkoholkonsumtion zu erreichen; die jeweilige Bevorzugung von einem der beiden Getränke war dem Probanden überlassen. Spätere gaschromatographische BAK-Bestimmung nach Alkoholingestion bestätigte einen BAK-Wert von 2,1‰ bzw. 2,08‰ unmittelbar vor Naloxongabe. Der zwischenzeitlich mögliche metabolische Alkoholabbau wurde geschätzt und durch geringfügiges Nachtrinken kompensiert.

Experimentell wurde zunächst ein alkoholfreier Ausgangsbefund anhand testpsychologischer und neurophysiologischer Messungen erstellt (d2-Konzentrationstest, Brickenkamp [8]; EWL-K Befindlichkeitsrating, Janke u. Debus [44]; einfache und disjunktive Reaktionszeitmessung sowie EEG und akustisch evozierte Potentiale). Nach 1 stündiger Alkoholingestion und erster Blutprobenentnahme wurde die testpsychologische und neurophysiologische Befunderhebung in zügiger Abfolge innerhalb von ca. 30 min wiederholt. Nach kurzer Pause, kleinem Nachtrunk und zweiter Blutprobenentnahme, unter intensivmedizinischer Überwachung Applikation von 32 mg Naloxon in Fraktionierungen von 4 × 8 mg innerhalb von 10 min; danach erfolgte die dritte Befunderhebung oben beschriebener Meßparameter.

Ergebnis

Der Verlauf des Experiments ließ sich anhand der über jeweils 3 min erstellten Leistungsspektren klar erkennen [72]. Das anfäng-

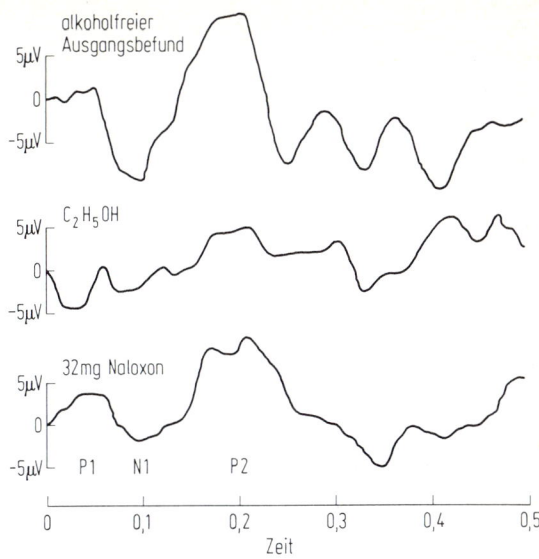

Abb. 1. Experimentelle Alkoholintoxikation, Selbstversuch, akustisch evoziertes Potential (Vertex AEP, 64 Clicks, 65 dB, ISI random 2 s, T = 500 ms); *oben* typischer P1/N1/P2-Komplex (alkoholfreier Ausgangsbefund), *Mitte* weitgehende Deformation des AEP (BAK 2‰) und *unten* restituierter P1/N1/P2-Komplex (Alkohol plus 32 mg Naloxon, 6–7 min post inj.)

lich stabile α-Typ-EEG mit dominanter Frequenz im raschen α-Band zeigte unter Alkoholeinfluß eine desorganisiert-polyrhythmische Auflösung der spektralen EEG-Konfiguration. Nach Applikation von 32 mg Naloxon i. v. kam es zur Reorganisation des posterioren Grundrhythmus mit harmonisierter Aktivitätsausprägung im langsamen α-Band sowie einem Nebengipfel im raschen α-Band. In ähnlicher Weise spiegelte das mittels Klickreizen akustisch evozierte Potential (AEP) den Versuchsablauf wider (Abb. 1). Die zu Beginn typische Ausbildung des akustisch evozierten Potentials geht unter Alkoholwirkung verloren; 32 mg Naloxon i.v. induzierten eine merkliche Rückbildung zur typischen AEP-Form.

Analoge Befundänderungen zeigten die testpsychologischen Leistungsparameter. So hob Naloxon die durch Alkohol einge-

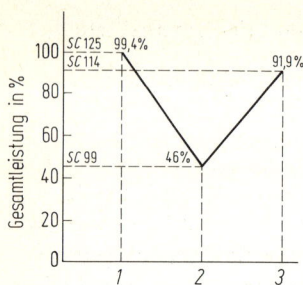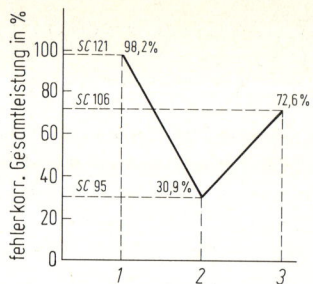

Abb. 2. Experimentelle Alkoholintoxikation, Selbstversuch, d2-Konzentrationstest, Gesamtleistung links, fehlerkorrigierte Gesamtleistung rechts; Altersnorm-Prozent der Scorewerte (*SC*), hohe alkoholfreie Ausgangsleistung (*1*), Leistungseinbruch mit BAK 2‰ (*2*), merkliche Restitution mit BAK 2‰ plus 32 mg Naloxon, 7–12 min post inj. (*3*)

schränkte konzentrative Leistung im d2-Test wieder an (Abb. 2). Die Reaktionszeitmessungen zeigten für monoton-einfache Reaktionsaufgaben eine nahezu signifikante, für disjunktive Reaktionsaufgaben eine deutlich signifikante (p < 5%, Varianzanalyse) Leistungssteigerung nach Naloxongabe. Das subjektive Befindlichkeitsrating ergab einen andersartigen Verlauf. Alkohol führte in den EWL-K-Skalen „Aktivität" und „Extraversion" verglichen mit dem Ausgangsbefund zu einem deutlichen Rückgang der Scorewerte bei gleichzeitiger Anhebung in den EWL-K-Skalen „Introversion" und „Depressivität". Naloxon bewirkte keine Antagonisierung der alkoholbedingten Befindlichkeitsänderung; es wurden vielmehr eine vermehrte Ausprägung der „Desaktiviertheit" sowie eine merkliche Angstsymptomatik angegeben.

Zusammenfassung des Selbstversuchs

1. Naloxon verbesserte das bei einer BAK von 2,1‰ deutlich beeinträchtigte Leistungsverhalten; die subjektiv nur schwerlich zu beeinflussenden EEG- und AEP-Daten wiesen auf eine naloxonbedingte Stabilisierung und Anhebung der Vigilanzfunktionen hin.

2. Demgegenüber fand sich kein positiver Naloxoneffekt auf die subjektive Befindlichkeit; der Proband empfand sich unter Naloxonwirkung weiterhin als desaktiviert, er beschrieb zudem Angstsymptome.

3. Naloxonanwendung bei experimenteller Alkoholintoxikation im Rahmen einer placebokontrollierten Doppelblind-Crossover-Studie

Versuchsplan, Stichprobe, Methoden

Mittels eines placebokontrollierten Doppelblind-Crossover-Designs wurden bei 10 freiwilligen Probanden (gesunde Studenten der Universität Essen, Alter n = 25,6 ± 2,7, Normprofil im Freiburger Persönlichkeitsinventar, unauffällige Alkoholanamnese) Interaktionseffekte von Alkohol mit Naloxon und Placebo untersucht. Die Naloxondosis betrug 2 mg i. v. als Bolusinjektion. Als BAK-Wert wurde 1‰ durch Ingestion von Bier und klarem Schnaps angestrebt; mittels der am klinischen Analysator ACA der Firma DuPont implementierten enzymatischen (ADH) Alkoholbestimmungsmethode [3, 7] stand im eigenen Labor eine quasi On-line-Auswertung zur BAK-Kontrolle zur Verfügung (Bestimmungszeit ca. 2–3 min). Mit bedarfsweisem Nachtrinken konnten wir durchschnittliche BAK-Werte von 1,01‰ ± 0,07‰ (Placebo) bzw. 1,02‰ ± 0,08‰ (Naloxon) mit vereinzelten Maximalabweichungen von ± 0,15‰ sicherstellen.

Das Intervall zwischen den beiden Untersuchungstagen (Placebo- bzw. Naloxongabe) betrug minimal 72 h. Am Untersuchungstag wurden ein alkoholfreier Ausgangsbefund (T0) sowie 10 min nach Beendigung der Alkoholingestion ein Befund unter Alkoholwirkung (T1) und 2 min nach intravenöser Injektion von Placebo bzw. Naloxon der entsprechende Kontroll- und Naloxonbefund (T2) erhoben. Blutproben wurden zu T0, T1, T2 und zum Abschluß des Experiments entnommen. Folgende Messungen wurden durchgeführt:

1. Neurophysiologische Untersuchungen: 5-min-EEG (C3-P3, P3-01, C4-P4, P4-02, Kollodium-Ag/AgCl-Klebeelektroden, rechnergesteuerte Artefaktkontrolle, FFT-Powerspektren).
2. Testpsychologische Untersuchungen: EWL-K-Befindlichkeitsrating, d2-Konzentrationstest, einfache und disjunktive Reaktionszeitmessung.

Ergebnisse

Hirnelektrisches Verhalten. Aufgrund differenzieller Naloxoneffekte im α-Bereich der EEG-Mittelwertspektren mit Reduktion der

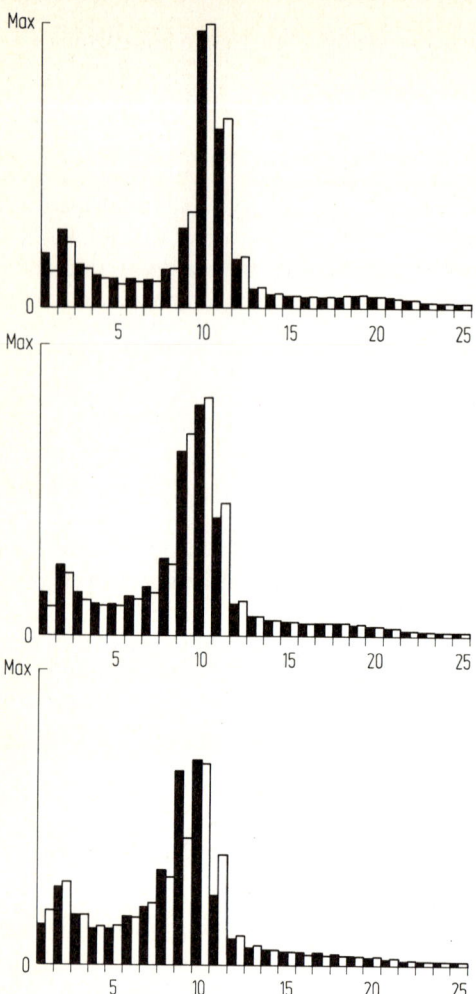

Abb. 3. Experimentelle Alkoholintoxikation, placebokontrollierte Doppelblind-Crossover-Studie, n = 10, gemittelte 3-min-FFT-Powerspektren für parieto-okzipitale EEG-Ableitung links (automatische Artefaktkontrolle, dunkle Säulen Placebo, helle Säulen Naloxon); Spektren des alkoholfreien Ausgangsbefundes (*oben*) sowie bei BAK 1‰ (*Mitte*) weitgehend übereinstimmend; 3–5 min nach Injektion von 2 mg Naloxon i.v. (*unten*) deutlicher α-Effekt mit Powerabnahme im 9-Hz-Band bzw. -zunahme im 11-Hz-Band, kein erkennbarer Naloxoneffekt im Delta-Theta-Band

Abb. 4. Experimentelle Alkoholintoxikation, placebokontrollierte Doppelblind-Crossover-Studie, n = 10, Faktorenanalyse EEG-Spektren, 30 Frequenzvariablen in 1-Hz-Klassen (Spektrum 1–30 Hz), Absolutwerte, Messungen: 4 posteriore EEGs (C4–P4, P4–O2, C3–P3, P3–O1), 3 Meßwiederholungen (Ausgangsbefund To, BAK 1‰ T1, BAK 1‰ plus Substanz i.v. T2), 2 Bedingungen (Placebo versus 2 mg Naloxon i.v.). Die für das Gesamtergebnis besonders charakteristische P3–O1-Auswertung ergab folgende faktorielle Dimensionen (von oben nach unten): Faktor 1 Mischaktivität 28,5% Varianz (11–13/17–24 Hz), Faktor 2 langsame Spektralanteile 29% Varianz (0,5–7 Hz), Faktor 3 Mischaktivität 23,5% Varianz (3–4/12–16/24–28 Hz), Faktor 4 harmonische Resonanzfrequenzen 9,5% Varianz (9/18/27 Hz), Faktor 5 harmonische Alpha/Beta-Aktivität (10/20 Hz)

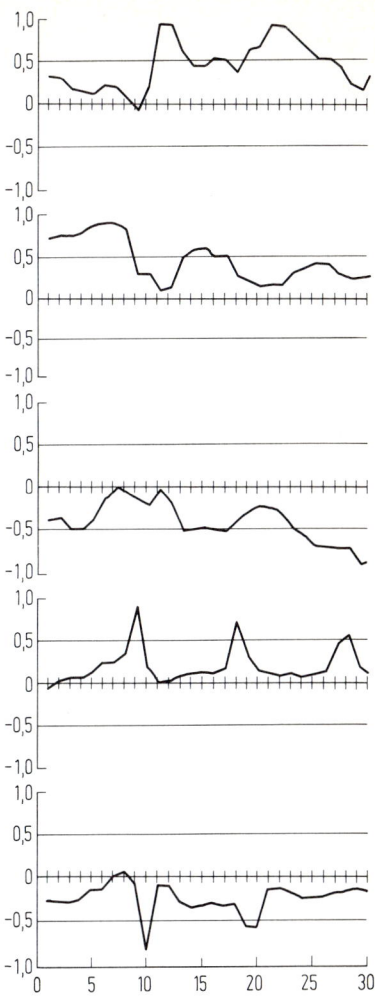

9 Hz-Power und Zunahme im 11 Hz-Band (Abb. 3) führten wir eine faktorenanalytische Auswertung durch. Die EEG-Spektren der vier posterioren Ableitekanäle zu je 30 1 Hz-Klassen über 3 Meßwiederholungen und 2 Bedingungen (Placebo/Naloxon) bei 10 Probanden wurden sowohl als Supermatrix (total 240 Spektren) als

auch pro Elektrodenposition (60 Spektren) analysiert. Die fünffaktorielle Lösung für P3-01 (Abb. 4) erwies sich als besonders charakteristisch für das Gesamtergebnis: Bei 93% Varianzausschöpfung ergaben sich zum einen hinlänglich bekannte EEG-Faktoren (Nr. 1, 2, 3 und 5 mit jeweils 28,5, 29,0, 23,5 und 9,5% an extrahierter Varianz), zum anderen ein neuer, besonders über P3-01 betonter Faktor (Nr. 4, 9,5%iger Varianz) mit scharf umrissenen harmonischen Frequenzen bei 9, 18 und 27 Hz. Aufgrund der Faktorscoreverläufe (Abb. 5 a und b) zeigte dieser Faktor eine alkoholbedingte Aktivierung, die unter Naloxon – nicht jedoch unter Placebo – wieder vollständig aufgehoben wurde (zweifaktorielle Varianzanalyse, wiederholte Messungen, Naloxonverlauf $p < 5\%$, Verlaufspolynom 2. Grades $p < 5\%$). Die übrigen Faktoren ergaben keine statistisch gesicherten Effekte. Der unmittelbare Differenzverlauf zwischen Placebo und Naloxon (Vorgehen: Anfangswertnormierung und punktweise Differenzbildung zwischen den Bedingungen) deutete einen antagonistischen Naloxoneffekt auch für den Faktor 5 (mit harmonischen 10- und 20-Hz-Anteilen) an.

Leistungsverhalten. Deutliche Naloxoneffekte (signifikante Interaktion Naloxon versus Placebo, $p < 1\%$) konnten wir anhand von Reaktionszeitmessungen unter Verwendung akustischer bzw. visueller Stimuli sowie einer disjunktiven Reaktionszeitprüfung nachweisen (Abb. 6). In allen Reaktionszeitmessungen fand sich aufgrund von Naloxon eine schnellere Reizbeantwortung als unter Placebo; der alkoholbedingte Leistungsabfall wurde insbesondere unter der schwierigeren Aufgabenstellung einer disjunktiven Wahlreaktion durch Naloxon praktisch aufgehoben. Die Ergebnisse des d2-Konzentrationstests ergaben für das fehlerkorrigierte Gesamtresultat keine verwertbaren Verlaufsunterschiede zwischen beiden Testbedingungen. Unter Naloxon zeigte sich jedoch eine Verringerung der Fehlerrate bis unterhalb des mittleren Ausgangswerts (Interaktion $p < 5\%$).

Befindlichkeit. Das subjektive Befindlichkeitsrating mittels EWL-K ergab bei zwei Skalen bemerkenswerte Ergebnisse. Die „emotionale Gereiztheit" nahm insgesamt zu ($p < 5\%$) mit nur geringer Anhebung unter Placebo, jedoch signifikanter Zunahme unter Na-

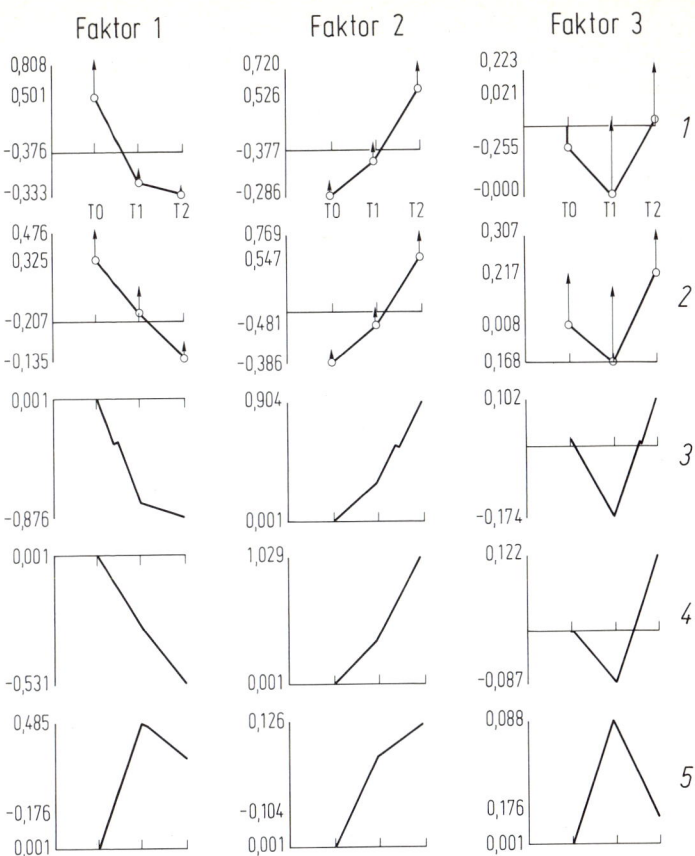

Abb. 5a: Mittlere Faktorscoreverläufe der Frequenzfaktoren 1–3 für P3–O1; jeweils von oben nach unten: *1* Placebo, *2* Naloxon, *3* anfangswertnormierter Placeboverlauf, *4* anfangswertnormierter Naloxonverlauf, *5* Verlaufsdifferenz aus *3–4*. Skalierung der Scorewerte: bei *1* und *2* jeweils von oben nach unten, Maximum plus Standardfehler, Maximum, Minimum plus Standardfehler, Minimum; bei *3* und *4* Maximaldifferenzen zu Anfangswert; bei *5* jeweils Maximaldifferenzen *3–4* sowie Anfangswertdifferenz *2–1*. 2 faktorielle Varianzanalyse, wiederholte Messungen To (Ausgangswert), T1 (BAK 1‰) und T2 (Placebo bzw. Naloxon i.v.): Faktor 1 und 2 signifikanter Zeitverlauf (p < *Γ‰*) *ohne* Unterschied zwischen Placebo- und Naloxonmessung. Faktor 3: keine signifikanten Effekte

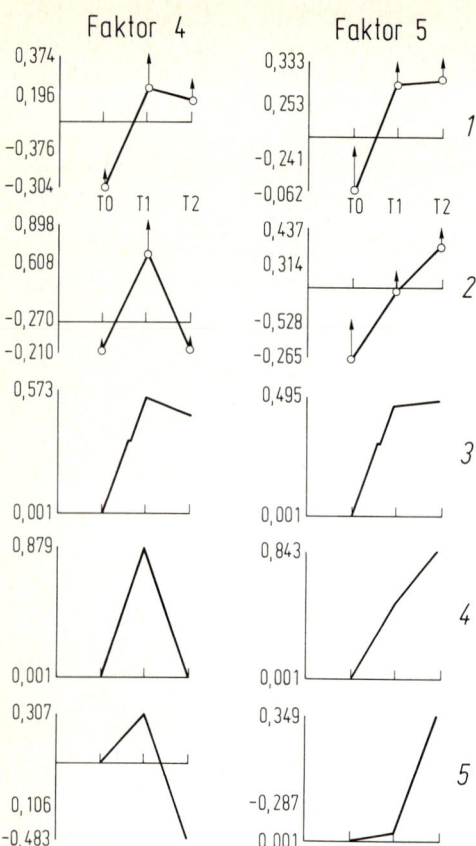

Abb. 5 b. Mittlere Faktorscoreverläufe für Faktor 4 und 5 (P3–O1); Darstellung wie Abb. 5 a; der harmonische Frequenzfaktor 4 (9/18/27 Hz) zeigt in *1, 2, 3* und *4* eine alkoholbedingte Aktivierung, die – in *2* und *4* zu erkennen – durch Naloxon vollständig antagonisiert wird (2 faktorielle Varianzanalyse, Naloxonverlauf $p < 5\%$, Verlaufspolynom 2. Ordnung $p < 5\%$). Für Faktor 5 nichtsignifikanter Naloxoneffekt im Differenzverlauf (*5*)

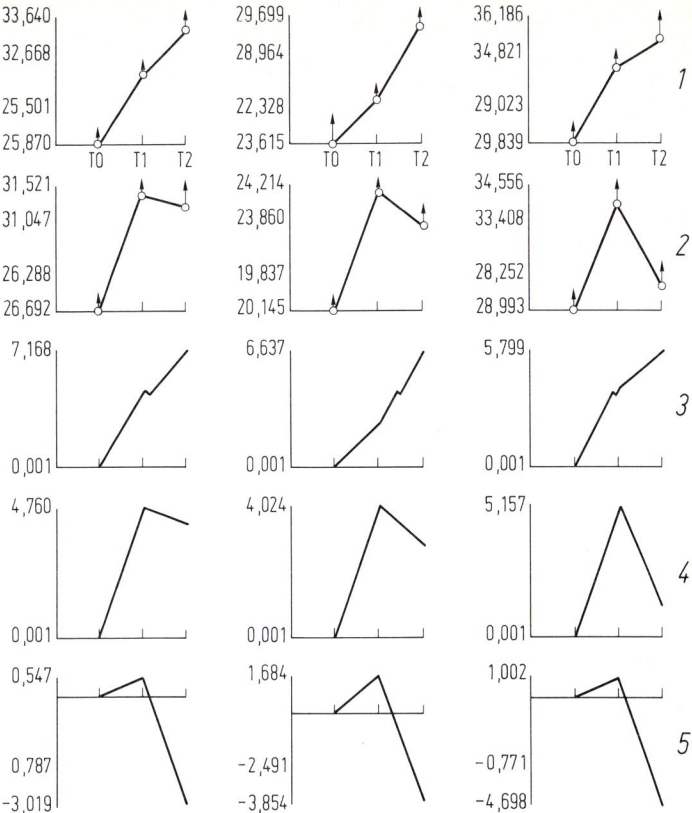

Abb. 6. Naloxoneffekte anhand von Reaktionszeitmessungen, experimentelle Alkoholintoxikation, placebo-kontrolliert, n = 10; monotone Lichtreize (*links*), Tonreize (*Mitte*), disjunktive Wahlreaktion (*rechts*, Li + To). Zeiteinheit 10 ms, sonstige Darstellung wie Abb. 5a; bei disjunktiver Reaktion (*rechts* T1) alkoholbedingte Reaktionszeitverlängerung um ca. 55 ms, signifikante naloxonbedingte Renormalisierung (T2) um ca. 40 ms (Interaktion p < 5%, Naloxonverlauf p < 1%); bei monotoner Reizdarbietung geringere Naloxonwirkung

141

loxon (p < 5%). Zudem fand sich ein naloxonbedingter, tendenziell signifikanter Rückgang der „Benommenheit" (10% > p > 5%).

Zusammengefaßt ließen sich in einer placebokontrollierten Doppelblind-Crossover-Studie mit 10 freiwilligen Probanden antagonistische Naloxoneffekte auf alkoholinduzierte EEG-Veränderungen – allerdings nicht im Sinne einer Globalwirkung – beobachten. Unter Alkohol aktivierte harmonische Frequenzkomponenten – meßbare Korrelate synchronisierter Resonanzeigenschaften des Gehirns im Rahmen neurophysikalischer Modelle – wurden durch Naloxon vollständig aufgehoben. Das mit subjektiver Müdigkeit korrelierte Delta-Theta-Band sowie die aus raschen α- und mittelschnellen β-Anteilen gebildete Mischaktivität erlaubte hingegen keine Differenzierung zwischen Placebo und Naloxon. Zudem fand sich die bereits im Selbstversuch des Autors beschriebene – jetzt signifikant abgesicherte – Verbesserung im Leistungsverhalten aufgrund verschiedener Reaktionszeitmessungen sowie signifikant geringeren Fehlern im d2-Konzentrationstest. Das subjektive Befindlichkeitsrating mittels EWL-K führte unter Naloxon zu einer signifikanten Zunahme der „emotionalen Gereiztheit" im Sinne einer vermehrt dysphorischen Stimmungsauslenkung; auch dies steht mit der im Selbstversuch unter Naloxon eher negativ gefärbten Befindlichkeit in Übereinstimmung. Die Ausprägung der EWL-K-Skala „Benommenheit" nahm unter Naloxon jedoch deutlich ab.

Diskussion und Zusammenfassung

Unsere Untersuchungsserie, welche die Naloxonwirksamkeit bei alkoholinduzierten Zustandsbildern überprüfte, umfaßte zunächst eine klinische Pilotstudie, dann einen Selbstversuch und schließlich eine placebokontrollierte Doppelblind-Crossover-Studie mit freiwilligen Probanden. Übereinstimmend ließen sich Rückbildungseffekte alkoholbedingter Auffälligkeiten der hirnelektrischen Aktivität und des Verhaltens finden. Unsere EEG-Daten zeigten, daß eine spezifische zentralnervöse Alkoholwirkung – nämlich eine mit harmonischem Frequenzverhalten einhergehende α-Synchronisierung – durch Naloxon praktisch aufgehoben wird. Harmonisches Frequenzverhalten indiziert eine erhöhte zerebrale Synchronisationslcistung mit punktförmig eingeengter Akzeptanz von Außenreizen. In der Elektroenzephalographie ist ein solches EEG-Verhalten unter Flickerlichtstimulation hinreichend bekannt. Neurophysikalisch handelt es sich um ein kortikales Resonanzphänomen, das von einer Grundschwingung ausgeht. Die faktorenanalytisch gefundenen harmonischen Frequenzkomponenten mit Maxima bei 9, 18 und 27 Hz stellen eine orthogonal eigenständige Datendimension dar. Aufgrund der dazu antagonistischen Naloxonwirkung und der psychophysischen Interpretierbarkeit dieses Phänomens, handelt es sich um einen neuen, grundlegend interessanten Befund, welcher weiter abgeklärt werden sollte.

Die übrigen Teilaspekte elektrophysiologisch faßbarer Gehirnfunktionen ergaben in der kontrollierten Doppelblindstudie keine verwertbaren Hinweise für einen Unterschied zwischen Naloxon und Placebo. Bei den höheren BAK-Werten der klinischen Pilotstudie und des Selbstversuchs führten relativ hoch angesetzte Naloxondosen zu Wirkeffekten, die viel eher mit einer generellen Vigilanzanhebung zu erklären sind. Dies steht durchaus im Einklang mit dem alkoholbedingten Synchronisationsbefund unserer placebokontrollierten Untersuchung, da ausgeprägtere Beeinträchtigungen der Vigilanz gleichbedeutend sind mit einer Vermehrung langsamer synchronisierter Schwingungskomponenten des Gehirns. Der anhand von drei unterschiedlichen Untersuchungen beschriebene Naloxoneffekt auf alkoholbedingte EEG-Veränderungen könnte sehr wohl graduelle Abstufungen des gleichen Wirkmechanismus bei unterschiedlichen BAK-Werten darstellen. Die Naloxonwirkung würde in diesem Zusammenhang eine Reduktion der durch Alkohol aktivierten zerebralen Synchronisationseigenschaften bedeuten. Dies hätte eine vermehrte objektorientierte Desynchronisationsfähigkeit zur Folge, womit das unter Naloxon in allen Untersuchungen verbesserte Leistungsverhalten vereinbar ist. Warum sich im subjektiven Befinden – sowohl im Selbstversuch als auch in der placebokontrollierten Studie – eine dysphorisch gefärbte „Ernüchterung" einstellte, ist nicht ohne weiteres zu erklären. Unserer Auffassung nach kann ein metabolisch bedingtes „Unwohlsein" nicht ausgeschlossen werden.

Naloxon wäre somit nicht ein global wirkender Antagonist gegenüber der Alkoholwirkung an sich, sondern ein pharmakogenes

Agens zur selektiven Beeinflussung alkoholbedingter depressorischer ZNS-Effekte. Der so eingeengte Wirkmechanismus scheint ein bedeutsames Wirkspektrum aufzuweisen, insofern als sich für klinisch relevante Aspekte der akuten Alkoholwirkung eine protektive Beeinflussungsmöglichkeit im therapeutischen Sinn anbietet. Neuro- und psychophysiologisch gesehen würden wir die Restitution zerebraler Vigilanzfunktionen und die damit erzielbare Herauslösung aus der intoxikationsbedingten „Betäubung" als das protektive Wirkprinzip bezeichnen.

Insgesamt weisen unsere Befunde zwingend – vorausgesetzt daß die Spezifität des reinen Morphinantagonisten Naloxon nicht in Frage gestellt wird – auf eine Involvierung endogener Opioidmechanismen infolge akuter Alkoholingestion hin. Da die beobachteten Naloxoneffekte keinen direkten Antagonismus gegenüber unmittelbaren Alkoholmetaboliten reflektieren dürften, müssen sie als Indiz einer Interaktion mit morphinaktiven Substanzen, die z. Z. allerdings noch nicht eindeutig zugeordnet werden können, bewertet werden. Als verantwortlicher Wirkmechanismus bieten sich mehrere Alternativen an:

1. eine gesteigerte endogene Opioidaktivität, welche unmittelbar durch Alkoholmetaboliten, wahrscheinlich aber sekundär über zerebrale Transmittersysteme stimuliert wird,
2. die Bildung morphinaktiver alkaloider Kondensationsprodukte in Übereinstimmung mit der Tetraisochinolinhypothese der Alkoholwirkung,
3. die Entstehung morphinaktiver Substanzen aufgrund bisher noch unbekannter alkoholabhängiger Induktions- und Wirkeffekte, die erst mit weiteren Erkenntnissen der biochemischen Forschung zu entschlüsseln sind,
4. eine durch „Körperstreß" hervorgerufene endogene Opioidaktivierung, die allerdings bei BAK-Werten um 1‰ – wie in unserer Doppelblindstudie – unwahrscheinlich ist, bei alkoholbedingten Komata jedoch eine Rolle spielen könnte.

Unsere eigenen Untersuchungsergebnisse sowie die berichteten klinischen und experimentellen Naloxonstudien zur akuten Alkoholwirkung sowie der gegenwärtige Stand in der Erforschung endogener Opioide und alkaloider Kondensationsprodukte lassen zusammengenommen erkennen, daß für die Naloxonbehandlung der Alkoholvergiftung bedeutsame Fragen hinsichtlich therapeutischer Effizienz und biologischer Wirkmechanismen noch nicht mit ausreichender Konsistenz geklärt sind; andererseits haben sich ohne Zweifel Erfahrungen angesammelt, welche eine Fortsetzung der Alkohol-Naloxon-Forschung in Form klinisch kontrollierter Studien sowie im Bereich der Grundlagenwissenschaften dringlichst nahelegen.

Literatur

1. Barros S, Rodriguez G (1981) Naloxone as an antagonist in alcohol intoxication. Anesthesiology 54:174
2. Baskin DS, Hosobuchi Y (1981) Naloxone reversal of ischaemic neurological deficits in man. Lancet II:272–275
3. Bergmeyer HU (1965) Methods of enzymatic analysis. Academic Press, New York
4. Bird KD, Chesher GB, Perl J, Starmer GA (1982) Naloxone has no effect on ethanol-induced impairment of psychomotor performance in man. Psychopharmacology 76:193–197
5. Blum K, Futterman S, Wallace JE, Schwertner HA (1977) Naloxone-induced inhibition of ethanol dependence in mice. Nature 265:49–51
5a. Blum K (1980) Alcohol and opiates. A review of common mechanism. In: Lacasse L, Levy M, Manzo L (eds) Neurotoxikology. Pergamon, Oxford, pp 71–90
6. Blum K, Briggs AH, DeLallo L, Elston SFA (1980) Naloxone antagonizes the action of low ethanol concentrations on mouse vas deferens. Subst Alcohol Actions Misuse 1:327–334
7. Bonnichsen R, Lundgren J (1957) Comparison of the ADH and the Widmark procedures for determining alcohol. J Acta Pharmacol Toxicol 13:256–266
8. Brickenkamp R (1962): d2-Aufmerksamkeitsbelastungstest. Hogrefe, Göttingen
9. Buckholtz NS (1980): Neurobiology of tetrahydro-β-carbolines. Life Sci 27:893–903
10. Catley DM, Lehane JR, Jones JG (1981): Letter to the editor: Failure of naloxone to reverse alcohol intoxication. Lancet I:1263
11. Cholewa L, Pach J, Macheta A, Mitka A (1982) Effect of naloxone on the alcoholic coma. 10th Int. Congr. Europ. Assoc. Poison Control Centers, Brighton (Abstract)
12. Clement JG (1980) Investigations into the mechanisms of morphine and ethanol inhibition in the guinea pig ileum longitudinal muscle strip. Can J Physiol Pharmacol 58:265–270
13. Cohen G (1976) Alkaloid products in the metabolism of alcohol and biogenic amines. Biochem Pharmacol 25:1123–1128

14. Cohen G (1979) Interaction of catecholamines with acetaldehyde to form tetrahydroisoquinoline neurotransmitters. In: Sharp CW, Abood L (eds) Membrane mechanisms of drugs of abuse. Progr Clin Biol Res 27:73–90

15. Cohen G, Collins M (1970) Alkaloids from catecholamines in adrenal tissue: Possible role in alcoholism. Science 167:1749–1751

16. Collins MA (1980) Neuroamine condensations in human subjects. 87–102. In: Begleiter H (ed.) Biological effects of alcohol. Plenum, New York

17. Collins M, Cohen G (1968) Tissue catecholamines condense with acetaldehyde to form isoquinoline alkaloids. Am Chem Soc 156th Nat. Meeting, Abstr 274

18. Davis VE, Walsh M (1970) Alcohol, amines and alkaloids: A possible biochemical basis for alcohol addiction. Science 167:1005–1007

19. Davis VE, Cashaw JL, McMurtrey KD (1980) Catecholamine-derived alkaloids in dependence. In: Richter D (ed) Addiction and brain damage. Croom Helm, London, pp 17–45

20. Dirksen R, Otten MH, Wood GJ, Verbaan CJ, Haalebos MP, Verdouw PV, Nijhuis GMM (1980) Letter to the Editor: Naloxone in shock. Lancet II:1360–1361

21. Dirksen R, Wood GJ, Nijhuis GMM (1981) Letter to the editor: Mechanism of naloxone therapy in the treatment of shock. A hypothesis. Lancet I:607–608

22. Dole VP, Fishman J, Goldfrank L, Khanna J, McGivern RF (1982) Arousal of ethanol-intoxicated comatose patients with naloxone. Alcoholism 6:275–279

23. Evans JM, Hogg MJ, Lunn JN, Rosen M (1974) Degree and duration of effects of morphine in conscious subjects. Br Med J II:589–591

24. Freye E (1982) Opiatrezeptoren im Gehirn. Ihre Bedeutung für Blutdruck, Herzfrequenz, Baroreflexfunktion und Vigilanz. Perimed, Erlangen

25. Freye E, Schenk GK (1982) Die praktische Bedeutung endogener Opiate (Endorphine). Anästh Intensivmed 23:280–290

26. Feuerlein W (1979) Alkoholismus – Mißbrauch und Abhängigkeit. Thieme, Stuttgart

27. Gallant DM (1982) Psychiatric aspects of alcohol intoxication, withdrawal and organic brain syndromes. In: Solomon J (ed) Alcoholism and clinical psychiatry. Plenum, New York, pp 141–162

28. Goldstein A, Judson BA (1971) Alcohol dependence and opiate dependence: Lack of a relationship in mice. Science 172:290–292

29. Grüner O, Rentschler E (1976) Manual zur Blutalkohol-Berechnung. Heymann, Bonn München

30. Guerin JM, Friedberg G (1982) Naloxone and ethanol intoxication. ACP, Ann Intern Med 97/6:932

31. Guillemin R, Ling N, Burgess R (1976) Endorphins, hypothalamic and neurohypophyseal peptides with morphinomimetic activity – Isolation

and primary structure of alpha-endorphin. Comptes Rendus Hebdomadaires des Séances de l'Academie des Sciences (Paris) 282:783–785

32. Halushka PV, Hoffman PC (1970) Alcohol addiction and tetrahydropapaverolin. (With reply from V. E. Davis and M. Walsh.) Science 169:1104–1106

33. Hamilton MG, Hirst M (1980) Mini-review: Alcohol-related tetrahydroisoquinolines: Pharmacology and identification. Subst Alcohol Actions Misuse 1:121–144

34. Harris RA, Erickson CK (1979) Alterations of ethanol effects by opiate antagonists. In: Galanter M (ed) Currents in Alcoholism, vol 5. Grune & Stratton, New York, pp 17–25

35. Havemann U, Kuschinsky K (1982) Neurochemical aspects of the opioid-induced "catatonia". Neurochem Int 4/4:199–215

36. Hemmingsen R, Sörensen SC (1980) Absence of an effect of naloxone on ethanol intoxication and withdrawal reactions. Acta Pharmacol Toxicol 46:62–65

37. Herz A (1980) Pharmacological modulation of opiate-like peptide systems. Pharmacol Biochem Behav [Suppl] 1:265–268

38. Herz A (1980) Biochemische und pharmakologische Aspekte der Drogensucht. Spektrum der Wissenschaft 3:79–89

39. Hoffman PL, Tabakoff B (1980) Modification of dopamine receptor – metiated processes after chronic ethanol intoxication: A possible mechanism. In: Begleiter H (ed) Biological effects of alcohol. Plenum, New York, pp 21–42

40. Hoffman PL, Urwyler S, Tabakoff B (1982) Alterations in opiate receptor function after chronic ethanol exposure. J Pharmacol Exp Ther 222:182–189

41. Holaday JW, Faden AI (1978) Naloxone reversal of endotoxin hypotension suggests role of endorphins in shock. Nature 275:450–451

42. Hughes J, Smith TW, Kosterlitz HW, Fothergill LA, Morgan BA, Morris HR (1975) Identification of two related pentapeptides from the brain with potent opiate agonist activity. Nature 258:577–579

43. Iselin HU, Weiss P (1981) Letter to the editor: Naloxone reversal of ischaemic neurological deficits. Lancet II:642–643

44. Janke W, Debus G (1977) Die Eigenschaftswörterliste (EWL-K) – Ein Verfahren zur Erfassung der Befindlichkeit. Hogrefe, Göttingen

45. Jeffcoate WJ, Herbert M, Cullen MH, Hastings AG, Walder CP (1979) Prevention of effects of alcohol intoxication by naloxone. Lancet II:1157–1159

46. Jeffcoate WJ, Hasting AG, Cullen MH, Herbert M (1981) Letter to the editor: Naloxone and ethanol antagonism. Lancet I:1052

47. Jefferys DB, Flanagan RJ, Volans GN (1980) Letter to the editor: Reversal of ethanol-induced coma with naloxone. Lancet I:308–309

48. Kimball CD, Huang SM, Torget CE, Houck JC (1980) Letter to the editor: Plasma ethanol, endorphin, and glucose experiment. Lancet II:418–419

49. Köbberling J, Weber M (1980) Facial flush after chlorpropamide-alcohol and enkephalin. Lancet I:538

50. Lancet-Editorial (1982) Naloxone for alcohol poisioning? Lancet II:80

51. Lieber CS (ed) (1977) Metabolic aspects of alcoholism. MTP, Lancaster

52. Leslie RDG, Pyke DA, Stubbs WA (1979) Sensitivity to enkephalin as a case of non-insulin dependent diabetes. Lancet I:341–343

53. Lignian H, Fontaine J, Askenase R (1982) Naloxone and alcoholic intoxication. ACP, Ann Intern Med 97/3:455

54. Lyon LJ, Antony J (1982) Reversal of alcoholic coma by naloxone. ACP, Ann Intern Med 96/4:464

55. Mackenzie AI (1979) Letter to the editor: Naloxone in alcohol intoxication. Lancet I:733–734

56. Marshall AM, Hirst M (1976) Potentiation of ethanol narcosis by dopamin- and L-dopa-based isoquinolines. Experientia 32:201–203

57. Matilla MJ, Nuotto E, Seppala T (1981) Letter to the editor: Naloxon is not an effective antagonist of ethanol. Lancet I:775–776

58. McGivern RF, Harris JM, Yessaian N, Kastin AJ, Coy D, Sandman CA, Noble EP (1980) Antagonism of ethanol induced sleep-time by alpha-MSH, MSH/ACTH and naloxone. Subst Alcohol Actions Misuse 1:4–10, 335–342

59. Melchior CL, Myers RD (1977) Preference for ethanol evoked by tetrahydropapaveroline (THP) chronically infused in the cerebral ventricle of the rat. Pharmacol Biochem Behav 7:19–35

60. Melchior CL, Myers RD (1977) Alcohol drinking in the rat after chronic injection of THP, salsolinol or noreleagnin in the brain. In: Thurman RC, Williamson JR, Drott HR, Chance B (eds) Alcohol and aldehyde metabolizing systems, vol III. Academic Press, New York, pp 545–554

61. Melchior CL, Collins MA (1982) The route and significance of endogenous synthesis of alkaloids in animals. CRC, Crit Rev Tox 9:313–356

62. Miceli D, Marfaing-Jallat P, Le Magnen J (1970) Failure of naloxon to affect initial and acquired tolerance to ethanol in rats. Eur J Pharmacol 63:327–333

63. Moss LM (1973) Naloxone reversal of non-narcotic induced apnea. J Am Coll Emerg Phys 2:46–48

64. Myers RD, Melchior CL (1977) Differential action on voluntary alcohol intake of tetrahydroisoquinolines or a β-carboline infused chronically into the ventricle of the rat. Pharmacol Biochem Behav 7:381–392

65. Myers RD, Üblinger MM (1977) Alcohol drinking in the rat induced by acute intracerebral infusion of two tetrahydroisoquinolines and a β-carboline. Drug Alcohol Depend 2:469–483

66. Myers RD, Hoch DB (1979) Localization of sites in the brain mediating alcohol drinking induced by tetrahydropapaveroline (THP). In: Galanter M (ed) Currents in alcoholism, vol V. Grune & Stratton, New York, pp 29–44

67. Pert CB, Snyder SH (1973) Opiate receptor: Demonstration in nervous tissue. Science 179:1011–1014

68. Peters WP, Friedman PA, Johnson MW, Mitch WE (1981) Pressor effect of naloxone in septic shock. Lancet I:529–532

69. Robbins JM (1968) Alkaloid formation by condensation of biogenic amines with acetaldehyde. Clin Res 16:350

70. Ross DH, Medina MA, Cardenas HL (1974) Morphine and ethanol selective depletion of regional brain calcium. Science 186:63–64

71. Schenk GK, Enders P, Engelmeier M-P, Ewert T, Herdemerten S, Köhler K-H, Lodemann E, Matz D, Pach J (1978) Application of the morphine antagonist naloxone in psychic disorders. Arzneimittelforsch 28:1274–1277

72. Schenk GK (1981) Psychotischer Stupor – eine Endorphinstörung? In: Reimer F (Hrsg) Somatische Psychiatrie – Neue Aspekte in Forschung und Therapie. Weissenhof, Dr. Jens Kunow, Weinsberg, S 65–101

73. Schöpf C, Bayerle H (1934) Zur Frage der Biogenese der Isochinolinalkaloide: Die Synthese des 1-Methyl-6,7-dioxy-1,2,3,4-tetrahydro-isochinolins unter physiologischen Bedingungen. Liebig Ann Chem 513:190–205

74. Schulz R, Wüster M, Duka T, Herz A (1980) Acute and chronic ethanol treatment changes endorphin levels in brain and pituitary. Psychopharmacology 68:221–227

75. Seevers MH (1970) Morphine and ethanol physical dependence: A critique of a hypothesis. (With reply from V. E. Davis and M. Walsh.) Science 170:1113–1115

76. Simon EJ, Hiller JM, Edelman I (1973) Stereospecific binding of the potent narcotic analgesic 3H-etorphine to rat brain homogenate. Proc Natl Acad Sci USA 70:1947–1949

77. Sörennsen SC, Mattison K (1978) Letter to the editor: Naloxone as an antagonist in severe alcohol intoxication. Lancet II:688–689

78. Terenius L (1973) Characteristics of the "receptor" for narcotic analgesics in synaptic plasma membrane fractions from rat brain. Acta Pharmacol Toxicol (Kbh) 33:377–384

79. Tilton JE, Worden M (1982) Of mice, men and martinis. The biogenetics of alcoholism. Alcoholism 6:31–33

80. Tiengo M (1980) Letter to the editor: Naloxone in irreversible shock. Lancet II:690

81. Vereby K, Blum K (1979) Alcohol euphoria: Possible mediation via endophinergic mechanism. J Psychedelic Drugs 11:305–311

82. Whaley LJ, Freeman CP, Hunter J (1981) Letter to the editor: Role of endogenous opioids in alcoholic intoxication. Lancet II:89

83. Wright DJM, Phillips M, Weller MPI (1980) Letter to the editor: Naloxone in shock. Lancet II:1361
84. Yamanka Y, Walsh MJ, Davis VE (1970) Salsolinol, an alkaloid derivative of dopamine formed in vitro during alcohol metabolism. Nature 227:1143–1144

10 Gibt es biochemische Verknüpfungen zwischen den Wirkungen von Alkohol und Opiaten? Tetrahydroisochinoline und alternative Möglichkeiten

S. Urwyler

Einführung

Im Zusammenhang mit der Erforschung der Wirkungsmechanismen der beiden Drogen Alkohol und Opium erscheint die Frage nach möglichen gemeinsamen Elementen fast als naheliegend. Aus Überlegungen, die auf Beobachtungen über die Einflüsse des Äthanolkonsums auf den Stoffwechsel der Katecholamin-Neurotransmitter Dopamin und Noradrenalin beruhten, schälte sich anfangs der 70er Jahre die Substanzklasse der Tetrahydroisochinoline (THIQ's) als ein solcher möglicher gemeinsamer Nenner heraus [15, 26]. Zum Thema sind seither zahlreiche Übersichtsartikel erschienen (z. B. [14, 23, 59]).

Die erwähnten Transmitteramine werden zunächst durch Monoaminoxidase (MAO) zum entsprechenden Aldehyd abgebaut, welcher dann entweder durch Aldehydreduktase zum entsprechenden Alkohol reduziert oder durch Aldehyddehydrogenase zur entsprechenden Säure weiteroxidiert wird. Das dritte Enzym ist dasselbe wie jenes, welches in der Leber den aus Äthanol gebildeten Azetaldehyd weiter zu Essigsäure umsetzt. Davis et al. [24, 25] haben eine Hemmung des oxidativen Abbaus der von Monoaminen abgeleiteten Aldehyde und eine Verschiebung in Richtung des reduktiven Weges nach Äthanolkonsum nachweisen können. Die Befunde von Lahti und Majchrowicz [45, 46], wonach Azetaldehyd die Aldehyddehydrogenase kompetitiv hemmen kann, deuten darauf hin, daß dieser Primärmetabolit des Äthanolstoffwechsels an den beobachteten Veränderungen im Abbau der Transmitteramine beteiligt sein könnte.

Da Dopamin – im Gegensatz zu Noradrenalin – normalerweise bevorzugt oxidativ (zu Dihydroxyphenylessigsäure) abgebaut wird, müßte sich eine solche Hemmung der Aldehyddehydrogena-

151

se auf den Dopaminstoffwechsel besonders deutlich auswirken. Die kleinere Kapazität des reduktiven Weges würde zu einem Anstau des chemisch sehr reaktiven Dihydroxyphenylazetaldehyds („Dopaldehyd") führen, welcher sich unter diesen Umständen vermutlich an anderen Reaktionen beteiligen könnte. Holtz et al. [38] haben schon 1964 berichtet, daß eine Inkubation von Lebermitochondrien des Meerschweinchens mit Dopamin in Abwesenheit des Kofaktors (NAD$^+$) für Aldehyddehydrogenase in der Bildung von *Tetrahydropapaverolin (THP)* resultierte. THP entsteht in der „Pictet-Spengler-Reaktion" als Kondensationsprodukt des von Dopamin abgeleiteten Dopaldehyds mit einem zweiten Molekül der Muttersubstanz Dopamin (Abb. 1). Davis et al. [28] zeigten dann die Bildung von THP aus Dopamin in Rattenhirn und -leber in vitro nach kompetitiver Hemmung der Aldehyddehydrogenase durch Azetaldehyd. Dabei entstand zusätzlich neben THP auch das direkte Pictet-Spengler-Kondensationsprodukt aus Dopamin und Azetaldehyd, *Salsolinol* (Abb. 1). Cohen [13] demonstrierte die Bildung von Tetrahydroisochinolinen aus Adrenalin durch Perfusion von Rinder-Nebennierenmark in vitro mit Azetaldehyd. Analoge Reaktionen sind grundsätzlich auch mit Indolaminen möglich (z. B. Serotonin oder Tryptamin), wobei die Tetrahydro-β-Carboline entstehen, auf die in diesem Beitrag nur am Rande eingegangen werden kann. Es sei diesbezüglich auf die einschlägigen Übersichtsartikel verwiesen [10, 37, 69].

Die strukturelle Ähnlichkeit von THP mit Morphin ist offensichtlich (Abb. 1). In der Tat ist THP eine Vorstufe des Morphins in dessen Biosynthese in der Mohnpflanze [41]. Die Gruppe um Davis [22, 26] schlug daher vor, daß THIQ-Alkaloide im Gefolge von Äthanolkonsum gebildet werden, wie Morphin wirken und damit einen gemeinsamen Nenner zwischen der Äthanol- und der Opiatabhängigkeit bilden könnten. Sie bezogen auch die theoretische Möglichkeit mit in ihr Konzept ein, daß THP zu pharmakologisch wirksamen Alkaloiden vom Aporphin-, Morphin- oder Tetrahydroberberintyp weiter umgewandelt werden könnte [11, 23, 28].

An dieser Hypothese setzte alsbald Kritik ein, die auf den bekannten Unterschieden zwischen Alkohol- und Morphinabhängigkeit sowie auf der fehlenden Kreuztoleranz und -abhängigkeit zwischen Äthanol und Opiaten, welche man eigentlich beim Vorliegen

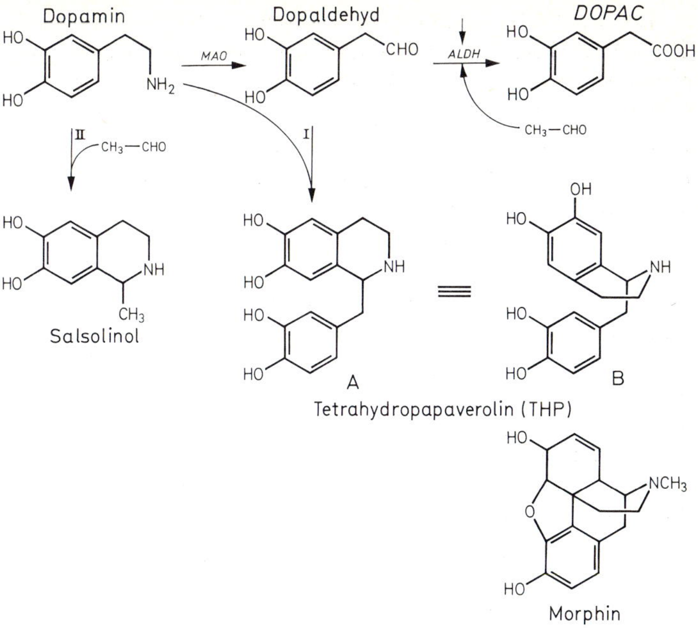

Abb. 1. Entstehungsweise von Tetrahydroisochinolin-Alkaloiden durch die Pictet-Spengler-Reaktion. Der in der Leber aus Äthanol gebildete Azetaldehyd (CH_3-CHO) hemmt den normalen Abbau von Dopaldehyd, welcher deshalb mit Dopamin zu „THP" kondensiert (I), bzw. reagiert selber mit Dopamin zu Salsolinol (II). THP hat sowohl mit Dopamin wie mit Morphin gemeinsame Strukturmerkmale, was in den Schreibweisen A bzw. B deutlich zum Ausdruck kommt. (*MAO* Monoaminoxidase, *ALDH* Aldehyddehydrogenase, *DOPAC* Dihydroxyphenylessigsäure)

eines gemeinsamen Wirkungsmechanismus erwarten müßte, basierte ([32, 73]; Replik von Davis u. Walsh in [27]). Ferner ist es auch nicht gelungen, in äthanolabhängigen Mäusen durch Gabe des Opiatantagonisten Naloxon Entzugssymptome auszulösen [30].

Einfluß von Tetrahydroisochinolinen auf den Äthanolkonsum

Myers u. Melchior [61] untersuchten dann die zentralen Wirkungen von THIQ's direkt in vivo: Sie infundierten THP in Ratten während 12 Tagen in 15-min-Abständen intrazerebroventrikulär. Ab dem 3. Tag wurde den Tieren in einer freien Wahlsituation Wasser bzw. Äthanol in steigenden Konzentrationen von 3–30% angeboten. Nach der Infusion von THP überwanden die Tiere ihre natürliche Aversion gegenüber Äthanol und gaben diesem in zunehmender Menge gegenüber gewöhnlichem Trinkwasser den Vorzug. Dies führte zu Blutalkoholkonzentrationen von bis zu 2‰, Symptomen von Intoxikation und Episoden mit Entzugssymptomen während einzelnen durch den Schlaf-Wach-Zyklus bedingten Abstinenzperioden. Besonders erstaunlich an diesen Resultaten waren die äußerst geringen Mengen (0,02 µg pro Dosis, entsprechend ca. 5 nMol/Tag) des Alkaloids, welche diese Wirkungen zur Folge hatten, sowie deren Irreversibilität: Die Äthanolpräferenz war noch vorhanden, wenn sie bis zu 9 Monaten nach der letzten THP-Infusion erneut geprüft wurde [52, 55]. Ähnliche Resultate wurden auch mit Salsolinol und einem Tetrahydro-β-Carbolin erhalten [62]. Diese Befunde konnten im großen und ganzen von Duncan u. Deitrich [29] bestätigt werden, allerdings mit den wesentlichen Unterschieden, daß in ihren Ratten weniger hohe Blutalkoholkonzentrationen erreicht und keine Anzeichen von Intoxikation bzw. Entzugssymptome sichtbar wurden. Daher haben diese Autoren bezweifelt, ob die Induktion des Äthanolkonsums durch exogene Zufuhr von THIQ's ein geeignetes tierexperimentelles Modell für den Alkoholismus darstelle.

Wie kommen diese unerwarteten Wirkungen von THIQ's zustande?

Pharmakologische Wirkungen von Tetrahydroisochinolinen

Opiatähnliche Wirkungen

Auf Grund der strukturellen Ähnlichkeit von THP mit Morphin und im Sinne der ursprünglichen Hypothese von Davis et al. denkt man wohl zuerst an eine durch Besetzung von Opiatrezeptoren bedingte Wirkung der THIQ's. Wohl sind in verschiedenen pharmakologischen Tests opiatähnliche Wirkungen von THIQ's beobachtet worden. So wirken Salsolinol und dessen Derivat Carboxysalsolinol durch Naloxon hemmbar analgetisch [7, 51]. THP und Salsolinol hemmen wie Opiate die Kontraktion der glatten Muskulatur des Meerschweinchendünndarms [33]; North et al. [66] konnten aber zeigen, daß dieser THIQ-Effekt nicht durch Opiatrezeptoren vermittelt wird. Salsolinol, THP und gewisse Tetrahydroberberine hemmen die Bindung von Naloxon bzw. Metenkephalin an Rattenhirnmembranen kompetitiv, mit der für Opiatagonisten charakteristischen Na^+-Empfindlichkeit [9, 31, 50, 83]. Die Bindung von THIQ's an Opiatrezeptoren ist aber von relativ niedriger Affinität und erfordert Konzentrationen (10^{-5}–10^{-4} molar) die etwa 1 000 mal höher sind als diejenigen, die sich den Berechnungen von Duncan u. Deitrich [29] zufolge in ihren Versuchen im Rattenhirn in vivo ergeben hatten (10^{-8}–10^{-7} molar).

Über die Blockierbarkeit der Wirkungen von THIQ's auf den Äthanolkonsum von Versuchstieren durch Opiatantagonisten ist unlängst berichtet worden [21, 60]. Wohl wirkten Naloxon und Naltrexon diesbezüglich den THIQ's entgegen, doch ist an diesen Befunden der Umstand verwirrend, daß auch der Agonist Morphin eine hemmende Wirkung zeigte; ferner ist eine hemmende Wirkung von Naltrexon auf den freiwilligen Äthanolkonsum auch ohne vorherige THIQ-Behandlung festzustellen [2]. Im übrigen ist zu bedenken, daß die Wechselwirkung eines Neurotransmitterrezeptors mit einem agonistischen Liganden in der Regel reversibel ist, während die stimulierenden Wirkungen von THIQ's auf den Äthanolkonsum von Ratten irreversibel waren. Diese THIQ-Effekte sind bisher nur nach chronischer [61, 62] oder allenfalls subchronischer [63], nicht aber nach wirklich akuter (d. h. einmaliger!) Verabreichung beobachtet bzw. überhaupt genau untersucht worden.

Es ist auch darauf hinzuweisen, daß eine Umwandlung von THP in morphinartige Alkaloide im tierischen Organismus nicht nachgewiesen worden ist. Aus all dem geht hervor, daß sich die Effekte von THIQ's auf den Äthanolkonsum nicht in zwangloser Weise durch eine direkte agonistische Besetzung von Opiatrezeptoren erklären lassen.

Wirkungen auf dopaminerge Systeme

Es ist anzunehmen, daß evtl. endogen gebildete THIQ's in erster Linie am Ort ihrer Entstehung eine pharmakologische Aktivität entfalten könnten, nämlich in dopaminergen, allenfalls in noradrenergen Neuronen, da sie dort in den höchsten Konzentrationen vorkommen würden. Zudem ist, neben der strukturellen Ähnlichkeit von THP mit Morphin, in diesen THIQ's auch das Dopaminmolekül, von dem sie abgeleitet sind, gewissermaßen „enthalten". Beeinflussungen von dopaminergen Systemen könnten insbesondere im Zusammenhang mit deren bekannter Rolle in bezug auf „euphorisierende" oder „belohnende" Wirkungen von Opiaten und möglicherweise auch von Äthanol [44, 89] relevant sein.

Es sind in der Tat zahlreiche pharmakologische Wirkungen von THP und Salsolinol auf Mechanismen in dopaminergen Systemen beobachtet worden:

- Sie sind Hemmstoffe der Tyrosinhydroxylase, des geschwindigkeitsbestimmenden Enzyms in der Katecholaminbiosynthese [87].
- Sie sind Substrate und kompetitive Hemmer der Katecholaminaufnahme in Nervenendigungen [1, 35].
- Sie können Katecholamine aus deren Speichervesikeln verdrängen [42] und werden ihrerseits nach Stimulation in einem Ca^{2+}-abhängigen Prozeß aus Speichergranula freigesetzt [64, 84]; dies deutet an, daß sie evtl. als „falsche Transmitter" wirken könnten.
- Sie sind Inhibitoren der Monoaminoxidase [16, 17, 56].
- Sie sind Substrate und kompetitive Hemmer der Catecholamin-O-Methyltransferase (COMT) [17, 57].
- Sie stimulieren die Prolaktinfreisetzung, was mit einer dopaminantagonistischen Wirkung erklärbar ist [9].
- Sie verdrängen in Bindungsexperimenten den Liganden ^{3}H-Spiperon von Dopaminrezeptoren [9].
- Sie wirken z. T. agonistisch, z. T. antagonistisch an der dopaminstimulierten Adenylatzyklase [58, 65, 74].

Auch im Zusammenhang mit diesen Wirkungen auf dopaminerge Systeme stellen sich aber Fragen in bezug auf ihre Reversibilität und die wirksamen Konzentrationsbereiche, die es als unwahrscheinlich erscheinen lassen, daß diese In-vitro-Effekte für die in vivo beobachteten Wirkungen von THIQ's verantwortlich sind.

Langzeitwirkungen von Tetrahydroisochinolinen

Die Halbwertszeit der Elimination von THIQ's aus dem ZNS nach intrazerebroventrikulärer Applikation liegt in der Größenordnung

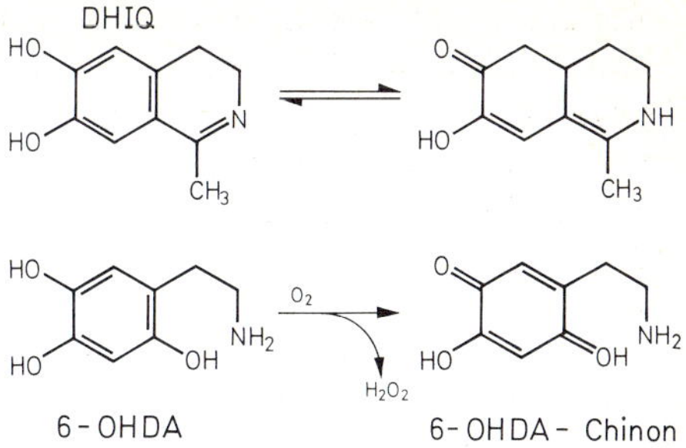

Abb. 2. Von den aus THIQ's (hier als Beispiel Salsolinol) durch Dehydrierung abgeleiteten Dihydroisochinolinen (DHIQ) existiert eine tautomere chinoide Form (*oben rechts*), welche mit dem durch Oxidation aus dem bekannten Neurotoxin 6-Hydroxydopamin (6-OHDA) entstehenden 6-OHDA-Chinon eine auffallende Strukturverwandtschaft besitzt. Von 6-OHDA-Chinon nimmt man an, daß es an der zellschädigenden Wirkung von 6-Hydroxydopamin beteiligt ist. (Nach Collins 1982)

von Minuten [54]. Trotzdem sind aber die In-vivo-Wirkungen von THIQ's noch Wochen bis Monate nach der letzten Gabe vorhanden [52, 53, 55], was darauf hindeutet, daß diese Substanzen – ähnlich wie z. B. das bekannte Neurotoxin 6-Hydroxydopamin (Abb. 2) – irreversible Zellschädigungen bewirken könnten. Azevedo u. Osswald [3] haben ultrastrukturelle Befunde vorgelegt, welche auf eine durch von Adrenalin abgeleitete THIQ's hervorgerufene Degeneration adrenerger Neuronen hindeuten. Es scheint daher durchaus möglich zu sein, daß die THIQ's – vermutlich via oxidierte chinoide Metaboliten – an der degenerativen Neuropathologie des chronischen Alkoholismus beteiligt sind [18].

Endogene Bildung von Tetrahydroisochinolinen

Entscheidend in bezug auf die Beantwortung der Frage, ob THIQ's wirklich im Zusammenhang mit den pharmakologischen Auswirkungen des Äthanolkonsums eine Rolle spielen könnten, ist natürlich der Nachweis ihrer Entstehung in vivo nach Einnahme von Äthanol. Dieser Problemkreis ist in zweierlei Hinsicht umstritten:

Für die Bildung von THIQ's im Gehirn ist das Vorhandensein von Azetaldehyd Voraussetzung. Tabakoff et al. [81] haben nach Gabe von Äthanol in Dosierungen, die Blutalkoholkonzentrationen von bis zu 4‰ ergaben, im Mäusehirn nur sehr wenig Azetaldehyd gefunden. Sippel [77] konnte signifikante Mengen von Azetaldehyd im Rattenhirn erst bei sehr hohen Konzentrationen des Aldehyds im Blut (ab 250 μmol/l) nachweisen. Pettersson u. Kiessling [67] zeigten aber, daß die Azetaldehydkonzentrationen in der Zerebrospinalflüssigkeit zwischen denjenigen in der Zirkulation und dem neuronalen Gewebe lagen. Ähnliche Befunde wurden von Westcott et al. [88] erbracht, die signifikante Mengen von Azetaldehyd in der die Neuronen umgebenden Zwischenzellflüssigkeit nachweisen konnten. Diese Befunde deuten an, daß das Fehlen von größeren intrazellulären Azetaldehydkonzentrationen im ZNS durch einen sehr schnellen intraneuronalen Metabolismus von Azetaldehyd durch Aldehyddehydrogenase erklärbar sein könnte; gerade dieser Metabolismus aber wäre es, der mit dem Abbau von Dopaldehyd konkurrieren würde und dadurch die Bildung von *THP* begünstigen könnte. Dabei bleibt zu fragen, ob für die Bildung von *Salsolinol* ausreichende Konzentrationen (die die Kapazität der Dehydrogenase übersteigen müßten) erreichbar sind.

In einer Studie von Korsten et al. [43] wurde gezeigt, daß chronische Alkoholiker höhere Blutazetaldehydkonzentrationen aufwiesen als Kontrollpersonen (s. auch den Beitrag von J. P. von Wartburg in diesem Band). Dies mag u. U. durch eine Schädigung der Lebermitochondrien nach chronischem Alkoholmißbrauch [34, 48], könnte aber auch genetisch bedingt sein: Schuckit u. Raises [71] fanden in nahen Verwandten von Alkoholikern signifikant höhere Konzentrationen von Azetaldehyd im Blut als in Kontrollpersonen, welche die gleiche Menge Äthanol zu sich genommen hatten. Dies könnte in Zusammenhang mit genetisch bedingten Abweichungen in den Isoenzymmustern der Leber- Alkohol- und Aldehyddehydrogenasen stehen, welche möglicherweise erhöhte Blutazetaldehydspiegel zumindest in der Anfangsphase des Äthanolstoffwechsels mit sich bringen [86]. Es ist daher denkbar, daß der Stoffwechsel von Alkoholikern eine erhöhte Disposition für die Bildung von THIQ's aufweist.

Der direkte Nachweis der Bildung von THIQ's in vivo war während langer Zeit nur unter pharmakologisch „manipulierten" bzw. pathologischen Bedingungen, welche die Konzentrationen zumindest eines der beteiligten Reaktionspartner erhöhten, möglich. So zeigten Collins u. Bigdeli [19] die Entstehung von Salsolinol im Rattenhirn nach gleichzeitiger Verabreichung von Äthanol mit dem Aldehyddehydrogenasehemmer Pyrogallol, und Sandler et al. [70] wiesen Salsolinol und THP im Urin von Parkinson-Patienten, die mit L-DOPA behandelt worden waren, nach. Die Bildung von THIQ's im Gehirn nach *akuter* Gabe von Äthanol allein konnte dagegen bis heute trotz der Verwendung moderner hochempfindlicher Methoden nicht gezeigt werden [68, 75, 76]. Andererseits konnte kürzlich die Existenz von Salsolinol im Rattenhirn nach *chronischer* Verabreichung von Äthanol bewiesen werden [80]. Zuvor schon waren signifikante Mengen von Salsolinol im Urin [20] und in der Zerebrospinalflüssigkeit [78] von chronischen Alkoholikern gefunden worden. Interessanterweise waren sehr geringe Mengen von Salsolinol auch bei mäßigen Trinkern nachweisbar [79]. Möglicherweise sind gewisse THIQ's in sehr kleinen Mengen sogar im ZNS „normal" vorkommende Verbindungen [5].

Andere mögliche Bindeglieder zwischen den Wirkungen von Äthanol und Opiaten

Äthanol kann auf Grund seiner physikalisch-chemischen Eigenschaften in die Phospholipidmatrix der neuronalen Membranen eindringen und dadurch deren „Unordnung" erhöhen, sie gewissermaßen verflüssigen [12] (Abb. 3). Dieser „unspezifische" Effekt von Äthanol vermag u. U. die normale Funktion von membrangebundenen Proteinen (Enzymen, Trägerproteinen, Ionenkanälen, Rezeptoren) zu beeinträchtigen. Es ist gezeigt worden, daß sich die Zellmembranen durch eine Veränderung ihrer Lipidzusammensetzung an die Gegenwart von Äthanol adaptieren, d. h. ihre normale Fluidität und Proteinfunktionen wiederherstellen können [12, 47, 49].

Es ist anzunehmen, daß von diesen unspezifischen Wirkungen von Äthanol auch die Systeme der „endogenen Opiate" (Enkephaline und Endorphine) betroffen sein könnten. Schulz et al. [72] haben gefunden, daß eine akute Gabe von Äthanol in vivo zu einer Zunahme, chronische Behandlung dagegen zu einer Abnahme der Konzentrationen von Methionin-Enkephalin und β-Endorphin in

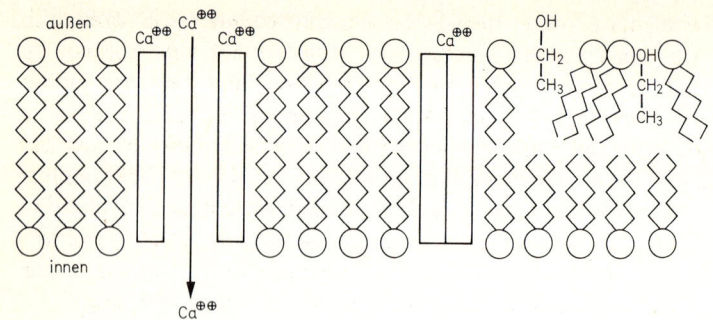

Abb. 3. Schematische Darstellung des Aufbaus einer neuronalen Membran. In eine Grundstruktur, die aus einer Doppelschicht von Phospholipidmolekülen besteht, sind Proteine eingelagert; als Beispiel dafür ist ein Kalziumionenkanal im geöffneten (*links*) und geschlossenen (*rechts*) Zustand gezeigt. Wie rechts im Bild dargestellt ist, vermag Äthanol in Oberflächennähe in die Lipidmatrix einzudringen, wobei die hydrophile OH-Gruppe nach außen gewandt bleibt, und damit die physikalisch-chemischen Eigenschaften der Membran zu verändern. Dadurch wird die normale Funktion verschiedener membrangebundener Proteine, so auch die von Opiatrezeptoren, beeinträchtigt

gewissen Teilen des Rattenhirns führte, und Borg et al. [8] berichteten von erniedrigten Endorphinkonzentrationen in der Zerebrospinalflüssigkeit von chronischen Alkoholikern in der frühen Entzugsphase. Diese Resultate deuten auf mögliche Einflüsse von Äthanol auf die Synthese, Speicherung und Freisetzung von Enkephalinen und Endorphinen hin. In bezug auf die Beeinflussung von Rezeptoren haben unsere eigenen Untersuchungen eine Unterempfindlichkeit von Opiatrezeptoren im Mäusehirn nach Entzug von chronischem Äthanolkonsum gezeigt [36]: In Bindungsstudien mit Membranen aus dem Corpus striatum dieser Mäuse zeigte sich eine erniedrigte Affinität für den Liganden ^{3}H-Dihydromorphin. Diese In-vitro-Resultate korrelierten gut mit einem funktionellen In-vivo-Modell: Im Mäusestriatum stimuliert Morphin die Synthese und Freisetzung des Neurotransmitters Dopamin vermutlich durch Besetzung von auf den Endigungen dopaminerger Neuronen lokalisierten Opiatrezeptoren [85]. Die Dosis-Wirkungskurve für diesen Effekt war in äthanolabhängigen Tieren signifikant nach höheren Dosierungen verschoben. Die Vermutung erscheint naheliegend, daß diese Unterempfindlichkeit der Opiatrezeptoren nach Alkoholentzug das Resultat einer Adaptation der Membranen an die Gegenwart von Äthanol ist, die in plötzlicher Abwesenheit des Alkohols im zu dem von dessen ursprünglicher erstmaliger Präsenz gegenteiligen Effekt resultieren müßte. In Übereinstimmung mit dieser Hypothese stehen die soeben von Tabakoff u. Hoffman [82] publizierten Befunde, wonach Äthanol in vitro in physiologisch erreichbaren Konzentrationen die Bindung von ^{3}H-Dihydromorphin an Membranen von naiven Tieren infolge einer Zunahme der Affinität der Opiatrezeptoren für diesen Liganden potenziert.

Interessant sind in diesem Zusammenhang auch die Befunde von Barbaccia et al. [4], die gezeigt haben, daß auch Äthanol (akut) den Dopaminumsatz im Striatum in durch Naloxon blockierbarer Weise stimuliert, aber nur in solchen Mäusestämmen, die genügend Opiatrezeptoren auf den betreffenden dopaminergen Neuronen aufweisen. Es scheint also durchaus denkbar zu sein, daß einzelne, z. B. die „euphorisierenden" Wirkungen von Äthanol z. T. durch körpereigene Opiate (über deren Freisetzung und/oder erhöhte Rezeptorempfindlichkeit) vermittelt werden. Altshuler et al. [2] konnten eine Verminderung des freiwilligen Äthanolkonsums von Affen durch den Opiatantagonisten Naltrexon beobachten, und verschiedene Autoren [39, 40] berichteten über eine Antagonisierung der akuten Wirkungen von Äthanol durch Naloxon beim Menschen. Allerdings konnten diese Befunde von anderen Untersuchern nicht bestätigt werden [6].

Schlußfolgerungen

Aus dem Gesagten geht hervor, daß die THIQ's kaum für die akuten Wirkungen von Äthanol verantwortlich gemacht werden können. Es ist aber nicht ganz auszuschließen, daß sie bei chronischem Konsum in Konzentrationen akkumulieren können, die die Einnahme von abnormen Mengen von Äthanol stimulieren und damit einen Circulus vitiosus verursachen würden, der schließlich in irreversibler degenerativer Neuropathologie endet. Es gibt aber bisher keine schlüssigen Hinweise darauf, daß diese Wirkungen in irgendeiner Weise durch Opiatrezeptoren vermittelt würden, und die strukturelle Ähnlichkeit gewisser THIQ's mit Morphin erscheint in diesem Sinne als eher zufällig. Andererseits ist es aber durchaus möglich, daß die Funktion endogener Opiate durch Äthanol – akut und/oder chronisch – verändert wird, weil deren Systeme – nebst vielen anderen – von den unspezifischen Membraneffekten von Äthanol auch betroffen sind.

Literatur

1. Alpers H, McLaughlin B, Nix W, Davis VE (1975) Inhibition of catecholamine uptake and retention in synaptosomal preparations by tetrahydroisoquinoline and tetrahydroprotoberberine alkaloids. Biochem Pharmacol 24:1391
2. Altshuler H, Phillips P, Feinhandler D (1980) Alteration of ethanol self-administration by naltrexone. Life Sci 26:679
3. Azevedo I, Osswald W (1977) Adrenergic nerve degeneration induced by condensation products of adrenaline and acetaldehyde. Naunyn Schmiedebergs Arch Pharmacol 300:139
4. Barbaccia ML, Reggiani A, Spano PF, Trabucchi M (1981) Ethanol-induced changes of dopaminergic function in three strains of mice characterized by a different population of opiate receptors. Psychopharmacology 74:260
5. Barker SA, Monti J, Tolbert L, Brown G, Christian S (1981) Gas chromatographic / mass spectrometric evidence for the identification of 6,7-dihydroxy-1,2,3,4-tetrahydroisoquinoline as a normal constituent of rat brain. Its quantification and comparison to rat whole brain levels of dopamine. Biochem Pharmacol 30:2461
6. Bird KD, Chesher GB, Perl J, Starmer GA (1982) Naloxone has no effect on ethanol – induced impairment of psychomotor performance in man. Psychopharmacology 76:193
7. Blum K, Hamilton MG, Hirst M, Wallace JE (1978) Putative role of isoquinoline alkaloids in alcoholism: a link to opiates. Alcoholism Clin Exp Res 2:113
8. Borg S, Kvande H, Rydberg U, Terenius L, Wahlström A (1982) Endorphin levels in human cerebrospinal fluid during alcohol intoxication and withdrawal. Psychopharmacology 78:101
9. Britton D, Rivier C, Shier T, Bloom F, Vale W (1982) In vivo and in vitro effects of tetrahydroisoquinolines and other alkaloids on rat pituitary function. Biochem Pharmacol 31:1205
10. Buckholtz NS (1980) Neurobiology of tetrahydro-β-carbolines. Life Sci 27:893
11. Cashaw JL, McMurtrey K, Brown H, Davis V (1974) Identification of catecholamine – derived alkaloids in mammals by gas chromatography and mass spectrometry. J Chromatogr 99:567
12. Chin JH, Goldstein D (1977) Drug tolerance in biomembranes: A spin label study of the effects of ethanol. Science 196:684

13. Cohen G (1971) Tetrahydroisoquinoline alkaloids in the adrenal medulla after perfusion with "blood concentrations" of ^{14}C-acetaldehyde. Biochem Pharmacol 20:1757

14. Cohen G (1976) Commentary: Alkaloid products in the metabolism of alcohol and biogenic amines. Biochem Pharmacol 25:1123

15. Cohen G, Collins M (1970) Alkaloids from catecholamines in adrenal tissue: Possible role in alcoholism. Science 167:1749

16. Cohen G, Katz S (1975) 6,7-Dihydroxytetrahydroisoquinoline: Evidence for in vivo inhibition of intraneuronal monoamine oxidase. J Neurochem 25:719

17. Collins A, Cashaw J, Davis V (1973) Dopamine-derived tetrahydroisoquinolines – Inhibitors of neuroamine metabolism. Biochem Pharmacol 22:2337

18. Collins M (1982) A possible neurochemical mechanism for brain and nerve damage associated with chronic alcoholism. Trends Pharmacol Sci 3:373

19. Collins M, Bigdeli M (1975) Tetrahydroisoquinolines in vivo: I. Rat brain formation of salsolinol, a condensation product of dopamine and acetaldehyde, under certain conditions during ethanol intoxication. Life Sci 16:585

20. Collins M, Nijm W, Borge G, Teas G, Goldfarb C (1979) Dopamine-related tetrahydroisoquinolines: Significant urinary excretion by alcoholics after alcohol consumption. Science 206:1184

21. Critcher EC, Lin C, Patel J, Myers RD (1983) Attenuation of alcohol drinking in tetrahydroisoquinoline-treated rats by morphine and naltrexone. Pharmacol Biochem Behav 18:225

22. Davis VE (1973) Neuroamine-derived alkaloids: A possible common denominator in alcoholism and related drug dependencies. Ann N Y Acad Sci 215:111

23. Davis VE, Cashaw JL, McMurtrey KD (1980) Catecholamine-derived alkaloids in dependence. In: Richter D (ed) Addiction and brain damage. Croom Helm, London / University Park Press, Baltimore, pp 17–45

24. Davis VE, Brown H, Huff JA, Cashaw JL (1967) The alteration of serotonin metabolism to 5-hydroxytryptophol by ethanol ingestion in man. J Lab Clin Med 69:132

25. Davis VE, Brown H, Huff JA, Cashaw JL (1967) Ethanol-induced alterations of norepinephrine metabolism in man. J Lab Clin Med 69:787

26. Davis VE, Walsh M (1970) Alcohol, amines and alkaloids: A possible biochemical basis for alcohol addiction. Science 167:1005

27. Davis VE, Walsh M (1970) Morphine and ethanol physical dependence: A critique of a hypothesis. Science 170:1114

28. Davis VE, Walsh M, Yamanaka Y (1970) Augmentation of alkaloid formation from dopamine by alcohol and acetaldehyde in vitro. J Pharmacol Exp Ther 174:401

29. Duncan C, Deitrich RA (1980) A critical evaluation of tetrahydroiso-quinoline induced ethanol preference in rats. Pharmacol Biochem Behav 13:265

30. Goldstein A, Judson B (1971) Alcohol dependence and opiate dependence: Lack of relationship in mice. Science 172:290

31. Greenwald JE, Fertel R, Wong L, Schwarz R, Bianchine JR (1979) Salsolinol and tetrahydropapaveroline bind opiate receptors in the rat brain. Fed Proc 38:379 (Abstract)

32. Halushka P, Hoffmann P (1970) Alcohol addiction and tetrahydropapaveroline. Science 169:1104

33. Hamilton M, Hirst M, Blum K (1979) Opiate-like activity of salsolinol on the electrically stimulated guinea pig ileum. Life Sci 25:2205

34. Hasumura Y, Teschke R, Lieber C (1975) Acetaldehyde oxidation by hepatic mitochondria: Decrease after chronic ethanol consumption. Science 189:727

35. Heikkila R, Cohen G, Dembiec D (1971) Tetrahydroisoquinoline alkaloids: Uptake by rat brain homogenates and inhibition of catecholamine uptake. J Pharmacol Exp Ther 179:250,42!4)ø.3 in opiate receptor function after chronic ethanol exposure. J Pharmacol Exp Ther 222:182

37. Holman RB, Elliott GR, Faull K, Barchas JD (1980) Tryptolines: The role of indolamine – aldehyde condensation products in the effects of alcohol. In: Sandler M (ed) Psychopharmacology of alcohol. Raven Press, New York, pp 155–169

38. Holtz P, Stock K, Westermann E (1964) Pharmakologie des Tetrahydropapaverolins und seine Entstehung aus Dopamin. Naunyn Schmiedebergs Arch Pharmakol 248:387

39. Jeffcoate W, Herbert M, Cullen M, Hastings A, Walder C (1979) Prevention of effects of alcohol intoxication by naloxone. Lancet II:1157

40. Jefferys B, Flanagan RJ, Volans GN (1980) Reversal of ethanol-induced coma with naloxone. Lancet I:308

41. Kirby G (1967) Biosynthesis of the morphine alkaloids. Science 155:170

42. Koda L, Koob G, Shier W, Bloom F (1978) Tetrahydropapaveroline induces small granular vesicles in brain dopamine fibers. Nature 276:281

43. Korsten M, Matsuzaki S, Feinman L, Lieber C (1975) High blood acetaldehyde levels after ethanol administration: Differences between alcoholic and nonalcoholic subjects. N Engl J Med 292:386

44. Kuschinsky K (1981) Psychic dependence on opioids: mediated by dopaminergic mechanisms in the striatum? Trends Pharmacol Sci 2:287

45. Lahti RA, Majchrowicz E (1967) The effects of acetaldehyde on serotonin metabolism. Life Sci 6:1399

46. Lahti RA, Majchrowicz E (1969) Acetaldehyde – an inhibitor of the enzymatic oxidation of 5-hydroxyindoleacetaldehyde. Biochem Pharmacol 18:535

47. Levental M, Tabakoff B (1980) Sodium-potassium-activated adenosine triphosphatase activity as a measure of neuronal membrane characteristics in ethanol-tolerant mice. J Pharmacol Exp Ther 212:315

48. Lieber C, De Carli L (1977) Metabolic effects of alcohol on the liver. In: Lieber C (ed) Metabolic aspects of alcoholism. University Park Press, Baltimore, pp 31–79

49. Littleton JM, John G, Grieve S (1979) Alterations in phospholipid composition in ethanol tolerance and dependence. Alcoholism Clin Exp Res 3:50

50. Lucchi L, Bosio A, Spano P, Trabucchi M (1981) Action of ethanol and salsolinol on opiate receptor function. Brain Res 232:506

51. Marshall A, Hirst M, Blum K (1977) Morphine analgesia augmentation by and direct analgesia with 3-carboxysalsolinol. Experientia 33:754

52. Melchior C (1979) Behavioral and biochemical effects of intracerebrally injected alkaloids. Drug Alcohol Depend 4:347

53. Melchior C (1980) Long lasting effects of tetrahydroisoquinolines. In: Sandler M (ed) Psychopharmacology of alcohol. Raven Press, New York, pp 149–153

54. Melchior C, Mueller A, Deitrich RA (1978) Half-life of tetrahydropapaveroline and salsolinol following injection into the cerebral ventricle of rats. Fed Proc 37:420 (Abstract)

55. Melchior C, Myers R (1977) Preference for alcohol in the rat induced by chronic infusion of tetrahydropapaveroline (THP) in the cerebral ventricle. Pharmacol Biochem Behav 7:19

56. Meyerson L, McMurtrey K, Davis V (1976) Neuroamine-derived alkaloids: Substrate-preferred inhibitors of rat brain monoamine oxidase in vitro. Biochem Pharmacol 25:1013

57. Meyerson L, Cashaw J, McMurtrey K, Davis V (1979) Stereoselective enzymatic O-methylation of tetrahydropapaveroline and tetrahydroxyberbine alkaloids. Biochem Pharmacol 28:1745

58. Miller R, Horn A, Iversen L (1974) Effects of dopamine-like drugs on rat striatal adenyl cyclase have implications for CNS topography. Nature 250:238

59. Myers R (1980) Pharmacological effects of amine-aldehyde condensation products. In: Rigter H, Crabbe J (eds) Alcohol tolerance and dependence. Elsevier/North Holland, Amsterdam, p 339

60. Myers RD, Critcher E (1982) Naloxone alters alcohol drinking induced in the rat by tetrahydropapaveroline (THP) infused icv. Pharmacol Biochem Behav 16:827

61. Myers RD, Melchior CL (1977) Alcohol drinking: Abnormal intake caused by tetrahydropapaveroline (THP) in brain. Science 196:554

62. Myers RD, Melchior CL (1977) Differential actions on voluntary alcohol intake of tetrahydroisoquinolines or a β-carboline infused chronically in the ventricle of the rat. Pharmacol Biochem Behav 7:381

63. Myers RD, Oblinger MM (1977) Alcohol drinking in the rat induced by acute intracerebral infusion of two TIQ's and a β-carboline. Drug Alcohol Depend 2:469

64. Mytilineou C, Cohen G, Barrett R (1974) Tetrahydroisoquinoline alkaloids: Uptake and release by adrenergic nerves in vivo. Eur J Pharmacol 25:390

65. Nimitkitpaisan Y, Skolnick P (1978) Catecholamine receptors and cyclic AMP formation in the central nervous system: Effect of tetrahydroisoquinoline derivatives Life Sci 23:375

66. North R, Collins M, Milner J, Karras P, Koziol D (1981) Tetrahydroisoquinolines (TIQ's) do not act on opiate receptors in the guinea pig ileum. Eur J Pharmacol 71:489

67. Pettersson H, Kiessling K (1977) Acetaldehyde occurence in cerebrospinal fluid during ethanol oxidation in rats and its dependence on the blood level and on dietary factors. Biochem Pharmacol 26:237

68. Riggin R, Kissinger P (1977) Determination of tetrahydroisoquinoline alkaloids in biological materials with high performance liquid chromatography. Analyt Chem 49:530

69. Rommelspacher H (1981) The β-carbolines (Harmanes) – a new class of endogenous compounds: Their relevance for the pathogenesis and treatment of psychiatric and neurological diseases. Pharmakopsychiatria 14:117

70. Sandler M, Carter SB, Hunter KR, Stern GM (1973) Tetrahydroisoquinoline alkaloids: In vivo metabolites of L-dopa in man. Nature 241:439

71. Schuckit M, Rayses V (1979) Ethanol ingestion: Differences in blood acetaldehyde concentrations in relatives of alcoholics and controls. Science 203:54

72. Schulz R, Wuester M, Duka T, Herz A (1980) Acute and chronic ethanol treatment changes endorphin levels in brain and pituitary. Psychopharmacology 68:221

73. Seevers MH (1970) Morphine and ethanol physical dependence: A critique of a hypothesis. Science 170:1113

74. Sheppard H, Burghardt C, Teitel S (1976) The dopamine-sensitive adenylate cyclase of the rat caudate nucleus. II. A comparison with the isoproterenol-sensitive (beta) adenylate cyclase of the rat erythrocyte for inhibition or stimulation by tetrahydroisoquinolines. Molec Pharmacol 12:854

75. Shier W, Koda L, Bloom F (1980) Failure to detect conversion of ^{3}H-dopamine to tetrahydroisoquinoline derivatives in the brains of rats treated with alcohol or chloral hydrate. Alcoholism Clin Exp Res 4:228 a

76. Shier W, Koda L, Bloom F (1983) Metabolism of ^{3}H-dopamine following intracerebroventricular injection in rats pretreated with ethanol or chloral hydrate. Neuropharmacology 22:279

77. Sippel HW (1974) The acetaldehyde content in rat brain during ethanol metabolism. J Neurochem 23:451

78. Sjöquist B, Borg S, Kvande H (1981) Catecholamine derived compounds in urine and cerebrospinal fluid from alcoholics during and after long-standing intoxication. Subst Alcohol Actions Misuse 2:63

79. Sjöquist B, Borg S, Kvande H (1981) Salsolinol and methylated salsolinol in urine and cerebrospinal fluid from healthy volunteers. Subst Alcohol Actions Misuse 2:73

80. Sjöquist B, Liljequist S, Engel J (1982) Increased salsolinol levels in rat striatum and limbic forebrain following chronic ethanol treatment. J Neurochem 39:259

81. Tabakoff B, Anderson R, Ritzmann R (1976) Brain acetaldehyde after ethanol administration. Biochem Pharmacol 25:1305

82. Tabakoff B, Hoffman PL (1983) Alcohol interactions with brain opiate receptors. Life Sci 32:197

83. Tampier L, Alpers H, Davis VE (1977) Influence of catecholamine-derived alkaloids and β-adrenergic blocking agents on stereospecific binding of ^{3}H-naloxone. Res Comm Chem Pathol Pharmacol 17:731

84. Tennyson VM, Cohen G, Mytilineou C, Heikkila R (1973) 6,7-Dihydroxytetrahydroisoquinoline: Electron microscopic evidence for uptake into the amine-binding vesicles in sympathetic nerves of rat iris and pineal gland. Brain Res 51:161

85. Urwyler S, Tabakoff B (1981) Stimulation of dopamine synthesis and release by morphine and D-ala[2]-D-leu[5]-enkephalin in the mouse striatum in vivo. Life Sci 28:2277

86. Wartburg J-P von (1980) Acetaldehyde. In: Sandler M (ed) Psychopharmacology of alcohol. Raven Press, New York, p 137

87. Weiner C, Collins M (1978) Tetrahydroisoquinolines derived from catecholamines or dopa: Effects on brain tyrosine hydroxylase activity. Biochem Pharmacol 27:2699

88. Westcott JY, Weiner H, Shultz J, Myers RD (1980) In vivo acetaldehyde in the brain of the rat treated with ethanol. Biochem Pharmacol 29:411

89. Wise R (1980) Actions of drugs of abuse on brain reward systems. Pharmacol Biochem Behav 13 [Suppl 1]:213

C. Opiate
Biochemisch-biologische Aspekte

11 Biologische Mechanismen der Opiatsucht

A. Herz

Die Opiatforschung hat in den letzten 10 Jahren große Fortschritte erzielt. Sie sind gekennzeichnet durch die Identifizierung der Opiatrezeptoren und die Entdeckung endogener Liganden dieser Rezeptoren, der Endorphine. Obwohl dies starke Impulse für die Erforschung der biologischen Grundlagen der Opiatsucht mit sich brachte, sind wir heute noch weit entfernt von einem umfassenden Verständnis der dem Suchtgeschehen zugrunde liegenden Mechanismen. Die detaillierte Aufklärung dieser Vorgänge ist über das Drogenproblem hinaus von Bedeutung, denn die Toleranz- und Abhängigkeitsentwicklung stellt nur einen Sonderfall allgemeinerer Anpassungsvorgänge dar, mit deren vielfältigen Aspekten sich die Neurobiologie auseinandersetzt. Die Opiate bieten wegen ihres sehr speziellen pharmakologischen Wirkungsspektrums, des Vorkommens spezifischer Rezeptoren und endogener Liganden dieser Rezeptoren sowie der Verfügbarkeit über spezifische Antagonisten, günstige Voraussetzungen für die Analyse der im einzelnen sehr komplexen Vorgänge.

Bei der Opiatsucht liegt sowohl körperliche als auch psychische Abhängigkeit vor. Dies gilt auch für andere, durch dämpfende Substanzen (Schlafmittel, Benzodiazepine) einschließlich des Alkohols bewirkte Suchtformen. Bei anderen Formen der Arzneimittelabhängigkeit fehlt teilweise eine stärkere körperliche Abhängigkeit. Die vorliegenden Erörterungen beschäftigen sich vorwiegend mit den körperlichen und weniger mit den psychischen Erscheinungen des Suchtgeschehens – obwohl zwischen beiden eine enge Verbindung besteht.

Mit dem Begriff der körperlichen Abhängigkeit soll zum Ausdruck gebracht werden, daß der Organismus für die Aufrechterhaltung einer normalen Funktion der laufenden Zuführung des Suchtmittels bedarf. In dem Bestreben, das Gleichgewicht der Körperfunktionen (Homöostase) zu erhalten, aktiviert der Organismus Mechanismen, welche der Wirkung des Pharmakons entgegengerichtet sind. Solange Wirkung und Gegenwirkung einander die Waage halten, ist eine annähernd normale Funktion gewährleistet. Wird das Gleichgewicht aber durch Unterbrechung der Zufuhr des Suchtmittels gestört, so kommt es zu Entzugserscheinungen.

Im Laufe der letzten Jahrzehnte sind eine ganze Reihe von Theorien über die Natur der der Toleranz- und Abhängigkeitsentwicklung zugrunde liegenden Adaptations- und Kompensationsmechanismen aufgestellt worden [4, 18, 21]. Sie postulieren u. a. Veränderungen auf dem Niveau der Rezeptoren oder der durch sie vermittelten Folgereaktionen, z. B. Veränderungen in der Aktivität von Enzymen. Im Gegensatz zum Homöostaseprinzip nach Himmelsbach wird jedoch die Steuerung der Homöostase nicht mehr als ein durch den Hypothalamus koordiniertes Geschehen angesehen, sondern der selbstregulatorischen Fähigkeit der einzelnen Nervenzellen zugeschrieben.

Opiate und ihre Rezeptoren

Nach der Strukturaufklärung und Synthese des Morphins ist eine sehr große Zahl von Substanzen mit recht ähnlicher pharmakologischer Wirkung synthetisiert worden. Diese „klassischen" Opiate unterscheiden sich vor allem im pharmakokinetischen Verhalten. Von großer theoretischer und praktischer Bedeutung war die Synthese spezifischer Antagonisten, d. h. von Substanzen, welche die Opiatwirkung aufheben (z. B. Naloxon), sowie die Entwicklung von Partialagonisten, Substanzen, welche sowohl agonistische als auch antagonistische Wirkqualitäten in einem Molekül vereinen. Einzelne Vertreter dieser Partialagonisten haben ein deutlich geringeres Suchtpotential als reine Agonisten und sind daher von therapeutischem Interesse. Neue Impulse für die Entwicklung von Opiaten mit geringem Suchtpotential kamen in den letzten Jahren von der Rezeptorforschung.

Es wird seit langem vermutet, daß das Gehirn spezielle Haftstellen für die Bindung von Opiaten besitzt und die spezifischen Wirkungen der Opiate durch diese Rezeptoren vermittelt werden. Vor etwa 10 Jahren gelang es, diese Rezeptoren unmittelbar nachzuweisen [23, 29]. Eine hohe Dichte von Opiatrezeptoren fand sich nicht nur in Strukturen, welche bei der Schmerzverarbeitung eine Rolle spielen (z. B. Hinterhorn des Rückenmarks, periaquäduktales Grau des Mittelhirns); sondern auch in anderen Kerngebieten, z. B. dem limbischen System, das bei der Steuerung emotionalen Verhaltens bedeutsam ist. Auch für die anxiolytische und euphorisierende Wirkung der Opiate werden limbische Strukturen verantwortlich gemacht. Die weitere Entwicklung der Opiatrezeptorforschung ist durch die Differenzierung verschiedener Typen bestimmt. Es werden z. Z. mindestens drei verschiedene Typen, die sog. μ(= Morphin)-, δ(= Enkephalin)- und κ(= Ketocyclazocin)-Rezeptoren unterschieden. Ihre Verteilung in verschiedenen Abschnitten des Zentralnervensystems ist unterschiedlich [19, 22, 24, 33]. Eine Bedeutung für das Suchtgeschehen ergibt sich insofern, als möglicherweise Verbindungen mit hoher Affinität zu den κ-Rezeptoren ein geringeres Suchtpotential als andere Opiate aufweisen [26].

Endorphine – die endogenen Liganden der Opiatrezeptoren

Die Entdeckung der Opiatrezeptoren führte zu einer intensiven Suche nach endogenen Liganden dieser Rezeptoren. 1975 identifizierten Hughes et al. [17] in Gehirn und Darm verschiedener Tierspezies zwei, aus je fünf Aminosäuren bestehende Peptide, das Methionin-Enkephalin und das Leucin-Enkephalin, als erste natürliche Liganden. Seitdem sind eine große Anzahl verschiedener Peptide mit opiatartiger Wirkung im Gehirn, in der Hypophyse und in peripheren Organen, z. B. dem Nebennierenmark, isoliert worden. Sie stammen von drei verschiedenen großmolekularen Vorläuferpeptiden ab. Durch proteolytische Prozesse werden aus diesen „Prekursoren" die verschiedenen, opiatartig wirkenden Endorphine freigesetzt. Diese Vorläuferpeptide und ihre Spaltprodukte sind in den verschiedenen Abschnitten des Gehirns sehr unterschiedlich verteilt. Von besonderem Interesse ist, daß die verschiedenen Endorphine unterschiedliche Affinität zu den verschiedenen Typen von Opiatrezeptoren aufweisen [14]. Gewisse, aus dem Prekursor Prodynorphin entstehende Endorphine (Dynorphin, α-Neo-Endorphin) zeigen eine bevorzugte Affinität zum κ-Rezeptor und sind als dessen physiologische Liganden anzusehen [33]. Die größeren Spaltprodukte des Prekursors Proenkephalin verbinden sich bevorzugt mit dem μ-Rezeptor, während die Pentapeptide Methionin-Enkephalin und Leucin-Enkephalin physiologische Liganden der δ-Rezeptoren darstellen [14].

Grundsätzlich sind die pharmakologischen Wirkungen der Endorphine und der Opiate ähnlich – wobei allerdings die Zuordnung der Vertreter beider Substanzgruppen zu bestimmten Opiatrezeptortypen zu berücksichtigen ist. Die klassischen Opiate aktivieren vor allem die μ-Rezeptoren. Über die durch die Besetzung verschiedener Opiatrezeptoren ausgelösten pharmakologischen Wirkungen ist heute noch nicht sehr viel bekannt. Die komplexe Organisation des Zentralnervensystems macht es schwierig, spezielle Wirkungen bestimmten Rezeptoren zuzuordnen. Doch gibt es Beispiele klarer Differenzierung. So scheint die auf zerebraler Ebene ausgelöste Analgesie vorwiegend durch die Aktivierung von μ-Rezeptoren zustande zu kommen, während bei der spinalen Analgesie die κ-Rezeptoren eine besondere Rolle spielen dürften [11, 31].

Phänomene der Opiatsucht: Toleranz und Abhängigkeit

Beiden Phänomenen ist eigen, daß sie nicht unmittelbar erkannt werden können: Das Vorliegen von Toleranz wird erst nach der Zuführung der betreffenden Substanz offenbar; die Abhängigkeit tritt erst nach der Unterbrechung der weiteren Zufuhr der auslösenden Substanz zutage. Daraus ergibt sich, daß beide Phänomene nicht gleichzeitig bestimmt werden können. Vielfach wird angenommen, daß sich Toleranz und Abhängigkeit parallel entwickeln und Ausdruck desselben Grundgeschehens sind; dies kommt auch in den meisten Hypothesen zur Toleranz- und Abhängigkeitsentwicklung zum Ausdruck. Neuere Beobachtungen stellen allerdings die generelle Gültigkeit dieser Vorstellung in Frage (s. später).

Die sich entwickelnde Toleranz äußert sich in einer Rechtsverschiebung der Dosis-Wirkungskurven, d. h. es werden zur Erzielung desselben Effekts höhere Dosen des Pharmakons gebraucht. Bei hohen Toleranzgraden kann es auch zu einer Abflachung der Dosis-Wirkungskurven kommen; dies läßt darauf schließen, daß der Toleranzentwicklung keine verringerte Bindung der Opiate an den Rezeptor zugrunde liegt, sondern daß sie auf Veränderungen in den durch die Besetzung der Opiatrezeptoren ausgelösten Folgevorgängen beruht [1].

Wird die Opiatzufuhr unterbrochen, so kommt es zu Entzugssymptomen; sie sind besonders stark ausgeprägt, wenn die Opiatwirkungen durch die Zufuhr von Opiatantagonisten abrupt unterbrochen wird (sog. provozierter Entzug). Allgemein verhalten sich die Entziehungserscheinungen spiegelbildlich zu den Primärwirkungen: So verkehrt sich z. B. die Analgesie in Hyperalgesie, die Atemdepression in Hyperventilation, die Obstipation in Diarrhö. Diese Wirkungsumkehr läßt sich durch das ungezügelte Zutagetreten der nun nicht mehr durch die primäre Opiatwirkung gehemmten kompensatorischen Mechanismen erklären.

Opiatrezeptoren im Zustand der Toleranz und Abhängigkeit

Von verschiedenen Transmittersystemen ist bekannt, daß die entsprechenden Rezeptoren sich den jeweiligen funktionellen Erfordernissen anpassen. Vermehrte Aktivität bewirkt Verminderung ("down-regulation"), verminderte Aktivität Vermehrung ("up-regulation") der Zahl der Rezeptoren. So war es naheliegend, nach Veränderung der Opiatrezeptoren nach chronischer Opiatverabfolgung zu suchen. (Eine Abnahme der Zahl der Opiatrezeptoren würde durchaus das verminderte Ansprechen im Zustand der Toleranz erklären – allerdings nicht die Abhängigkeit.) In zahlreichen Versuchen, in denen in vitro die Bindungseigenschaften der Opiatrezeptoren nach chronischer Opiatbehandlung in vivo untersucht wurden, konnten meist aber keine nennenswerten Veränderungen der Bindungseigenschaften der Opiatrezeptoren festgestellt werden. Es ist allerdings denkbar, daß etwaige Veränderungen während der Präparation verlorengehen. Auch Versuche, in denen die Bindungseigenschaften der Opiate in vivo analysiert wurden, zeig-

ten keine deutlichen Veränderungen – wobei allerdings nicht auszuschließen ist, daß kleinere Veränderungen aufgrund der methodischen Gegebenheiten unentdeckt blieben [6]. Neueste, an Zell-
kulturen durchgeführte Versuche zeigen nun allerdings schon nach
mehrstündiger Inkubation eine starke Verminderung der Zahl der
Enkephalinrezeptoren [2]. Es läßt sich z. Z. noch nicht überblicken,
wie diese letzteren Befunde einzuordnen sind. Es ist durchaus
denkbar, daß Verringerung der Zahl der Opiatrezeptoren (oder bestimmter Typen dieser Rezeptoren) etwa durch Internalisation
(d. h. Wanderung aus der Membran ins Zellinnere) an der Entwicklung von Toleranz beteiligt ist; zweifellos aber können Veränderungen der Zahl oder der Bindungseigenschaften der Rezeptoren
nicht das Phänomen der Abhängigkeit erklären [16].

Neue Aspekte in diese Diskussion brachten jüngste Versuche mit
Erzeugung selektiver Toleranz für verschiedene Typen von Opioiden. Samenstränge von chronisch mit verschiedenen Opioiden behandelten Tieren zeigen hohe Grade von Toleranz für die jeweilige
Substanz, nicht aber für andere Opioide. Aufgrund einer solchen
fehlenden Kreuztoleranz war es möglich, das Vorkommen mehrer
Typen von Opiatrezeptoren (μ, δ, κ) nachzuweisen. Selektive Toleranz kann auch an anderen peripheren Modellpräparaten und im
Zentralnervensystem erzeugt werden [27, 28]. Die Bedeutung dieser Versuche liegt zunächst in der Möglichkeit der Differenzierung
verschiedener Rezeptortypen [33]; die Implikationen im Hinblick
auf den Mechanismus der Toleranzentwicklung bedürfen weiterer
Abklärung.

Veränderungen in den dem Rezeptor
nachgeschalteten Systemen

Im vorigen Abschnitt ist gezeigt worden, daß die der Toleranz- und
Abhängigkeitsentwicklung zugrunde liegenden Vorgänge sich
nicht durch Veränderungen auf der Ebene der Bindung der Opiate
an die Rezeptoren erklären lassen. Damit sind diese Veränderungen auf einer der Bindung nachgeschalteten Ebene zu suchen. In
der Tat weisen eine Reihe von Befunden auf Veränderungen im
„Second-messenger"-System der zyklischen Nukleotide hin. Neu-
roblastom-Gliom-Hybridzellen, welche Opiatrezeptoren tragen,
zeigen nach chronischer Morphinexposition Veränderungen im

Adenylatzyklasesystem: Die bei akuter Morphinzuführung auftretende Hemmung der durch Prostaglandin stimulierten Adenylatzyklase nimmt bei fortgesetzter Morphinexposition immer mehr ab; diese Toleranzentwicklung wurde durch eine kompensatorische Aktivierung des Ferments erklärt, die maskiert ist, solange Morphin anwesend ist. Die „normale" Funktion der Zelle ist damit an die Anwesenheit von Morphin gebunden, d. h. die Zelle ist von Morphin abhängig. Wird das Morphin entfernt (entzogen) oder ein Opiatantagonist zugegeben, so kommt es zu einer überschießenden Bildung von zyklischem Adenosin-Monophosphat (cAMP) [10, 30].

Diesen Befunden ist in jüngster Zeit widersprochen bzw. eine andere Deutung gegeben worden. Darüber hinaus sprechen eine Reihe neuer Ergebnisse dafür, daß als Angriffspunkt der Opiate nicht so sehr die Adenylatzyklase anzusehen ist, sondern vielmehr Koppelungsmechanismen, welche die Aktivierung der Rezeptoren auf die Adenylatzyklase übertragen [32]. Ein abschließendes Urteil über die Bedeutung dieser letzteren Mechanismen ist z. Z. nicht möglich. Dies gilt auch für eine mögliche Bedeutung von Veränderungen in der Bindung von Ca^{++} an synaptische Membranen nach chronischer Opiatbehandlung [3].

Veränderungen neuronaler Empfindlichkeit gegenüber Überträgersubstanzen

Im Verlaufe fortgesetzter Opiatzuführung kann sich das Ansprechen des Organismus auf verschiedene Neurotransmitter verändern. So erhöht sich die Empfindlichkeit des isolierten Meerschweinchenileums für das exzitatorisch wirkende Prostaglandin und Serotonin. Diese Veränderungen sind maskiert, solange Opiat anwesend ist, werden aber offenkundig beim Entzug des Opiats. Überempfindlichkeit gegenüber Neurotransmittern und Neuromodulatoren läßt sich auch am intakten Tier nachweisen und betrifft meist mehrere Substanzen, d. h. sie ist unspezifisch. Es besteht hier eine Parallele zu der im vegetativen Nervensystem nach präganglionärer Faserdurchtrennung sich entwickelnden Überempfindlichkeit für Neurotransmitter; sie ist als kompensatorische Reaktion der postsynaptischen Membran auf den ausbleibenden Nervenimpuls zu verstehen. Da auch Opiate die Freisetzung von Neurotransmittern hemmen und neuronale Aktivität vermindern, ist die Entwicklung neuronaler Überempfindlichkeit in nachgeschalteten Systemen nach chronischer Opiatzuführung wohl verständlich [4, 12, 13].

Endorphine und das Suchtgeschehen

Von Dole u. Nyswander [5] wurde 1967 die Vermutung geäußert, daß dem Suchtgeschehen zerebrale Stoffwechselstörungen zugrunde liegen. Die Entdeckung der Endorphine belebte solche Vorstellungen neu und ließ Goldstein [9] vermuten, daß eine genetisch bedingte Störung im Endorphinsystem eine besondere Disposition für die Suchtkrankheit schafft, etwa in dem Sinne, daß eine solche Unterfunktion das Verlangen nach Kompensation durch von außen zugeführte Opiate weckt. Für eine solche Theorie spricht, daß eine dysphorisch-depressive Stimmungslage die Entwicklung von Süchtigkeit fördert. In diesem Zusammenhang sei daran erinnert, daß vor der Einführung der Antidepressiva Opiate zur Behandlung der endogenen Depression verwendet wurden; neue Untersuchungen zeigen, daß bestimmte Opiate mit geringerem Suchtpotential (Buprenorphin) therapeutisch als Antidepressiva eingesetzt werden können [7].

Zur Zeit ist es kaum möglich, experimentell die Frage zu prüfen, inwieweit eine Unterfunktion des Endorphinsystems eine Suchtdisposition fördert. Andererseits ist aber gezeigt worden, daß chronische Verabfolgung hoher Dosen von Morphin an Ratten zu einer starken Verminderung des β-Endorphingehalts im Hypophysenzwischenlappen führt; ihr liegt eine verminderte Synthese zugrunde, und sie ist von einem erniedrigten β-Endorphinspiegel im Plasma begleitet [8, 15, 25]. Eine erhöhte Aktivität enkephalin-abbauender Fermente ist nach chronischer Morphinbehandlung beobachtet worden [20]. Solche Befunde könnten gewisse protrahierte Abstinenzsyndrome erklären, jedoch kaum das Suchtgeschehen als solches.

Literatur

1. Bläsig J, Meyer G, Höllt V, Hengstenberg J, Dum J, Herz A (1979) Non-competitive nature of the antagonistic mechanism responsible for tolerance development to opiate-induced analgesia. Neuropharmacology 18:473–481

2. Chang KJ, Eckel RW, Blanchard SG (1982) Opioid peptides induce reduction of enkephalin receptors in cultured neuroblastoma cells. Nature 296:446–448

3. Chapman DB, Way EL (1980) Metal ion interactions with opiates. Ann Rev Pharmacol Toxicol 20:553–579

4. Collier HOJ (1968) Supersensitivity and dependence. Nature 220:228–231

5. Dole VP, Nyswander M (1967) Heroin addiction – a metabolic disease. Arch Int Med 120:19–24

6. Dum J, Bläsig J, Meyer G, Herz A (1979) Opiate antagonist-receptor interaction unchanged by acute or chronic opiate treatment. Eur J Pharmacol 55:375–383

7. Emrich HM, Vogt P, Herz A, Kissling W (1982) Antidepressant effects of buprenorphine. Lancet II:709

8. Gianoulakis C, Drouin J-N, Seidah NG, Kalant H, Chrétien M (1981) Effect of chronic morphine treatment on β-endorphin biosynthesis by the rat neurointermediate lobe. Eur J Pharmacol 72:313–321

9. Goldstein A (1976) Opiate peptides (endorphins) in pituitary and brain. Science 193:1081–1086

10. Hamprecht B (1978) Opioids and cyclic nucleotides. In: Herz A (ed) Developments in opiate research. Marcel Dekker, New York, pp 357–406

11. Herz A (1983) Multiple opiate receptors and their functional significance. J Neural Transm [Suppl] 18:227–233

12. Herz A, Schulz R (1978) Changes in neuronal sensitivity during addictive processes. In: Fishman J (ed) The bases of addiction. Dahlem-Konferenzen, Berlin, pp 375–394

13. Herz A, Schulz R (1982) Neuronal sensitivity and opiate tolerance/dependence. In: Critchley M, Friedman AP, Gorini S, Sicuteri F (eds) Advances in neurology, vol 33. Raven Press, New York, pp 81–87

14. Höllt V (1983) Multiple endogenous opioid peptides. Trends Neurosci 6:24–26

15. Höllt V, Haarmann I, Herz A (1981) Long-term treatment of rats with morphine reduces the activity of messenger ribonucleic acid coding for the β-endorphin/ACTH precursor in the intermediate pituitary. J Neurochem 37:619–626

16. Höllt V, Wüster M (1978) The opiate receptors. In: Herz A (ed) Developments in opiate research. Marcel Dekker, New York, pp 1–65

17. Hughes J, Smith TW, Kosterlitz HW, Fothergill LA, Morgan BA, Morris HR (1975) Identification of two related pentapeptides from the brain with potent agonistic activity. Nature 258:577–579

18. Jaffe JH, Sharpless SK (1968) Pharmacological denervation supersensitivity in the central nervous system: A theory of physical dependence. In: Wikler A (ed) The addictive states. Williams & Wilkins, Baltimore, pp 226–246

19. Lord JAH, Waterfield AA, Hughes J, Kosterlitz HW (1977) Endogenous opiate peptides: Multiple agonists and receptors. Nature 267:495–499

20. Malfroy B, Swerts JP, Guyon A, Roques BP, Schwartz JC (1978) High-affinity enkephalin-degrading peptidase in brain is increased after morphine. Nature 276:523–526

21. Martin WR (1977) Drug addiction, vol I/II. In: Heffter-Heubner (Hrsg) Handbuch der experimentellen Pharmakologie, Bd 45/I. Springer, Berlin Heidelberg New York

22. Martin WR, Eades CG, Thompson JA, Huppler RE, Gilbert PE (1976) The effects of morphine- and nalorphine-like drugs in the nondependent and morphine dependent chronic spinal dog. J Pharmacol Exp Ther 197:517–532

23. Pert CB, Snyder SH (1973) Opiate receptor: Demonstration in nervous tissues. Science 179:1011–1014

24. Pfeiffer A, Pasi A, Mehraein P, Herz A (1982) Opiate receptor binding sites in human brain. Brain Res 248:87–96

25. Przewlocki R, Höllt V, Duka T, Kleber G, Gramsch C, Haarmann I, Herz A (1979) Long-term morphine treatment decreases endorphin levels in rat brain and pituitary. Brain Res 174:357–361

26. Römer D, Buscher H, Hill R, Maurer R, Petscher T, Welle HBE, Bakel HCCK, Ackermann AM (1980) Bremazocine: A potent long-acting opiate kappa agonist. Life Sci 27:971–978

27. Schulz R, Wüster M, Herz A (1981) Differentiation of opiate receptors in the brain by the selective development of tolerance. Pharmacol Biochem Behav 14:75–79

28. Schulz R, Wüster M, Krenss H, Herz A (1980) Selective development of tolerance without dependence in multiple opiate receptors of mouse vas deferens. Nature 285:242–243

29. Simon EJ, Hiller JH, Edelman I (1973) Stereospecific binding of the potent narcotic analgesic ^{3}H-etorphine to rat brain homogenate. Proc Natl Acad Sci USA 70:1947–1949

30. Snyder SH (1977) Opiate receptors and internal opiates. Sci Am 236:44–56

31. Wood PL, Rackham A, Richard J (1981) Spinal analgesia: Comparison of the mu agonist morphine and the κ-agonist ethylketocine. Life Sci 28:2119–2135

32. Wüster M, Costa T, Gramsch C (1983) Uncoupling of receptors is essential for opiate-induced desensitization (tolerance) in neuroblastoma x glioma hybrid cells NG 108-15. Life Sci 30 [Suppl I] 341–344

33. Wüster M, Schulz R, Herz A (1981) Multiple opiate receptors in peripheral tissue preparations. Biochem Pharmacol 30:1883–1887

12 Opiatrezeptoren:
Zur Frage der Trennung der analgetischen und suchterzeugenden Wirkungen

U. Havemann und K. Kuschinsky

Die wichtigsten und bekanntesten Wirkungen von Morphin und den anderen Opioiden sind die Analgesie und – mindestens nach wiederholtem Gebrauch – die euphorisierende Wirkung, die zum ausgeprägten „Suchtpotential" dieser Substanzen führen (auf die dritte wichtige Wirkung, die Atmungshemmung, soll hier nicht eingegangen werden). Von großem theoretischem und praktischem Interesse erscheint daher die Frage, ob die analgetischen und die suchterregenden Wirkungen zwangsläufig miteinander gekoppelt sind oder voneinander getrennt werden können. Eine wichtige Teilfrage dieses Problems ist, ob die analgesievermittelnden und die euphorievermittelnden Opioidrezeptoren vom gleichen Typ sind und die gleiche Lokalisation haben oder nicht.

Seit einigen Jahren gilt als sicher, daß die *Opioidrezeptoren* nicht einheitlich sind, sondern in Untergruppen zerfallen [3], welche teilweise ihren verschiedenen endogenen Liganden, den Endorphinen, entsprechen. Die „klassischen" Opiate, z.B. Morphin, Pethidin und Methadon, aktivieren vorwiegend die μ-Rezeptoren (Tabelle 1) und rufen dadurch Analgesie, Atmungshemmung und körperliche Abhängigkeit hervor. Einige „atypische" Opioide, z.B. Pentazocin, aktivieren hingegen vorwiegend κ-Rezeptoren und bewir-

Tabelle 1. Wirkungen, die über verschiedene Typen von Opioidrezeptoren vermittelt werden. (Nach Jaffe u. Martin [3], modifiziert)

μ-*Rezeptoren:*	Analgesie (supraspinal und spinal), Atmungshemmung, Euphorie und körperliche Abhängigkeit
κ-*Rezeptoren:*	Analgesie (spinal), Miosis, Sedierung
σ-*Rezeptoren:*	Dysphorie, Halluzinationen, Stimulierung von Atmung und Kreislauf
δ-*Rezeptoren:*	Analgesie (supraspinal und spinal)?, konvulsive Aktivität

ken dadurch ebenfalls eine, wenn auch offensichtlich schwächere Analgesie sowie Miosis und Sedierung; endogene Liganden dieser Rezeptoren scheinen die Dynorphine zu sein. Eine weitere Untergruppe repräsentieren die δ-Rezeptoren, die in vitro sehr gut charakterisiert sind, deren pharmakologische Bedeutung im Gesamtorganismus jedoch weniger klar erscheint. Vermutlich werden analgetische Wirkungen auch über diese Rezeptoren vermittelt, auch einige konvulsive Effekte. Die beiden Enkephaline (Met- und Leuk-enkephalin) sind als die zugehörigen endogenen Liganden anzusehen. Es sei betont, daß Opioide, die einen Rezeptortyp „bevorzugen", d. h. eine hohe Affinität zu ihm haben, in höheren Dosen bzw. Konzentrationen auch mit den anderen, nicht bevorzugten Rezeptortypen reagieren können. Ferner hat der Opioidantagonist Naloxon zwar die höchste Affinität zu den μ-Rezeptoren, jedoch blockiert er, mit fallender Affinität, auch κ- und δ-Rezeptoren. Schließlich sei noch die eigenartige Gruppe der σ-Rezeptoren erwähnt, die mit den übrigen Opioidrezeptoren nur noch relativ entfernt „verwandt" sind. Sie vermitteln Dysphorie, psychoseartige Zustände, evtl. mit Halluzinationen, sowie eine Stimulierung von Atmung und Kreislauf. Diese Symptome sind bekannte Nebenwirkungen, die nach Gabe einige „atypischer" Opioide (z. B. Pentazocin und Cyclazocin) sowie einiger, meist als „Opiatantagonisten" bezeichneter Substanzen (z. B. Nalorphin), jedenfalls nach Gabe höherer Dosen, beobachtet werden. Es sei erwähnt, daß die in den USA verbreitete und berüchtigte, psychotomimetische Substanz Phencyclidin (PCP) offenbar seine Wirkungen vorwiegend oder ausschließlich über eine Stimulation von σ-Rezeptoren hervorruft [10]. In Tabelle 2 sind einige Opioidagonisten, „atypische" Opioide, Antagonisten und Endorphine dargestellt sowie ihr „Spektrum" hinsichtlich ihrer Interaktionen mit den verschiedenen Untergruppen von Opioidrezeptoren.

Für die *analgetische Wirkung,* mindestens für die nach Gabe „klassischer" Opioide beobachtete, ist offenbar ein kombinierter Angriff an Opioidrezeptoren auf spinaler und supraspinaler Ebene von entscheidender Bedeutung (Abb. 1 zeigt die wichtigsten schmerzleitenden Bahnen). Wie Le Bars u. Besson [5] gezeigt haben, beeinflußt Morphin die Reaktion von Neuronen im Hinterhorn des Rückenmarks auf elektrische Stimulation verschiedener

Tabelle 2. Beispiele von Opioiden und ihren zugehörigen Rezeptortypen. (Nach Jaffe u. Martin [3], modifiziert und erweitert.) *Ag*, Agonist; *Ant*, Antagonist; *pAg*, partieller Agonist

Substanz	μ	κ	σ	δ
Morphin	Ag	Ag	–	–
Naloxon	Ant	Ant	Ant	(Ant)
Pentazocin	Ant	Ag	(Ag)	–
Nalorphin	Ant	pAg	Ag	–
Buprenorphin	pAg	?	–	–
Phencyclidin (PCP)	–	–	Ag	–
Enkephaline	(Ag)	–	–	Ag
Dynorphine	–	Ag	–	–
β-Endorphin	Ag	Ag	–	Ag

afferenter Nervenfasern in unterschiedlicher Weise: Die Reaktion auf Stimulation von Aα-Fasern, welche nicht für die Schmerzleitung verantwortlich sind, wird nicht beeinflußt; hingegen wird die Reaktion auf eine Stimulation von Aδ-Fasern, welche den scharfen Oberflächenschmerz fortleiten, deutlich und die Reaktion auf eine Stimulation von C-Fasern, die den dumpfen Tiefenschmerz und den Organschmerz fortleiten, sehr stark gehemmt. Ein Teil der C-Fasern enthält Substanz P als Überträgersubstanz, und es gibt experimentelle Hinweise darauf, daß Opioide entweder die Freisetzung von Substanz P im Hinterhorn des Rückenmarks oder die Wirkung von Substanz P hemmen. Diese spinale Komponente der opioidinduzierten Analgesie wird neuerdings bei der epiduralen Analgesie ausgenutzt.

Dennoch gibt es viele Hinweise darauf, daß die Analgesie, die nach Gabe therapeutischer Dosen von „klassischen" Opioiden auftritt, auch durch Angriffe an supraspinalen Strukturen mitbedingt ist [8]. Es gibt zahlreiche Opioidrezeptoren in Bereichen des Stammhirns, und lokale Opioidinjektionen dorthin können analgetische Wirkungen auslösen, besonders in den bulbären Teil der Formatio reticularis (Nucleus reticularis gigantocellularis und Nucleus reticularis paragigantocellularis) und in das periaquäduktale Grau (das zentrale Höhlengrau). Von beiden Bereichen deszendieren Bahnen zum Hinterhorn des Rückenmarks; eine Aktivierung

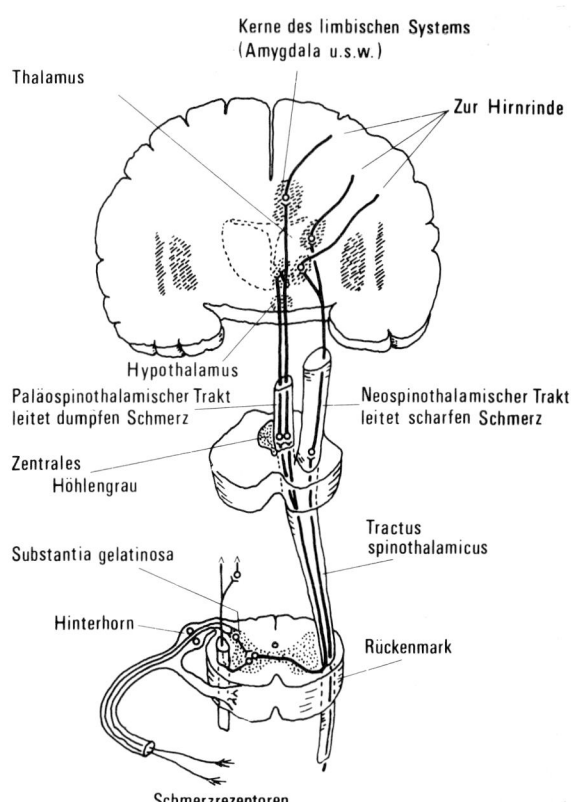

Kerne des limbischen Systems
(Amygdala u.s.w.)

Thalamus

Zur Hirnrinde

Hypothalamus

Paläospinothalamischer Trakt
leitet dumpfen Schmerz

Neospinothalamischer Trakt
leitet scharfen Schmerz

Zentrales
Höhlengrau

Tractus
spinothalamicus

Substantia gelatinosa

Hinterhorn

Rückenmark

Schmerzrezeptoren

Abb. 1. Schmerzbahnen und für Analgesie vermutlich wichtige Angriffspunkte von Opioiden

jeder dieser Bahnen durch Stimulation von Opioidrezeptoren jeweils im zugehörigen Bezirk im Stammhirn hemmt die Schmerzfortleitung im Hinterhorn des Rückenmarks. Von möglicher Bedeutung für das Zustandekommen der analgetischen Wirkung könnten auch Opioidrezeptoren sein, die in Thalamus, einigen Kernen des limbischen Systems und im noradrenergen System, das vom Locus caeruleus u. a. zum Cortex cerebri führt, gefunden wurden. Die Noradrenalinfreisetzung aus dem letztgenannten System wird durch Opioide gehemmt, und es scheint möglich, daß diese

181

Wirkung die antizipierende Furcht vor Schmerz hemmen könnte. Wie es scheint, induzieren offenbar κ-Rezeptoragonisten (Aktivatoren) die spinale Komponente der Analgesie, während μ-Rezeptoragonisten sowohl für die spinale als auch die supraspinale Komponente der Analgesie verantwortlich sein dürften; dies könnte die besonders ausgeprägte analgetische Wirkung dieser Untergruppe von Opioiden (der „klassischen" Opiate) erklären. Enkephaline können, wenn sie lokal in die soeben genannten Bezirke (spinal oder supraspinal) injiziert werden, analgetische Effekte auslösen. Es erscheint jedoch noch nicht ganz geklärt, ob dies über δ-Rezeptoren erfolgt oder über μ- bzw. κ-Rezeptoren, welche durch die relativ hohe Opioidkonzentration an der Injektionsstelle nach lokaler Injektion ebenfalls aktiviert werden könnten.

Ein wichtiger Faktor beim Zustandekommen der *suchterzeugenden Wirkungen* der Opioide scheint hingegen die Aktivierung der nigrostriatalen und der mesolimbischen (vom ventralen Tegmentum des Mittelhirns zum Nucleus accumbens und anderen Kernen des limbischen Systems ziehenden) dopaminergen Bahnen zu sein. Wie es scheint, sind die Basalganglien relevant für das Programmieren von Bewegungsabläufen und Handlungen, aber vermutlich auch für einige Prozesse, die mit der Motivation zusammenhängen. Hierbei sind offenbar auch einige limbische Kerne von Bedeutung, die bei Affekten und Emotionen eine Rolle spielen dürften. Dopaminerge Neurone spielen eine wichtige Rolle bei der Regulierung der Funktion von Basalganglien und limbischen Kernen, und die gemeinsame Beeinflussung der Funktion beider Hirnsysteme durch die dopaminergen Neurone könnte funktionell wichtig sein bei der Pathogenese und Entwicklung einer psychischen Abhängigkeit. Das Dopamin im Nucleus accumbens könnte hierbei eine besondere Rolle spielen, denn nach Ansicht von Yim u. Mogenson [9] moduliert es das Ausmaß, in dem limbische Strukturen einen Einfluß auf das motorische System ausüben können. Die mutmaßlichen zellulären Mechanismen und die wahrscheinlich für die Verhaltensänderungen relevanten Aspekte wurden an anderer Stelle [2, 4] genauer diskutiert und können hier nur sehr knapp skizziert werden. Substanzen mit hohem Suchtpotential (Kokain, amphetaminartigen Substanzen, Opioiden) ist offensichtlich gemeinsam, daß sie die dopaminerge Übertragung im Gehirn erhöhen, wenn

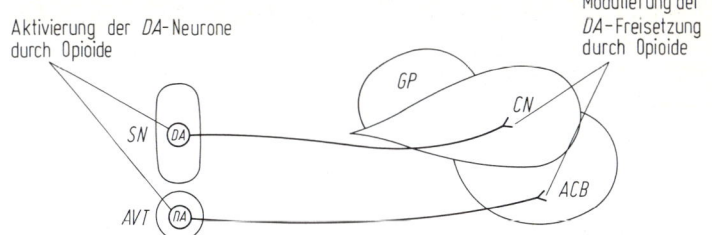

Abb. 2. Beeinflussung der nigrostriatalen und mesolimbischen dopaminergen Neurone durch Opioide. *DA* Dopamin, *SN* Substantia nigra, *AVT* ventrales Tegmentum, *GP* Globus pallidus, *CN* Nucleus caudatus, *ACB* Nucleus accumbens

auch über unterschiedliche zelluläre Mechanismen. Die beiden erstgenannten Substanzen bzw. -gruppen rufen so gut wie keine körperliche Abhängigkeit hervor, so daß ihr hohes Suchtpotential weitgehend dem Komplex der „psychischen Abhängigkeit" zuzuordnen ist. Auch bei den Opioiden sind die als Folge der körperlichen Abhängigkeit auftretenden Entzugssymptome nur ein Faktor, der zur erneuten Selbstverabreichung der Droge führt, und manchmal nicht der entscheidende.

Opioide aktivieren die nigrostriatalen und mesolimbischen dopaminergen Neurone im Tegmentum des Mittelhirns: Die nigrostriatalen Bahnen in der Substantia nigra und die mesolimbischen im ventralen Tegmentum (Abb. 2). Dies beruht wahrscheinlich nicht auf einer direkten Aktivierung der dopaminergen Neurone, sondern auf einer Enthemmung, d. h. einer Hemmung hemmender Afferenzen zu den dopaminergen Neuronen in Höhe des Tegmentums. Möglicherweise kann ein Angriff der Opioide an den dopaminergen Nervenendigungen im Striatum bzw. dem Nucleus accumbens ebenfalls zu einer Erhöhung der dopaminergen Übertragung beitragen. Die Aktivierung der dopaminergen Neurone durch Opioide erfolgt wahrscheinlich ebenfalls über Rezeptoren vom μ-Typ, wobei eine mögliche Beteiligung von δ-Rezeptoren nicht ausgeschlossen werden kann, κ-Rezeptoren jedoch offensichtlich nicht involviert sind [9]. Nach den gegenwärtigen Erkenntnissen erscheint es wahrscheinlich, daß sowohl die ausgeprägte Analgesie als auch die Erhöhung der dopaminergen Aktivität sowie die euphorisierende Wirkung über Opioidrezeptoren vom μ-Typ vermittelt werden, die jedoch unterschiedlich lokalisiert sind. Natürlich sind die neuronalen Schaltkreise, die Analgesie vermitteln, und die, die für die euphorisierende Wirkung verantwortlich sind, nicht gänzlich voneinander isoliert, sondern stehen in funktioneller Wechselwirkung miteinander.

Zum Schluß sei kurz auf Phänomene eingegangen, die für die lange Dauer einer psychischen Abhängigkeit von Bedeutung sein könnten. Hiermit sind Mechanismen gemeint, die die Folge einer *Konditionierung* von Opioideffekten sind, also einer wiederholten Koppelung der direkten pharmakologischen Wirkung mit bestimmten Umweltstimuli. Schon Pavlov [6] beschrieb 1927, daß Hunde, die wiederholt Morphininjektionen erhalten hatten, schließlich schon nach einer Scheininjektion oder sogar beim Anblick der Spritze charakteristische Morphinwirkungen wie Speichelfluß und Erbrechen zeigten. In diesem Falle wurden also durch eine Konditionierung primäre Morphinwirkungen imitiert, eine Erwartung der Arzneimittelwirkung rief diese somit hervor. Perez-Cruet [7] zeigte an Ratten eine analoge Konditionierung der Erhöhung des durch Opioide hervorgerufenen Dopaminumsatzes im Striatum. Es können jedoch nicht nur primäre Opioideffekte konditioniert werden, sondern auch Entzugssymptome, also offenbar Prozesse, die der akuten Wirkung entgegengesetzt sind. Eikelboom u. Stewart [1] präsentierten vor kurzem ein homöostatisches Modell, welches beide Arten von konditionierten Wirkungen erklären soll. Der interessierte Leser sei auf diesen Artikel verwiesen, auch wenn die Mechanismen der Konditionierung von pharmakologischen Wirkungen wahrscheinlich komplizierter sind als das einfache kybernetische Modell. Eine Analyse von primären pharmakologischen Wirkungen und der Vergleich mit den zugehörigen konditionierten Effekten in einzelnen zentralnervösen Systemen könnte zu einer verbesserten allgemeinen Theorie führen. Eine stärkere Beachtung der den Opioidrezeptoren nachgeschalteten Prozesse könnte bei der Bearbeitung des Problems der Trennung von analgetischen und suchterzeugenden Wirkungen von Opioiden wichtig sein.

Es könnte somit möglich sein, auch im Tierversuch komplexe Beziehungen zwischen Umweltstimuli, Veränderungen in der neuronalen Funktion und im Verhalten zu simulieren. Dopaminerg versorgte Hirnbezirke könnten hierbei eine wichtige Rolle spielen. Analoge Prozesse treten offenbar auch bei Opioidabhängigen auf, die bestimmten, früher mit einer Opioidverabreichung oder einem -entzug assoziierten Umweltreizen ausgesetzt werden. Derartige Reize können dann auch nach längerer Abstinenz und abgeklungener körperlicher Abhängigkeit den unstillbaren Drang auslösen, sich eine Dosis Opioid zu verabreichen.

Literatur

1. Eikelboom R, Stewart J (1982) Conditioning of drug-induced physiological responses. Psychol Rev 89:507–528
2. Havemann U, Kuschinsky K (1982) Neurochemical aspects of the opioid-induced "catatonia". Neurochem Int 4:199–215
3. Jaffe JH, Martin WR (1980) Opioid analgesics and antagonists. In: Goodman LS, Gilman A (eds) The pharmacological basis of therapeutics, 6th edn. Macmillan, New York, pp 494–534
4. Kuschinsky K (1981) Psychic dependence on opioids: Mediated by dopaminergic mechanisms in the striatum? Trends Pharmacol Sci 2:287–289
5. Le Bars D, Besson JM (1981) The spinal site of action of morphine in pain relief: From basic research to clinical applications. Trends Pharmacol Sci 2:323–325
6. Pavlov IP (1927) Conditioned reflexes. Oxford Univ. Press, London, pp 33–47
7. Perez-Cruet J (1976) Conditioning of striatal dopamine metabolism with methadone, morphine or bulbocapnine as an unconditioned stimulus. Pavlovian J Biol Sci 11:237–250
8. Takagi H (1980) The nucleus reticularis paragigantocellularis as a site of analgesic action of morphine and enkephalin. Trends Pharmacol Sci 1:182–184
9. Yim CY, Mogenson GJ (1982) Response of nucleus accumbens to amygdala stimulation and its modification by dopamine. Brain Res 239:401–415
10. Zukin RS, Zukin SR (1981) Multiple opiate receptors: Emerging concepts. Life Sci 29:2681–2690

13 Opiatentzug und α_2-Stimulation Prinzipielle Möglichkeiten (Clonidin und Analoge)

H.-M. Jennewein

Einleitung

Die α-agonistisch wirkende Substanz Clonidin, die ursprünglich als nasenschleimhautabschwellendes Mittel entwickelt wurde, ruft beim Menschen Blutdrucksenkung, daneben auch Sedation und Mundtrockenheit hervor. Von diesen Wirkungen konnte bisher nur die Blutdrucksenkung therapeutisch genutzt werden.

Entsprechend ist Clonidin als Antihypertensivum unter dem Namen Catapresan im Handel. In letzter Zeit rückt allerdings auch die Wirkung von Clonidin beim Opiatentzug in den Vordergrund des Interesses.

Clonidinwirkung auf Opiatentzugssymptome

Pharmakologischer Ausgangspunkt

Ausgangspunkt für die Testung von Clonidin beim Menschen im Opiatentzug waren die tierexperimentellen Untersuchungen von Redmond [47, 48]. Redmond führte elektrische Reizversuche am Locus coeruleus von Affen durch und fand, daß die Tiere während der Reizung Reaktionen zeigten, die als Angst gedeutet werden konnten [49]. Viele Symptome entsprachen auch denen des Menschen im Opiatentzug, was Gold [27] dazu veranlaßte, Clonidin beim Menschen in dieser Indikation einzusetzen. In diesem Zusammenhang waren auch die Untersuchungen von Aghajanian [2] von Interesse, die zeigten, daß Neurone im Locus coeruleus von morphinabhängigen Ratten im Entzug vermehrt feuern und daß die Entladungsfrequenz sowohl durch Clonidin als auch durch Morphin aufgehoben wurde. Dieser Effekt von Clonidin war durch Piperoxan, und der von Morphin durch Naloxon, aber nicht umgekehrt, aufhebbar [2, 11]. In Übereinstimmung mit diesen Befunden wurden auch reduzierte MHPG (3-Methoxy-4-hydroxy-phenyglykol)-Spiegel in bestimmten Hirngebieten von Ratten [8] und Affen (Redmond, persönliche Mitteilung) nach Clonidin gemessen.

Im Morphinentzug sind diese MHPG-Spiegel als Ausdruck eines erhöhten Noradrenalinumsatzes stark erhöht und können durch Clonidin wieder normalisiert werden [15]. Im übrigen scheinen diese MHPG-Spiegelveränderungen im Hirn streng mit entsprechenden Veränderungen im Plasma einherzugehen, was neue Untersuchungsperspektiven beim Menschen eröffnet. Alle diese Befunde haben zu der Hypothese geführt, daß der Locus coeruleus entscheidend bei der Opiatentzugssymptomatik beteiligt ist [29, 30]. Allerdings wurde eine solche Funktion auch angezweifelt [45], denn nach Zerstörung des noradrenergen Systems ist durch elektrische Reizung im Gehirn noch immer eine Steigerung des peripheren Sympathikotonus zu erzielen [16]. Auf die Bedeutung des Locus coeruleus für angstvolle Reaktionen wurde hingewiesen [50]. In diesem Zusammenhang kommt einer möglichen anxiolytischen Wirkung von Clonidin eine besondere Bedeutung zu. Tatsächlich konnte auch bei kleinen Nagern nachgewiesen werden, daß Clonidin eine anxiolytische Wirkung hat [10, 18, 42]. Wie eigene Untersuchungen zeigen, ist diese Wirkung nur im unteren Dosisbereich nachzuweisen, da bei hohen Clonidindosen unspezifische allgemein dämpfende Wirkungen die antiemotionale Wirkung überdecken. Es entstehen daher glockenförmige Dosiswirkungskurven. Wenn auch die Rolle des Locus coeruleus beim Opiatentzug noch nicht endgültig geklärt ist, so waren es doch die oben genannten Untersuchungen von Redmond und Aghajanian, die Gold zu seinen Untersuchungen über die Clonidinwirkung beim menschlichen Opiatentzug anregten [28–31].

Wirkung auf Opiatentzugssymptome beim Tier

Bereits 1974 und 1975 berichtete Tseng [60, 61] über eine Hemmung bestimmter Opiatentzugssymptome (besonders "wet dog shakes") bei der Ratte. Ähnliche Befunde wurden auch von Vetulani [63] und Bednarczyk [6] sowie von Fielding [23, 24] erhoben. Wurde der Entzug bei morphinabhängigen Ratten durch Morphinantagonisten (Naloxon bzw. Naltrexon) präzipitiert, so waren zwar einige Symptome wie "wet dog shaking" (= Schütteln wie ein nasser Hund) oder "writhing" (= Krümmen) aufzuheben, weitere

Symptome wie Zähneklappern, gesträubtes Fell, Putzverhalten und andere wurden aber nicht aufgehoben bzw. sogar verstärkt [36, 46, 55]. So wurde vor allem auch nach höheren Clonidindosen eine Steigerung der Aggressivität und des Fluchtverhaltens ("jumping") im Morphinentzug beobachtet [25, 53], und es traten zusätzliche Symptome wie bizarre Stereotypien auf [44]. Die diarrhöischen Symptome des Opiatentzugs wurden hingegen wieder durch Clonidin aufgehoben [52]. Daß auch die naloxonpräzipitierten Entzugserscheinungen (= totale Blockierung der Opiatrezeptoren) bei morphinabhängigen Ratten z. T. aufgehoben werden können, weist erneut darauf hin, daß Clonidin nicht über Opiatrezeptoren wirkt. Dies gilt auch für den Menschen [9], und es bestätigt sich auch in Versuchen an morphinabhängigen Hunden, bei denen die naloxonpräzipitierten Symptome durch Clonidin z. T. aufzuheben sind, und dieser Clonidineffekt durch Yohimbin, aber nicht durch Prazosin zu antagonisieren ist [36] (Abb. 1). Überraschend wenig Befunde liegen an morphinabhängigen Affen vor; nach einem Vortrag von Aceto [1] hat Clonidin einen signifikanten, aber nicht sehr eindrucksvollen Effekt auf Opiatentzugssymptome bei dieser Spezies.

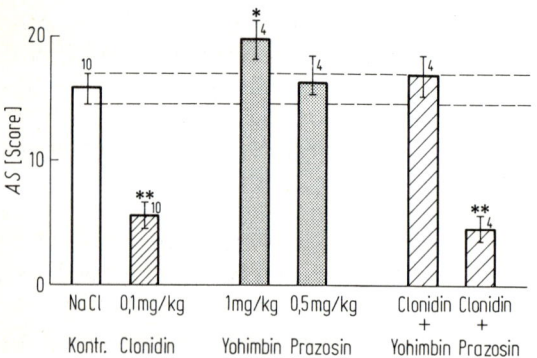

Abb. 1. Wirkung von Clonidin auf die Entzugssymptomatik bei morphinabhängigen Hunden und deren Beeinflussung durch Antagonisten. Der Entzug wurde bei den Hunden durch Naloxoninjektion hervorgerufen. Die Antiopiatentzugswirkung von Clonidin läßt sich durch Yohimbin (α_2-Antagonist), nicht aber durch Prazosin (α_1-Antagonist) aufheben

Wirkung auf Opiatentzugssymptome beim Menschen

In einer Reihe von Studien [5, 26–28, 34, 38, 64–67] konnte gezeigt werden, daß Clonidin Opiatentzugssymptome beim Menschen günstig beeinflußt. Insbesondere werden Symptome wie Unruhe, Angst, Schmerzen und verschiedene Kreislaufparameter gedämpft, während andere Symptome wie Abgeschlagenheit und Schlaflosigkeit nicht beeinflußt, evtl. sogar verstärkt werden. Wichtig ist in diesem Zusammenhang, daß Stimmungsveränderungen, insbesondere Euphorie, unter der Clonidindeckung bei den Opiatabhängigen nicht beobachtet wurden [34]. Bezüglich der Nebenwirkungen ist die blutdrucksenkende Wirkung von Clonidin als limitierend zu betrachten, und die Sedation wirkt sich bei der schon bestehenden Abgeschlagenheit im Entzug ungünstig aus. Eine strikte klinische Überwachung scheint wegen dieser Nebenwirkungen und auch wegen der von Cottereau [14] angegebenen Verwirrtheitszustände angebracht. Von der Gruppe um Gold [31–33, 35, 38, 62] wird entsprechend die klinisch überwachte Entgiftung propagiert, während die Gruppe um Washton u. Resnick [64–67] auch eine ambulante Entgiftung für durchführbar hält. Ein nach der Clonidindeckung hervorgerufenes „Clonidinentzugssyndrom" wurde übrigens von keinem der bisherigen Autoren in diesem Zusammenhang beschrieben. Hierfür sind wohl auch die Dosis (6 µg/ kg KG), die Zeitdauer (ca. 1 Woche) der Clonidindeckung und das von vielen Autoren angewandte Ausschleichen mitverantwortlich.

Mittlerweile liegen auch einige Doppelblindstudien vor [28, 65], die die Wirksamkeit von Clonidin beim Opiatenzugssyndrom eindeutig belegen. Die meisten Untersuchungen wurden im Rahmen des Methadonerhaltungsprogramms durchgeführt. Durch die regelmäßige Methadonzufuhr weisen diese Patienten eine beträchtliche körperliche Opiatabhängigkeit auf, so daß sich eine symptomfreie Entziehung nur durch wochenlange allmähliche Dosisreduktion erreichen läßt. Dies ist bei den Heroinabhängigen, die in Europa die Mehrzahl der Opiatabhängigen darstellen, nicht unbedingt in gleichem Maße der Fall. Die körperliche Abhängigkeit kann je nach der Mißbrauchsfrequenz stärker oder, was häufiger der Fall ist, geringer als bei Methadonabhängigen sein. Die Ursache hierfür könnte in der bevorzugten i. v. Applikation und den damit verbundenen ungleichmäßigen Blutspiegeln zu suchen sein. Klinische Prüfungen von Clonidin bei Heroinabhängigen im Entzug sind weniger häufig [14, 26, 64], belegen aber auch hier die Effektivität von Clonidin. Auch über die Entgiftung einer iatrogenen Opiatabhängigen mit Hilfe von Clonidin wurde berichtet [12].

Als Folgerung läßt sich aus den bisher vorliegenden Arbeiten sagen, daß Clonidin zweifellos in der Lage ist, einige der beim Opiatentzug auftretenden Symptome insbesondere im Rahmen des Methadonerhaltungsprogramms zu mildern. Der Vorteil im Vergleich zur stufenweisen Reduktion der Methadondosis besteht in der kürzeren Zeit (1 Woche statt 4–8 Wochen), nach der die Patienten der Naltrexontherapie zugeführt werden können [51,65], also in der rascheren Entgiftung mit einer nicht süchtig machenden, nicht opiatartig wirkenden Substanz. Es steht z. Z. noch offen, inwieweit sich diese Befunde für außer-amerikanische Bereiche, in denen das Methadonerhaltungsprogramm nicht existiert, nutzen lassen [37].

Mißbrauchspotential

Clonidin hat keine euphorisierenden Wirkungen beim Menschen [31–34, 66]. Es weist jedoch sedierende Wirkungen auf, die nach Esser [21] „nicht als unangenehm empfunden werden". Trotzdem wurden mißbräuchliche Einnahmen von Clonidin bisher nur einmal beschrieben, wobei dies in Relation zu etwa 5 Mio. Behandlungen gesetzt werden muß. Auch bei den mit Clonidin behandelten Opiatsüchtigen hatte Clonidin keine positiv verstärkenden Effekte (Keup, persönliche Mitteilung). Bei Affen wird Clonidin nicht eindeutig selbst administriert [68,69], während bei Ratten in extremen toxischen Dosen (erregende Wirkung über α_1-Rezeptoren) Clonidin selbst injiziert wird [54]. Solche erregenden Wirkungen wurden selbst nach toxischen Dosen von Clonidin beim Menschen nie beobachtet [13]. Obwohl Clonidin in einzelnen Fällen körperliche Absetzsymptome hervorrufen kann, führt dies nicht zu einem mißbräuchlichen Verlangen nach Clonidin. Aufgrund seiner Wirkung beim Opiatentzug ist allerdings ein Schwarzmarkt von Clonidin denkbar. Eine unkontrollierte Selbstbehandlung des Opiatentzugs mit Clonidin ist jedoch wegen der Sedation und der starken kardiovaskulären Wirkungen nicht ungefährlich.

Clonidinanaloge

Beim Einsatz von Clonidin in der Indikation Opiatentzug wirken sich die hypotensive und sedierende Wirkung ungünstig aus. Aus diesem Grund wurden an morphinabhängigen Hunden eine Reihe von clonidinähnlichen Verbindungen untersucht (Abb. 2), mit dem Ziel, mögliche Differenzierungen aufzuzeigen. Die Ergebnisse sind in Abb. 3 und 4 dargestellt. Hieraus ist zu ersehen, daß die zusätzlich bradykard wirkende Verbindung Alinidin wesentlich schwächer als Clonidin wirkt, während die peripher wirkende Verbindung St 91 unwirksam ist.

Bei den Substanzen B-HT 920 und B-HT 933 überrascht B-HT 920 durch seine dem Clonidin vergleichbare starke Wirkung. Hierbei ist erwähnenswert, daß B-HT 920 nur $^1/_5$ der Wirkungsstärke von Clonidin bezüglich der Kreislaufwirkung aufweist. Dies kommt auch bei der tierexperimentellen Behandlung der Opiatentzugssymptome zum Tragen. Wie Abb. 5 zeigt, kommt es nach Clonidinverabreichung sowohl zu einer Verminderung der Entzugssymptome als auch zu einer Beeinflussung der Herzfrequenz, die als Beispiel für einen kardiovaskulären Parameter genommen wurde. Alinidin ist dagegen in einer bestimmten Dosis bereits in der Lage, die Herzfrequenz zu beeinflussen, ohne die Entzugssymptome zu verändern. Ähnlich hat auch St 91 Kreislaufwirkungen, aber keine Wirkung auf die Entzugssymptome. B-HT 920 hat demgegenüber ebenfalls in einer bestimmten Dosis bereits deutliche Ef-

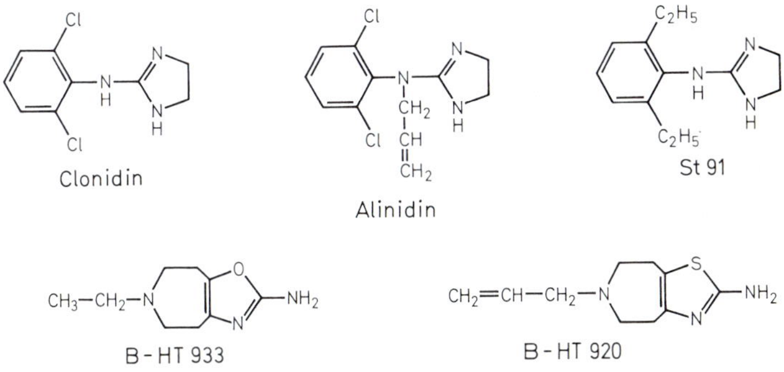

Abb. 2. Chemische Formeln von Clonidin und Clonidinanalogen

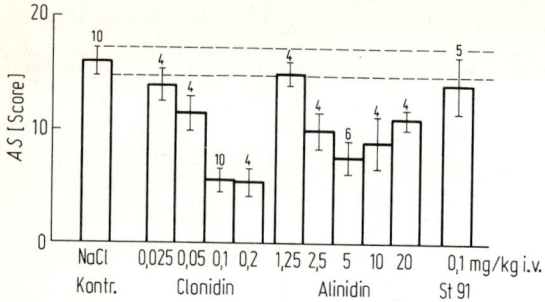

Abb. 3. Wirkung von Clonidin, Alinidin und St 91 auf die Morphinentzugssymptome beim Hund. Clonidin bewirkt dosisabhängig eine Reduzierung der Symptome, während Alinidin nur schwach und St 91 unwirksam ist

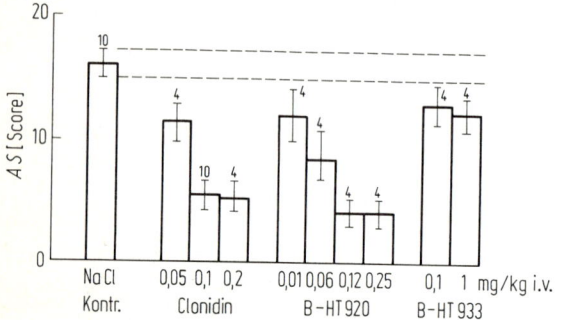

Abb. 4. Wirkung von Clonidin, B-HT 920 und B-HT 933 auf die Morphinentzugssymptome beim Hund. Während B-HT 920 mindestens die Stärke von Clonidin aufweist, ist B-HT 933 schwächer als Clonidin wirksam

fekte auf die Entzugssymptomatik, ohne die Kreislaufparameter zu beeinflussen. Die sedative Wirkung von B-HT 920 ist allerdings der des Clonidin vergleichbar. Eine Deutungsmöglichkeit für diesen Befund könnte in einer von Andén [4] nachgewiesenen dopaminagonistischen (präsynaptischen) Komponente liegen. Inwieweit diese Substanz sich therapeutisch nutzen läßt, wird die Zukunft zeigen.*

---

* Das Dichlorophenoxyethyl-Analog des Clonidins, Lofexidin, ist mit derselben Indikation in den USA untersucht worden [s. Gold et al., Drug Alc. Dep. 8 (1981) 307–315. – (der Herausgeber)]

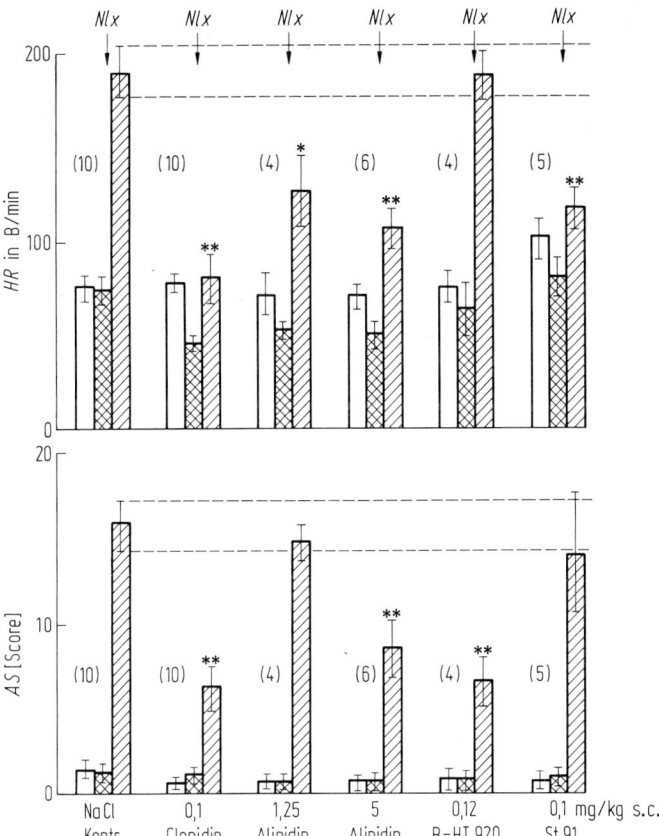

Abb. 5. Wirkung von Clonidin und Clonidinanalogen auf Herzfrequenz (*HR*) und Abstinenzsymptome (*AS*) bei morphinabhängigen Hunden. Die Symptome wurden durch Injektion von 30 µg/kg KG Naloxon (*Nlx*) hervorgerufen. Clonidin beeinflußt beide Parameter, während St 91 und Alinidin stärker die Herzfrequenz und B-HT 920 stärker die Abstinenzsymptome beeinflussen

Beurteilung und Stellenwert von Clonidin als Entziehungshilfe

Zum Verständnis der Clonidinwirkung beim Opiatentzugssyndrom muß auf die Einteilung, anatomische Anordnung und Funktion sowohl der zentralen Adrenorezeptoren wie der Opiatrezeptoren kurz eingegangen werden.

Zentrales adrenerges System

Noradrenalin ist im Zentralnervensystem in anatomisch exakt lokalisierten Bereichen als Neurotransmitter zu finden [17]. Nahezu die Hälfte aller noradrenergen Neurone befindet sich im Locus coeruleus (A 6) am Boden des IV. Ventrikels im rostralen pontinen Bereich. Damit ist der Locus coeruleus quantitativ das wichtigste noradrenerge Zentrum im ZNS. Der Locus coeruleus sendet Efferenzen als noradrenerges dorsales Bündel zum Vorderhirn sowie über andere Bahnen zum Kleinhirn, zur Medulla oblongata und zum Rückenmark. Andere Kerngebiete befinden sich im Bereich des Nucleus tractus solitarius und Nucleus tractus nervus vagus (A 1, A 2) sowie im retikulären pontinen Teil (A 5, A 7) mit Verbindungen (A 4) zum Locus coeruleus. Das aus diesen Neuronen freigesetzte Noradrenalin reagiert mit α-Rezeptoren und β-Rezeptoren, wobei die β-Rezeptoren exzitatorische Wirkungen haben. Bezüglich der α-Rezeptoren schlugen Berthelsen u. Pettinger [7] eine Klassifizierung in α_1- und α_2-Rezeptoren vor. Peripher sind die α_1-Rezeptoren überwiegend an den Erfolgsorganen lokalisiert, wo sie nach ihrer Stimulation z. B. Kontraktionen bewirken, während α_2-Rezeptoren z. B. an noradrenergen Nervenendigungen vorkommen und dort die Freisetzung von Noradrenalin regulieren [19, 20, 43, 56, 57]. Neuerdings läßt sich die strenge Aufteilung in postsynaptische α_1- und präsynaptische α_2-Rezeptoren allerdings nicht mehr aufrecht erhalten [39, 40, 59], so daß eine durch Agonisten-Antagonisten [58, 59], durch unterschiedliche autoradiographische Lokalisation im ZNS [69] und durch unterschiedliche Funktion [22] bedingte Einteilung vorgezogen wird. Clonidin ist ein überwiegender α_2-Agonist mit geringer α_1-Komponente und einer zu vernachlässigenden Histamin-H_2-Wirkung. Auf β-Rezeptoren hat Clonidin keine Wirkungen. Entsprechend der Funktion der verschiedenen noradrenergen ZNS-Rezeptoren [22] hat Clonidin überwiegend hemmende Wirkungen, die z. T. über eine Hemmung der Adenylatzyklase vermittelt werden. Die α_2-Rezeptoren liegen in Gebieten, die die Wirkungen von Clonidin deutbar machen [70], so z. B. im Bereich des Locus coeruleus (Antiopiat-Entzugswirkung), des Nucleus tractus solitarius (hypotensive Wirkung), des Lamina II des Rückenmarks (Analgesie) und im limbischen System (Anxiolyse).

Zentrales endorphinerges System

Auch die zentralen Opiatrezeptoren haben eine charakteristische Verteilung, die z. T. mit der der α_2-Rezeptoren übereinstimmt (Locus coeruleus, limbisches System, Rückenmark), z. T. aber auch von diesem verschieden ist (Thalamus, Striatum, zentrales Höhlengrau, Neokortex). Die endogenen Liganden für die Opiatrezeptoren sind bekanntlich die Endorphine (Übersicht s. Adler [3]), deren Funktion u. a. die Dämpfung von Schmerzen und die Dämpfung in Notfallsituationen ist, wobei ebenfalls eine Hemmung der Adenylatzyklase eine Rolle spielt. Man deutet hierbei den Wirkungsmechanismus über einen präsynaptisch modulierenden Angriffspunkt an exzitatorischen Neuronen (s. Editorial, The Lancet, Brain peptides, new synaptic messengers, 895–896, 1980). Eine ver-

Tabelle 1. Vergleichende Gegenüberstellung von Physiologie und Pharmakologie der α- und Opiatrezeptoren

	α_2-Rezeptor	Opiatrezeptor
Endogenes Substrat	Noradrenalin	Endorphine
Physiologie	Aufmerksamkeits-Zuwendung	Notfall-Situation
Pharmakologie	Clonidin ↔ Yohimbin	Morphin ↔ Naloxon
Blutdruck	↓↓	(↓)
Analgesie	+	+ + +
Sedation	+ +	+
Reflexe (GI, somat)	↓	↓↓
Anxiolyse	+	+
Euphorie	∅	+ + +
Endokrinologie	GH↑	GH↑, PRL↑

gleichende Gegenüberstellung von α_2- und Opiatrezeptoren findet sich in Tabelle 1, wobei die Unterschiede der beiden Systeme nochmals betont werden.

Wirkungsmechanismus von Clonidin beim Opiatentzug

Aufgrund der vorliegenden Daten (Abb. 1) [2, 49] ist die Wirkung von Clonidin beim Opiatentzugssyndrom auf den spezifischen zentralen α_2-Agonismus der Substanz zurückzuführen. Hierfür spricht auch die relativ starke Wirkung der Substanz B-HT 920, eines reinen α_2-Agonisten.

Inwieweit α-adrenerge Autorezeptoren bei dieser Clonidinwirkung beteiligt sind, ist noch nicht endgültig geklärt. Immerhin sprechen die Befunde von Aghajanian [2] und Redmond [49] für einen solchen Mechanismus beim Opiatentzug im Bereich des Locus coeruleus. Wenn die Funktion der Endorphine u. a. darin besteht, exzitatorisch wirkende Neurotransmitter modulierend dämpfend über Opiatrezeptoren zu beeinflussen, dann würden akut zugeführte Opiate diese Hemmung ebenfalls herbeiführen. Bei chronischer Gabe käme es allerdings zur Toleranzentwicklung, was eine Verminderung des Endorphinspiegels und eine Normalisierung der Neurotransmitterfreisetzung zur Folge hätte. Fällt nun plötzlich die exogene Opiatzufuhr aus (= Entzug), so kommt es – durch den geringen Endorphinspiegel begünstigt – zu einer überschießenden Freisetzung von exzitatorischen Neurotransmittern, die u. a. den peripheren Sympathikotonus erhöhen (= Entzugssyndrom, z. B. Tachykardie, Gänsehaut und anderes, s. Kuschinsky [41]). Über α_2-Rezeptoren könnte dann Clonidin die überschießende Freisetzung exzitatorischer Neurotransmitter hemmen und so einige der Opiatentzugssymptome beeinflussen.

Möglichkeiten und Grenzen des Einsatzes von Clonidin als Entziehungshilfe

Aufgrund seiner α_2-agonistischen Wirkung ist Clonidin in der Lage, einige der Opiatentzugssymptome dämpfend zu beeinflussen, ohne selbst opiatartig zu wirken und ohne selbst süchtig zu machen. Es ist dabei verständlich, daß nicht alle Opiatentzugssymptome gleich stark beeinflußt werden und einige gar nicht oder gar verschlimmert werden (Mattigkeit, Schlaflosigkeit). Clonidin dürfte, wenn man die vorliegenden Daten sichtet, auch bei Heroinabhängigen den Entzug erleichtern. Der Vorteil von Clonidin liegt jedoch in erster Linie im Rahmen des in Amerika praktizierten Methadonerhaltungsprogramms, wo Clonidin eine schnellere Entgiftung ermöglicht und damit die Umsetzung auf die präventiv wirkenden Opiatantagonisten (Naltrexon) erreichbar macht. Durch diese positive Wirkung von Clonidin könnte auch die sehr geringe Motivationsrate zur Entgiftung bei den Methadonabhängigen erhöht werden. Einige generelle Einschränkungen sind jedoch beim Einsatz von Clonidin in dieser Indikation zu machen:

1. Wegen der Nebenwirkungen sollte die Entgiftung unter strenger ärztlicher Kontrolle geschehen (am besten stationär).

2. Aufgrund des Wirkungsmechanismus ist eine völlige Symptomfreiheit auch bei höheren Dosen nicht zu erwarten.

3. Die optimale Dosis von Clonidin sollte individuell titriert werden, und bei Beendigung der Therapie sollte die Dosis stufenweise reduziert werden.

4. Die Entgiftung kann immer nur ein Abschnitt in einem entsprechenden Entwöhnungsprogramm sein und muß vor, während und nach der Entgiftung von einem sozialen und psychologischen Eingliederungsprogramm begleitet sein. Festgehalten werden muß, daß Clonidin den Süchtigen von seiner Sucht nicht befreien kann, sondern nur bei der Entgiftung einen gewissen Beitrag zu liefern imstande ist.

Literatur

1. Aceto MD, Dewey WL, Harris LS, Chau-Pharm TT, Kramer CM (1979) Analgesic properties and dependence liability of clonidine. Fed Proc 38:853 (Abstr)

2. Aghajanian GK (1978) Tolerance of locus coeruleus neurones to morphine und suppression of withdrawal response by clonidine. Nature 276:186–187

3. Adler MW (1980) Opioid peptides. Life Sci 26:497–511

4. Andén NE, Golembiowska-Nikitin K, Thornström U (1982) Selektive stimulation of dopamine and noradrenaline autoreceptors by B-HT 920 and B-HT 933, respectively. Naunyn-Schmiedebergs Arch Pharmacol 321:100–104

5. Annexton M (1978) Clonidine may relieve opiate withdrawal symptoms. J Am Med 240:2527

6. Bednarczyk B, Vetulani J (1978) Antagonism of clonidine to shaking behavior in morphine abstinence syndrome and to head twitches produced by serotonergic agents in the rat. Pol J Pharmacol Pharm 30:307–322

7. Berthelsen S, Pettinger WA (1977) A functional basis for classification of α-adrenergic receptors. Life Sci 21:595–606

8. Braestrup C (1974) Effects of phenoxybenzamine, aceperone and clonidine on the level of 3-methoxy-4-hydroxyphenylglycol (MOPEG) in rat brain. J Pharm Pharmacol 26:139–141

9. Brown MJ, Dollery CT, Fitzgerald GA, Watkins J, Zamboulis C (1980) No evidence for antagonism of clonidine by naloxone in man. Br J Clin Pharmacol 9:302P

10. Brown J, Handley SL (1980) An anxiolytic-like action of clonidine and morphine, which is naloxone-reversible. J Pharm Pharmacol 32:43PC

11. Cedarbaum JM, Aghajanian GK (1977) Catecholamine receptors on locus coeruleus neurons: Pharmacological characterization. Eur J Pharmacol 44:375–385

12. Charney DS, Kleber HD (1980) Iatrogenic opiate addiction: successful detoxification with clonidine. Am J Psychiatry 137:989–990

13. Conner CS, Watanabe AS (1979) Clonidine overdose: a review. Am J Hosp Pharm 36:906–911

14. Cottereau MJ, Antebi M, Benyacoub A, Loo H, Roux JM, Deniker P (1967) Essay de la clonidine dans le sevrage des toxicomanies aux opiacés. Résultats préliminaires d'une étude ouverte. Nouv Presse Med 8:3267

15. Crawley JN, Laverty R, Roth RH (1979) Clonidine reversal of increased norepinephrine metabolite levels during morphine withdrawal. Eur J Pharmacol 57:247–250

16. Crawley JN, Maas JW, Roth RH (1980) Evidence against specificity of electrical stimulation of the nucleus locus coeruleus in activating the sympathetic nervous system in the rat. Brain Res 183:301–311

17. Dahlström A, Fuxe K (1964) Evidence for the existence of monoamine-containing neurons in the central nervous system. I. Demonstration of monoamines in the cell bodies of brain stem neurons. Acta Physiol Scand 62:1–55

18. Davis M, Redmond DE, Baraban JM (1979) Noradrenergic agonists and antagonist: Effects on conditioned fear as measured by the potentiated startle paradigma. Psychopharmacology 65:111–118

19. Drew GM (1976) Effects of α-adrenoceptor agonists and antagonists on pre- and postsynaptic located α-adrenoceptors. Eur J Pharmacol 36:313–320

20. Drew GM (1977) Pharmacological characterization of the presynaptic alpha-adrenoceptor in the rat vas deferens. Eur J Pharmacol 42:123–130

21. Esser H, Kikis D, Stumpe KO, Krück F (1980) Clonidin bei hypertensiver Krise. Hämodynamische Befunde und ihre Beeinflussung. Dtsch Med Wochenschr 105:11–15

22. Fain JN, Garcia-Sainz JA (1980) Role of phosphatidylinositol turnover in α_1 and of adenylate cyclase inhibition in α_2 effects of catecholamines. Life Sci 26:1183–1194

23. Fielding S, Wilker J, Hynes M, Szewczak W, Novik WJ, Lal H (1977) A comparison of clonidine with morphine for antinociceptive and antiwithdrawal actions. Fed Proc 36:1024

24. Fielding S, Wilker J, Hynes M, Szewczak M, Novik WJ, Lal H (1978) A comparison of clonidine with morphine for antinociceptive and antiwithdrawal action. J Pharmacol Exp Ther 207:899–905

25. Gianutsos G, Hynes MD, Lal H (1976) Enhancement of morphine-withdrawal and apomorphine-induced aggression by clonidine. Psychopharmacol Commun 2:165–171

26. Gold MS (1978) Clonidine helps heroin addicts to withdraw without distress. Med News 10 (51/52):4

27. Gold MS, Redmond DE jr, Kleber HD (1978) Clonidine in opiate withdrawal. Lancet I:929–930

28. Gold MS, Redmond DE jr, Kleber HD (1978) Clonidine blocks acute opiate-withdrawal symptoms. Lancet II:599–602

29. Gold MS, Byck R, Sweeney DR, Kleber HD (1979) Endorphin locus coeruleus connection mediates opiate action and withdrawal. Biomedicine 30:1–4

30. Gold MS, Redmond DE jr, Kleber HD (1979) Noradrenergic hyperactivity in opiate withdrawal supported by clonidine reversal of opiate withdrawal. Am J Psychiatr 136:100–102

31. Gold MS, Kleber HD (1980) A rationale for opiate withdrawal symptomatology. Drug Alcohol Depend 4:419–424

32. Gold MS, Pottash ALC, Exstein I, Kleber HD (1980) Clonidine in acute opiate withdrawal. N Engl J Med 302:1421–1422

33. Gold MS, Pottash ALC, Exstein I, Kleber HD (1980) Clonidine and opiate withdrawal. Lancet II:1078–1079

34. Gold MS, Pottash ALC, Sweeney DR, Kleber HD (1980) Opiate withdrawal using clonidine. A safe, effective, and rapid nonopiate treatment. JAMA 243:343–346

35. Gold MS, Pottash ALC, Carter A, Kleber HD (1981) Outpatient clonidine detoxification. Lancet I:621

36. Jennewein HM, Stockhaus K, Hoefke W (1980) Effects of clonidine and alinidine on the morphine withdrawal syndrome in rats and dogs. Naunyn-Schmiedebergs Arch Pharmacol 311:R66

37. Keup W (1982) Clonidin im Opiatentzug. I. Grundlagen der Anwendung; II. Potentielle Nebenwirkungen; III. Das Für und Wider der Anwendung. MMW 124:148–158

38. Kleber HD, Gold MS, Riordan CE (1980) The use of clonidine in detoxification from opiates. Bull Narc 32:1–11

39. Kobinger W, Pichler L (1976) Centrally induced reduction in sympathetic tone, a postsynaptic α-adrenoceptor-stimulating action of imidazolines. Eur J Pharmacol 40:311–320

40. Kobinger W, Pichler L (1980) Investigation into different types of post- and presynaptic α-adrenoceptors at cardiovascular sites in rats. Eur J Pharmacol 65:393–402

41. Kuschinsky K (1977) Opiate dependence. Progr Pharmacol 1:1–39

42. Lal H (1980) Recent studies of behavioral pharmacology of clonidine. Vortrag ACNP-Tagung 1980, Puerto Rico

43. Langer SZ (1974) Presynaptic regulation of catecholamine release. Biochem Pharmacol 23:1793–1800

44. Lipman JJ, Spencer PSY (1978) Clonidine and opiate withdrawal. Lancet II:521

45. Mason ST, Fibiger HC (1979) Anxiety: The locus coeruleus disconnection. Life Sci 25:2141–2147

46. Meyer DR, Sparber SB (1976) Clonidine antagonizes body weight loss and other symptoms used to measure withdrawal in morphine pelleted rats given naloxone. Pharmacologist 18:236 (Abstr. 673)

47. Redmond DE, Huang YH, Snyder DR, Mass JW (1976) Behavioral effects of stimulation of the nucleus locus coeruleus in the stump-tailed monkey Macaca arctoides. Brain Res 116:502–510

48. Redmond DE (1977) Alterations in the function of the nucleus locus coeruleus: A possible model for studies of anxiety. In: Hanin I, Usdir E (eds) Animal models in psychiatry and neurology. Pergamon Press, Oxford, pp 293–305

49. Redmond DE, Huang YH (1979) New concepts for a locus coeruleus norepinephrine connection with anxiety . Life Sci 25:2149–2162

50. Redmond DE, Huang YH (1982) The primate locus coeruleus and effects of clonidine on opiate withdrawal. J Clin Psychiatry 43:25–29

51. Riordan CE, Kleber HD (1980) Rapid opiate detoxification with clonidine and naloxone. Lancet I:1079–1080

52. Schreier WA, Burks TF (1980) Clonidine prevents naloxone-precipitated morphine withdrawal diarrhoea. Pharmacologist 22:304

53. Schulz R, Herz A (1977) Naloxone-precipitated withdrawal reveals sensitisation to neurotransmitters in morphine tolerant/dependent rats. Naunyn-Schmiedebergs Arch Pharmakol 299:95–99

54. Shearman G, Hynes M, Fielding S, Lal H (1977) Clonidine selfadministration in the rat: a comparison with fentanyl selfadministration. Pharmacologist 19:171 (Abstr)

55. Sparber SB, Meyer DR (1978) Clonidine antagonizes naloxone-induced suppression of conditioned behavior and body weight loss in morphine-dependent rats. Pharmacol Biochem Behav 9:319–325

56. Starke K, Montel H (1973) Involvement of α-receptors in clonidine-induced inhibition of transmitter release from central monoamine neurons. Neuropharmacology 12:1073–1080

57. Starke K, Montel H, Gayk W, Merker R (1974) Comparison of the effects of clonidine on pre- and postsynaptic adrenoceptors in the rabbit pulmonary artery, α-sympathomimetic inhibition of neurogenic vasoconstriction. Naunyn-Schmiedebergs Arch Pharmakol 285:133–150

58. Tanaka T, Starke K (1980) Antagonist/agonist-preferring α-adrenoceptors or α_1/α_2-adrenoceptors? Eur J Pharmacol 63:191–194

59. Timmermans PBMWM, Schoop AMC, Kwa HY, van Zwieten PA (1981) Characterization of α-adrenoceptors participating in the central hypotensive and sedative effects of clonidine using yohimbine, rauwolscine and corynanthine. Eur J Pharmacol 70:7–15

60. Tseng LF, Wei E, Loh HH, Ellman GL (1974) Effect of clonidine on naloxone-induced withdrawal in morphine dependent rats. Fed Proc 33:501

61. Tseng LF, Loh HH, Wei ET (1975) Effects of clonidine on morphine withdrawal signs in the rat. Eur J Pharmacol 30:93–99

62. Uhde TW, Redmond DE jr, Kleber HD (1980) Clonidine suppresses the opioid abstinence syndrome without clonidine-withdrawal symptoms: A blind inpatient study. Psychiatr Res 2:37–47

63. Vetulani J, Bednarczyk B (1977) Depression by clonidine of shaking behaviour elicited by nalorphine in morphine dependent rats. J Pharm Pharmacol 29:567–569

64. Washton AM, Resnick RB (1980) Clonidine for opiate detoxification: Outpatient clinical trials. Am J Psychiatry 137:1121–1122

65. Washton AM, Resnick RB (1980) Clonidine versus methadone for opiate detoxification. Lancet II:1297

66. Washton AM, Resnick RB, Laplaca RW (1980) Clonidine hydrochloride: A non-opiate treatment for opiate withdrawal. Psychopharmacol Bull 16:50–52

67. Washton AM, Resnick RB, Rawson RA (1980) Clonidine for outpatient opiate detoxification. Lancet I:1078–1079

68. Woods JH, Medzihradsky F, Smith CB, Young AM, Swain HH (1980) Evaluation of new compounds for opioid activity. Annual Report, Committee on Problems of Drug Dependence, Hyannis

69. Woolverton WL, Wessing WD, Balster RL, Harris LS (1980) Intravenous clonidine self-administration by rhesus monkeys. Annual Report, Committee on Problems of Drug Dependence, Hyannis

70. Young WS, Kuhar MJ (1979) Noradrenergic α_1 and α_2 receptors: autoradiographic visualization. Eur J Pharmacol 59:317–319

14 Zum Wirkungsprinzip der Kombination Tilidin plus Naloxon

M. Herrmann

Valoron (Tilidin) wurde 1970 eingeführt. In den davor und den Jahren danach durchgeführten Untersuchungen von Villareal u. Seevers [14], Robles [12], McCarthy [11] und Yanagita [15] an Affen und Ratten wurden Abhängigkeits- und Mißbrauchspotential als sehr gering befunden.

Mit zunehmender Verbreitung häuften sich jedoch Meldungen über die mißbräuchliche Verwendung von Tilidin, wobei die von mehreren Autoren wie Beil [1], Beil u. Trojan [2], Berger u. Börsch-Ising [3] kritisierte Großzügigkeit der Verschreibung wesentlich zur Entwicklung dieses Problems beigetragen haben mag.

Tilidin nahm unter den mißbräuchlich verwendeten, stark wirksamen Analgetika eine Sonderstellung ein, da es als erstes fast ausschließlich oral mißbraucht wurde.

1976 entstand der Gedanke, das Problem der mißbräuchlichen Verwendung durch die Kombination mit einem spezifischen Morphinantagonisten zu lösen. Dieser Überlegung lagen folgende Fakten zugrunde:

1. Tilidin wurde hauptsächlich von Opiatabhängigen mißbraucht.
2. Tilidin wirkt gleichstark bei oraler und parenteraler Verabreichung.
3. Tilidin wurde überwiegend oral mißbraucht.
4. Morphinantagonisten sind oral bei weitem weniger stark wirksam als parenteral.
5. Morphinantagonisten antagonisieren den Effekt starker Agonisten ausgeprägter als den schwacher.
6. Gegenüber der antagonistischen Wirkung der Antagonisten entwickelt sich keine Toleranz.

Bevor wir die Entwicklung begannen, wurden umfangreiche Untersuchungen durchgeführt, die sich nunmehr auch mit dem inzwischen als Wirkungsträger erkannten Nortilidin beschäftigten, dem Hauptmetaboliten von Tilidin (Abb. 1).

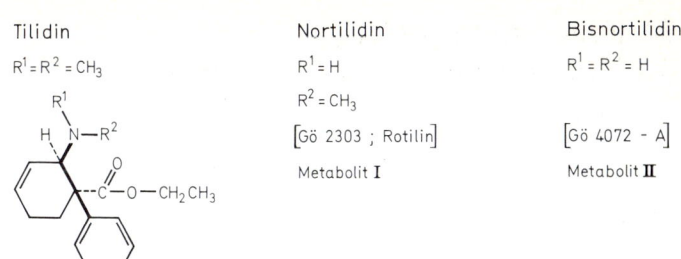

Tilidin   Nortilidin   Bisnortilidin

$R^1 = R^2 = CH_3$ $R^1 = H$ $R^1 = R^2 = H$

$R^2 = CH_3$

[Gö 2303 ; Rotilin]   [Gö 4072 - A]

Metabolit I   Metabolit II

Abb. 1. Strukturformeln von Tilidin und seinen beiden Metaboliten Nortilidin und Bisnortilidin

In einer Publikation von Schulz et al. [13], in der berichtet wurde, daß nach Implantation von Tilidin-Pellets über 3 Tage und anschließendem Challenge mit Naloxon typische Abstinenzsymptome provoziert werden konnten, wurde auch zum ersten Male über Rezeptorbindungsstudien mit Tilidin und Nortilidin berichtet. Die Ergebnisse waren überraschend.

Der zitierten Arbeit ist hier zu Vergleichszwecken der Natriumquotient entnommen (s. auch Cresse u. Snyder [5] sowie Höllt u. Wüster [8]), von dem angenommen wird, daß er geeignet ist, eine opiatähnliche Substanz als Agonisten, partiellen Antagonisten oder Antagonisten zu klassifizieren (Tabelle 1). Dieser liegt für Tilidin bei 1,7 und für Nortilidin bei 1,9 und damit nahe an dem von Levallorphan, Naltrexon oder Nalorphin, noch unter dem von Cyclazocin und Pentazocin und weit entfernt von dem des typischen Agonisten Morphin.

Unsere eigenen Ergebnisse aus Rezeptorbindungsstudien (Tabelle 2) weichen etwas von denen von Herz et al. [13] ab, deuten aber in die gleiche Richtung. Wie hier zu erkennen, ist die Affinität von Tilidin außerordentlich gering, die von Nortilidin und insbesondere die des rechtsdrehenden Enatiomeren bei weitem ausgeprägter. Sie liegt jedoch weit unter der von z. B. Pentazocin oder Morphin.

Bei der Prüfung der akuten Toxizität von Tilidin, Naloxon und der Kombination der beiden Substanzen (Tabelle 3) fiel auf, daß die LD_{50} von Tilidin bei intravenöser Applikation durch die gleichzeitige Gabe von Naloxon nicht abgeschwächt wird, wäh-

Tabelle 1. Bindungsstudien am Opiatrezeptor: Na$^+$-Quotient (Hemmung der spezifischen ^{3}H-Naloxonbindung in Rattenhirnhomogenaten)

Naloxon	Narcanti, Narcan	1,0	0,3	
Levallorphan	Lorfan	2,0	0,9	–
Naltrexon	–	1,0	1,2	1,0
Nalorphin	Lethidrone	2,7	1,5	1,9
Tilidin	Valoron	–	1,7	2,3
Nortilidin	–	–	1,9	4,4
Bisnortilidin	–	–	–	4,4
Cyclazozin	–	1,6	2,6	–
Pentazocin	Fortral	3,3	5,3	15,8
Etorphin	–	12,0	4,7	–
Levorphanol	Dromoran	15,0	–	–
Fentanyl	–	–	8,7	–
Pethidin	Meperidin, Dolantin	17,0	–	–
Methadon	Polamidon	29,0	–	–
Morphin	–	37,0	12,0	33,4
Dextropropoxyphen	Darvon	60,0	–	60,2

Tabelle 2. Bindungsstudien am Opiatrezeptor: Na$^+$-Quotient

	IC_{50} $+Na^+$	µmol/l $-Na^+$	Quotient $+Na^+/-Na^+$
Naltrexon	0,0005	0,0005	1,0
Nalorphin	0,006	0,003	1,9
Tilidin	43,8	19,3	2,3
(−) Tilidin	34,7	25,2	1,4
(+) Tilidin	37,1	11,0	3,4
Nortilidin	3,5	0,79	4,4
(−) Nortilidin	13,1	9,4	1,4
(+) Nortilidin	2,04	0,34	6,1
Bisnortilidin	14,2	3,2	4,4
Pentazocin	0,176	0,011	15,8
Morphin	0,37	0,011	33,4
Propoxyphen	38,4	0,639	60,2

Tabelle 3. Akute Toxizität an Ratten. [Tilidin: Tilidin + Naloxon (50:4)]

Substanz	Applika-tionsart	LD_{50} mg/kg	Vertrauensgrenzen $p \leq 0,05$	
			Untere	Obere
Tilidin	i.g.	299,1	221,0	455,2
Naloxon	i.g.	928,3	803,5	1 077,9
Tilidin + Naloxon	i.g.	520,4	424,3	840,9
Tilidin	i.v.	73,4	67,4	80,1
Naloxon	i.v.	126,9	116,8	140,1
Tilidin + Naloxon	i.v.	70,3	63,2	76,6

rend sich bei intragastraler Verabreichung eine statistisch signifikante Reduzierung der Toxizität von Tilidin ergibt. Wiederum ein Hinweis darauf, daß sich die antagonistische Wirkung von Naloxon nicht gegen Tilidin selbst als Precursor, sondern gegen den wirksamen Metaboliten Nortilidin richtet, der nach oraler Gabe relativ schnell in beträchtlichem Umfang entsteht.

Akute pharmakologische Experimente verliefen wie erwartet: Der analgetische Effekt von Morphin im Heizplattenversuch und in anderen Analgesietests an der Maus wurde durch steigende Dosen von Naloxon oral quantitativ antagonisiert.

Wie verhielt es sich aber mit der analgetischen Wirkung von Tilidin? In der Abb. 2 sind die Ergebnisse aus Brennfleckversuchen an Ratten mit Tilidin und Naloxon zusammengefaßt. Auf der Abszisse sind die Dosierungen, auf der Ordinate die Verlängerungen der Reaktionszeit aufgetragen. Tilidin wurde allein und als Mischung mit Naloxon im Verhältnis von 40:1, 20:1 und 10:1 verabreicht.

Tilidin allein zeigt eine klare Dosis-Wirkungsbeziehung. Die Kombination von Tilidin und Naloxon im Verhältnis 40:1 verändert die Dosis-Wirkungskurve nicht. Bei der Kombination von Tilidin und Naloxon im Verhältnis 20:1 ist ein Bruch im Verlaufe der Dosis-Wirkungskurve deutlich zu erkennen, der noch stärker bei der Kombination 10:1 zum Tragen kommt. Hier ist ein alagetischer Effekt nur im unteren Dosierungsbereich festzustellen.

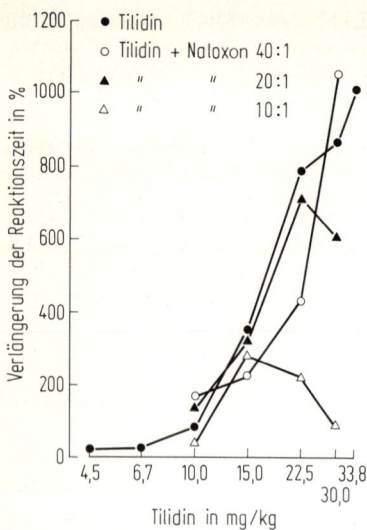

Abb. 2. Brennfleck an Ratten mit Tilidin + Naloxon i.g.

Beginnend bei 15 mg/kg KG Tilidin und 1,5 mg/kg KG Naloxon wird die analgetische Wirkung von Tilidin aufgehoben und bei Dosissteigerung sogar zunehmend antagonisiert.

Nach längeren Diskussionen über das geeignete Versuchsmodell zur Prüfung unserer theoretischen Überlegungen und Bestätigung der akuten pharmakologischen Befunde entschlossen wir uns, zunächst Versuche an Hunden durchzuführen (Tabelle 4).

Es wurden 5 männliche Beagle-Hunde und 6 Bastard-Hunde beider Geschlechter untersucht; 2 Beagle- und 2 Bastard-Hunde dienten als Kontrolltiere. Morphin wurde täglich 3 mal subkutan verabreicht. Die Dosis wurde jeweils dann gesteigert, wenn nach der Injektion keine akuten Symptome mehr auftraten, d. h. sich Gewöhnung enwickelt hatte. Nach 43 Tagen war eine Tagesdosis von 30 mg/kg KG erreicht, die dann beibehalten wurde.

Während der Dauer des Versuchs wurde 3 mal mit 1 mg/kg KG Naloxon subkutan der Grad der Abhängigkeit geprüft. Am 48., am 55. und am 62. Versuchstag wurde Naloxon oral verabreicht, und zwar in Dosen von 2, 4 bzw. 6 mg/kg KG. Es zeigte sich, daß bei 2 mg/kg KG ein sehr wenig ausgeprägtes Abstinenzsyndrom

Tabelle 4. Versuche an morphinabhängigen Hunden

● Steigerung der Morphindosis über 43 Tage bis zu 3 × 10 mg/kg KG s.c.
● Naloxon-Challenge s.c. (1 mg/kg KG) 3 × während der Dauer des Versuches zum Nachweis der Abhängigkeit
● Naloxon-Challenge oral 2, 4 bzw. 6 mg/kg KG am 48., 55. und 62. Tag
● Tilidin oral 80 mg/kg KG am 68. Tag
● Tilidin oral 80 mg/kg KG plus Naloxon 6 mg/kg KG oral am 73. Tag
● Morphinentzug (48 h) am 92. und 100. Tag
● Während eines weiteren Morphinentzugs am 108. Tag nach Auftreten des Abstinenzsyndroms Verabreichung von 32 mg/kg KG Tilidin oral
● Verabreichung von 4 × 32 mg/kg KG Tilidin oral anstelle von 4 × 10 mg/kg KG Morphin s.c.
● 3malige Verabreichung von Tilidin plus Naloxon (32 mg/kg KG + 6 mg/kg KG oral) am 164. Tag

---

auftrat, bei 4 waren die Abstinenzsymptome deutlicher; die Symptomatik nach 6 mg/kg KG entsprach in ihrer Stärke etwa der nach 1 mg/kg KG subkutan. Am 68. Tag wurde Tilidin in einer Dosis von 80 mg/kg KG oral verabreicht. Es kam sowohl bei den Kontrolltieren als auch bei den morphinabhängigen zu Salivation, Ataxie, Tremor, krampfartigen Zuckungen, teilweise tonisch-klonischen Krämpfen. 5 Tage später wurde Tilidin zusammen mit Naloxon gegeben. Die unbehandelten Hunde zeigten das für Tilidin beschriebene Verhalten. Bei den morphinbehandelten Tieren zeigte sich darüber hinaus ein Abstinenzsyndrom, das von dem nach alleiniger Gabe von Naloxon nicht zu unterscheiden war. Am 92. und 100. Tag wurde Morphin für 48 h abgesetzt. Es entwickelte sich ein deutliches Abstinenzsyndrom, das durch 4 mg/kg KG Morphin subkutan innerhalb von 15 min beseitigt werden konnte.

Während eines weiteren Morphinentzugs 8 Tage später wurde statt 4 mg/kg KG Morphin subkutan Tilidin in einer äquianalgetischen Dosis oral verabreicht. Dieses führte innerhalb von 15 min zu einer Beruhigung der Tiere. Die bestehenden Abstinenzsymptome wurden deutlich abgeschwächt. Nach 60–120 min entwickelte sich die Abstinenzsymptomatik wieder stärker. Einige Tage später wurde Morphin wiederum entzogen und durch 4mal 32 mg/kg KG Tilidin ersetzt. Die ersten beiden Applikationen führten bei den vorher unauffälligen Tieren zu Salivation, erhöhter Atemfrequenz, Ataxie, Tremor, krampfartigen Zuckungen und bei 3 Tieren zu Krämpfen. Die Symptome waren stärker ausgeprägt als bei den Kontrolltieren. Innerhalb von 40 h entwickelten sich typische Abstinenzsymptome, die durch Tilidin vorübergehend abgeschwächt wurden.

Am Versuchsende, d. h. am 164. Tag, wurden 3 mal täglich 32 mg/kg KG Tilidin und 6 mg/kg KG Naloxon gegeben. Es traten sehr schnell ausgeprägte Abstinenzsymptome auf, in der gleichen Stärke wie nach Naloxon allein, die bei der ersten Applikation am stärksten, bei der dritten deutlich abgeschwächt waren.

Die Versuche wurden später an Affen wiederholt, mit prinzipiell gleichen Ergebnissen. Die Naloxondosen, die zu einer Präzipitation von Abstinenzsymptomen benötigt wurden, lagen jedoch etwas höher.

Aus den Ergebnissen dieser Versuche errechneten wir das wahrscheinlich beste Mischungsverhältnis wie folgt:

Die ED_{50} für Tilidin an Tieren liegt bei 15 mg/kg KG, die therapeutische Dosis am Menschen bei 50 mg. Daraus ergibt sich ein Faktor Einzeldosis Mensch: ED_{50} Tier von ca. 3.

Ausgehend von der Annahme, daß sich die Verhältnisse von Tilidin auch auf den Antagonisten Naloxon übertragen lassen würden, ergab sich folgende Rechnung:

Deutlich antagonistisch wirksame Dosis Naloxon am Hund 4 mg/kg KG; Multiplikationsfaktor abgeleitet von Tilidin: ca. 3; wirksame Dosis am Menschen demnach wahrscheinlich 12 mg.

Da es unsere Absicht war, die 2- bis 3fache therapeutische Dosierung von Tilidin nicht durch die antagonistische Wirkung von Naloxon zu beeinflussen, wählten wir 4 mg Naloxon als Dosis für die Kombination mit 50 mg Tilidin.

Nachdem chronisch-toxikologische, teratologische und Fertilitätsstudien abgeschlossen waren, begannen wir mit den ersten klinisch-experimentellen und klinischen Untersuchungen. Keup [9], der mit seiner Untersuchung wesentlich an der Entwicklung von Tilidin plus Naloxon beteiligt war, hat die grundlegenden Untersuchungen an heroinabhängigen Probanden durchgeführt.

In jüngster Zeit haben Bromm et al. [4] mit einer sehr interessanten Methodik im Prinzip die Befunde bestätigt, die Gabka [6] mit

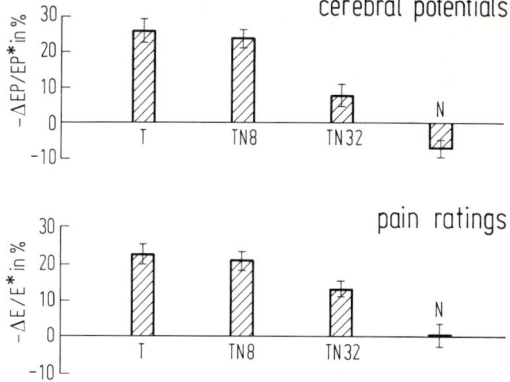

Abb. 3. Mittelwerte und Standardabweichung der relativen Veränderungen der epidural abgeleiteten Hirnpotentiale und der Schmerzempfindung bei 15 Probanden und jeweils 4 unterschiedlichen Reizstärken nach oraler Applikation von 100 mg Tilidin (*T*); 100 mg Tilidin plus 8 mg Naloxon (*TN8*); 100 mg Tilidin plus 32 mg Naloxon (*TN32*) oder 32 mg Naloxon (*N*). *E**, *EP** = Placebo; *E*, *EP* = Verum

Hilfe der Zahnpulpamethode zu Beginn unserer Entwicklung erhoben hatte.

Bromm verabreichte Probanden elektrische Reize in randomisierter Stärke an der Spitze des linken Mittelfingers und registrierte sowohl die sog. somatosensorisch hervorgerufenen Potentiale als auch die Schmerzempfindung mit Hilfe einer Schmerzskala (Abb. 3).

Tilidine allein (100 mg) reduzierte die zerebralen Potentiale und die Schmerzempfindung um etwa 25%. 8 mg Naloxon, zusammen mit Tilidin verabreicht, hatten keinen Einfluß auf diesen Effekt. 32 mg Naloxon jedoch reduzierten den Effekt von Tilidin signifikant, sowohl hinsichtlich der zerebralen Potentiale als auch der Schmerzempfindung.

1979 publizierten Heinzow u. Lüllmann [7], daß aufgrund der unterschiedlichen Halbwertszeiten von Naloxon und Tilidin eine mißbräuchliche Verwendung von Valoron unter Einhaltung eines bestimmten Applikationsschemas durchaus denkbar sei.

In dieser Zeit liefen in unseren Laboratorien [10] umfangreiche metabolische und kinetische Untersuchungen, um insbesondere

Befunde über das bis dahin relativ schlecht untersuchte Naloxon zu erhalten.

Die nächsten Abbildungen zeigen kurz die wesentlichsten Ergebnisse.

Nach Mehrfachapplikationen von Tilidin (Abb. 4) ist der Träger der Wirkung Nortilidin mit ca. 100 ng/ml im Plasma nachzuweisen. Die terminale Halbwertszeit beträgt für Tilidin 3,4, für Nortilidin 5,0 und für Bis-Nortilidin 6,5 h.

Nach der Applikation von Naloxon oral (Abb. 5 und 6) sind außer Naloxon und β-Naloxol auch die entsprechenden Glucuronide im Plasma nachzuweisen.

Es zeigte sich, daß unverändertes Naloxon nur in relativ geringer Konzentration im Plasma zu finden ist (Abb. 6). 10mal höher ist die Konzentration von β-Naloxol, das etwa ein Zehntel der antagonistischen Wirksamkeit von Naloxon besitzt. Den Hauptanteil der Metaboliten im Plasma stellen die Glucuronide.

Nach Mehrfachapplikation von Naloxon (Abb. 7a, b) ergibt sich eine terminale Halbwertszeit von 3,8 h. Auch Naloxol kumuliert und zeigt eine Halbwertszeit, die etwas über der von Naloxon liegt. Diese Befunde sprechen dafür, daß mit dem von Heinzow u. Lüllmann [7] publizierten Applikationsschema das Valoron-N-Prinzip nicht unterlaufen werden kann.

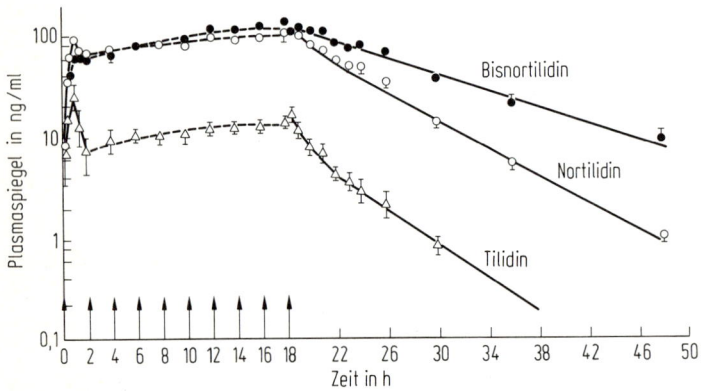

Abb. 4. Plasmaspiegel bei Mehrfachgabe von Tilidin in 2-h-Intervallen

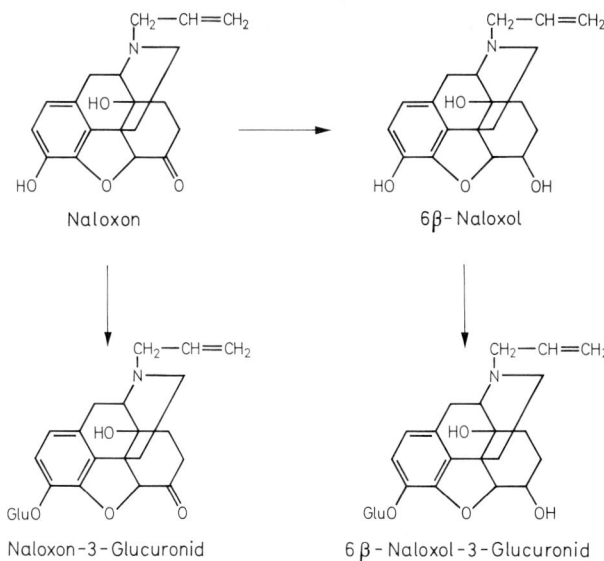

Abb. 5. Metabolismus von Naloxon nach oraler Applikation

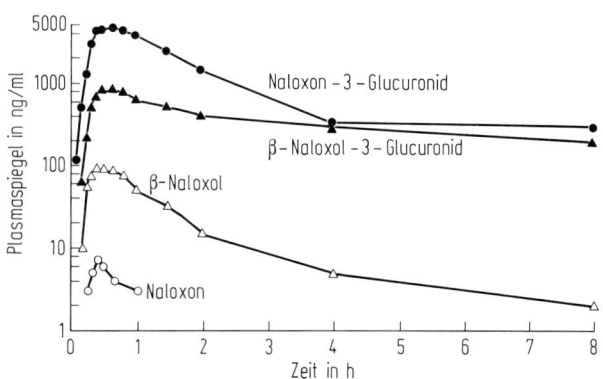

Abb. 6. Plasmaspiegel nach oraler Gabe von 500 mg Naloxon HCL-Dihydrat

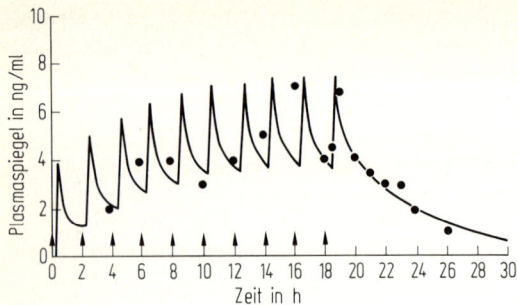

Abb. 7 a. Plasmaspiegel von Naloxon bei Mehrfachapplikation. Plasma-spiegelverlauf von Naloxon nach 10 oralen Dosen von Naloxon · HCL-Di-hydrat (200 mg). Gemessene Konzentrationen und aus dem letzten Dosis-intervall berechneter Konzentrationsverlauf.

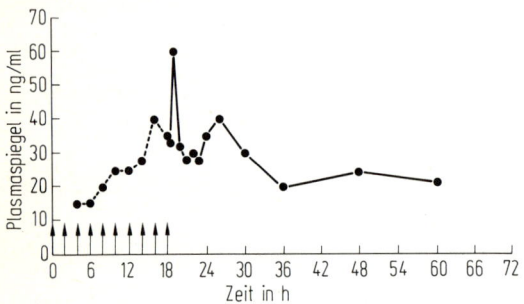

Abb. 7b. Plasmaspiegel von β-Naloxol bei Mehrfachapplikation von Nalo-xon. Plasmaspiegel von β-Naloxol bei 10 oralen Dosen von 200 mg Nalo-xon · HCL-Dihydrat

Trotz der für unsere Begriffe relativ günstigen Voraussetzungen konnte letztendlich nur die Erfahrung in der Praxis zeigen, ob die an das Präparat geknüpften Erwartungen erfüllt würden. Deshalb wurde die Zulassung 1978 mit einem sog. „monitored release" ver-bunden.

Dieses System schließt ein: 1. Meldungen des wissenschaftlichen Außendienstes; 2. direkt an uns gerichtete Meldungen über evtl. Mißbrauchsfälle; 3. alle Meldungen der Arzneimittelkommission der Deutschen Ärzteschaft; 4. das Early-Warning-System nach

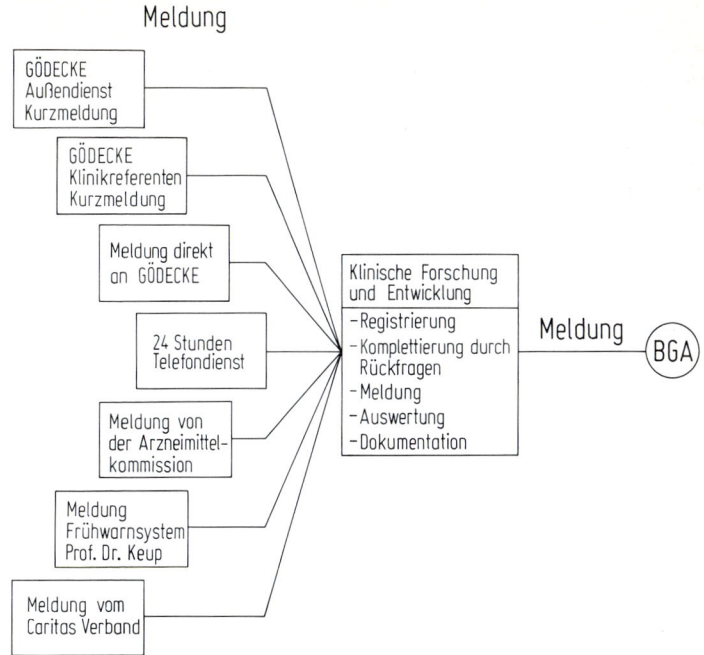

Abb. 8. Valoron – N. Monitoring System

Keup und 5. Hinweise der Caritas-Beratungsstellen. Außerdem wurde ein 24-h-Telefondienst eingerichtet, um jederzeit Meldungen entgegennehmen zu können (Abb. 8).

Von unserer klinischen Forschung und Entwicklung werden diese Hinweise aufgenommen, in Gesprächen mit den Meldern und anschließend unter Benutzung eines ausführlichen Fragebogens im Detail erfaßt und vierteljährlich – in einem Bericht zusammengestellt – dem BGA und der Arzneimittelkommission zugeschickt.

Die gemeldeten Fälle werden wie folgt gegliedert:
- Mißbrauch der Kombination, d. h., Verwendung des Präparats ohne medizinische Indikation;
- Verstärkung oder Provozierung von Entzugssymptomen bei Opiatmißbrauchern;
- Einnahme höherer Dosen, jedoch medizinisch vertretbar.

Gemeldete Fälle Einteilung	1. Jahr Juni 1978 bis Juni 1979 4 Berichte	2. Jahr Juli 1979 bis Juni 1980 4 Berichte	3. Jahr Juli 1980 bis Juni 1981 4 Berichte	4. Jahr Juli 1981 bis Juni 1982 4 Berichte	Im 5. Jahr Juli 1982 bis Dez. 1982 2 Berichte	Gesamt
1. Mißbrauch	29	16	20	10	14	89
2. Verstärkung oder Provozierung von Entzugs-Symptom bei Heroin-Mißbrauch	16	8	2	0	0	26
3. Erhebungen bei Beobachtern der Drogenszene	12	16	17	5	8	58
4. Einnahme höherer Dosen, jedoch medizin. vertretbar	3	0	0	1	0	4
5. Unvollständige Fall-Analyse infolge fehlender Angaben	1	1	6	1	3	12

Abb. 9. Valoron-N Monitoring System: Überwachte Zulassung. Zeitraum: Juni 1978 bis Dezember 1982 (4½ Jahre). Anzahl der Vierteljahresberichte an das BGA = 18

Außerdem werden Erhebungen bei Beobachtern der Drogenszene durchgeführt und es wird über solche Fälle berichtet, in denen nur eine unvollständige Fallanalyse infolge fehlender Angaben durchgeführt werden kann (Abb. 9).

Es zeigt sich, daß nach Einführung der Kombination offensichtlich versucht wurde, Valoron N wie Valoron zu mißbrauchen. Im 1. Jahr wurden dementsprechend 16, im 2. noch 8 und im 3. nunmehr 2 Fälle gemeldet, in denen ein Abstinenzsyndrom provoziert oder verstärkt wurde. Spalte 4 enthält insgesamt über 4½ Jahre nur 4 Fälle. Eine Aufklärung war in insgesamt 12 Fällen nicht möglich. Mißbräuchlich wurde Valoron N im 1. Jahr noch in 29 Fällen, im 2. Jahr in 16 Fällen, im 3. in 20 und im 4. in 10 Fällen verwendet.

Es muß betont werden, daß 1981/1982 das Early-Warning-System nach Keup vorübergehend nicht arbeitete, jedoch im Jahr 1982 7 Fälle über dieses System gemeldet wurden, so daß die Zahl der Mißbrauchsfälle 1982 etwas höher liegt als im davorliegenden Jahr.

Die Erhebungen bei Beobachtern der Drogenszene ergaben ohne Außnahme, daß Valoron N in der Drogenszene keine Rolle spielt.

Literatur

1. Beil H (1974) Warnung vor der Verschreibung von Valoron (Tilidin) an Jugendliche. Hamburger Ärztebl 178:1
2. Beil H, Trojan A (1977) Zum Anstieg des Tilidin- (Valoron)-Mißbrauchs in der Bundesrepublik Deutschland. Ergebnisse einer Befragung von Suchthilfeinstitutionen. Therapiewoche 27:2167–2174
3. Berger H, Börsch-Ising M (1979) Zum Mißbrauch von Tilidin (Valoron). Med Klin 74:563–569
4. Bromm B, Meier W, Scharein E (1983) Antagonism between tilidine and naloxone on cerebral potentials and pain ratings in man. Eur J Pharmacol 87:431–439
5. Creese I, Snyder SH (1975) Receptor binding and pharmacological activity of opiates in the guinea-pig intestine. J Pharmacol Exp Ther 194:205–209
6. Gabka J (1978) Die analgetische Potenz von Valoron N, Bestimmungen der Dosisrelationen durch Reizschwellenmessungen. Krankenhausarzt 51:431–439
7. Heinzow B, Lüllmann H (1979) Pharmakokinetische Grundlage eines möglichen Mißbrauchs von Valoron N. Dtsch Ärztebl 15:1003–1006

8. Höllt V, Wüster M (1978) The opiate receptors. In: Herz A et al. (eds) Developments in opiate research. Dekker, Basel New York, pp 1–65
9. Keup W (1978) I. Zahlen zur Gefährdung durch Drogen und Medikamente. DHS-Informationsdienst 31:22
10. Kölle EU, Hengy H, Vollmer KO (1982) Pharmacokinetics of tilidine and naloxone following repeated oral doses in short time-intervals. Naunyn-Schmiedebergs Arch Pharmacol [Suppl] 319:R 74
11. McCarthy DA, Harrigan SE (1976) Laboratory evaluation of the dependence-producing properties of tilidine. Parke, Davis & Co, Ann Arbor
12. Robles UE (1974) Evaluation of the risk of dependence on tilidine. Division of Pharmacology, Department of Scientific Research, IMSS, Mexico, D.F.
13. Schulz R, Bläsig J, Wüster M, Herz A (1978) The opiate-like action of tilidine is mediated by metabolites. Naunyn-Schmiedebergs Arch 304:89–93
14. Villarreal JE, Seevers MH (1970)Evaluation of new compounds for morphine-like physical dependence in the rhesus monkeys. Department of Pharmacology, The University of Michigan, Ann Arbor
15. Yanagita T et al (1975/77) Drug dependence potential of tilidine tested in rhesus monkeys (1975). – Progressive ratio test in tilidine and pentazocine: Quantitative determination of reinforcing potency by intravenous self-administration technique in rhesus monkeys (1977). Department of Psychopharmacology, Central Institute for Experimental Animals Division of Medical Science, Kawasaki, Japan

15 Zur Wirkung der Kombination Tilidin und Naloxon bei Opiatabhängigen

W. Keup, W. Platz und M. Seidel

Tilidin wurde 1970 als zentral wirksames Analgetikum (Valoron) in der Bundesrepublik eingeführt. Bei der Entwicklung hatten Meerschweinchen nach chronischer Tilidingabe unter Levallorphangaben keine Entzugssymptome gezeigt, während sie nach chronischer Meperidingabe deutliche Entzugssymptome aufwiesen [23]. Die Autoren verweisen auf Untersuchungen von Villareal et al. [45] und schließen einigermaßen vorsichtig: „Orientierende Versuche an Meerschweinchen und Experimente an Affen sprechen dafür, daß Gö 1 261 C (Tilidin) weitgehend suchtunverdächtig ist." Weder bei der toxikologischen Prüfung [24] noch bei der klinischen Prüfung an über 3 000 Schmerzpatienten wurden verdächtige Zeichen bemerkt [43]: „Eine Gewöhnung im Sinne der Drogenabhängigkeit ist bisher nicht beobachtet worden." Villareal et al. [45] berichteten über Ergebnisse mit den bei dieser Arbeitsgruppe üblichen Methoden (zitiert nach [23]): „Die nach Morphinentzug bei morphinabhängigen Affen auftretenden Entzugssymptome konnten durch Tilidin nicht unterdrückt werden. In einer "primary dependence study" wurde Tilidin 47 Tage lang alle 4 h subkutan verabreicht. In den ersten 28 Tagen betrug die Dosis 16 mg/kg KG, danach 20 mg/kg KG. Am 15. und 35. Tag wurde Levallorphan injiziert. Es traten leichte Abstinenzsymptome auf. Am 47. Tag wurde die Behandlung mit Tilidin plötzlich abgebrochen. Die danach aufgetretenen Abstinenzsyndrome waren gering. Die Schwere dieser Symptome entsprach dem Grad 2 einer in diesem Labor gebräuchlichen Schweregradskala, in der Morphin mit 8, Kodein mit 4–5 und Dextropropoxyphen mit 3 bewertet wurden." Trotz der immerhin vorhandenen Entzugssymptome nach Spontanentzug und Levallorphan-Herausforderung wurde in der Ärztebroschüre des Herstellers aus den vorsichtigen Bemerkungen der Forschungsabteilung: „Versuche an Affen deuten darauf hin, daß Valoron keine suchterzeugende Eigenschaft besitzt. In der Versuchsreihe war es nicht möglich, bei morphinabhängigen Tieren Morphin durch Valoron zu ersetzen..."

Suchtpotential beim Menschen

Bereits 1972 machte die Arzneimittelkommission [1] auf Mißbrauch von Tilidin aufmerksam. Schuberth [42] teilte 1975 einen Fall von Tilidinabhängigkeit mit. Zu dieser Zeit war allen Klinikern und Suchtfachleuten das Suchtpotential von Tilidin bereits geläufig. Beil u. Trojan [3] berichteten 1976 über eine Befragung von Abhängigen, unter denen sie 44 Tilidinkonsumenten, davon 4 mit alleinigem Tilidinkonsum, fanden; sie empfahlen bessere Kontrolle. Die Auslegung, es handele sich eben um wahllosen Mißbrauch bei schon zuvor Suchtstoffabhängigen, verschärfte die Abwehr der Fachleute: 1977 berichtet Daunderer [9] über 12 Fälle von ausschließlichem Tilidinmißbrauch, davon 3 mit „primärem" Mißbrauch von Valoron, von schweren Entzugserscheinungen nach plötzlichem Absetzen und von einem Todesfall im Entzug (s. auch [10, 12, 34]). Weitere 3 Fälle von Abhängigkeit, diesmal bei Schmerzpatienten, wurden von Dieckhöfer et al. [11] mitgeteilt, darunter ein Fall mit primärer Valoronabhängigkeit und einem Delir beim Absetzen. In einer gesammelten Darstellung [44] finden sich 15 Primärfälle dargestellt. Im Frühwarnsystem 1976/77 [30] waren 98 Fälle von Valoronmißbauch registriert worden, davon 90,8% aus der Gruppe der Drogenabhängigen, 9,2% aus der der Medikamentenabhängigen, also nicht mehr beschränkt auf die „Szene". Im Jahresbericht 1977 meldet das Bundeskriminalamt [7]: „Die dominierende Rolle unter den Ausweichmitteln spielte eindeutig das Medikament Valoron, das sich seit 1976 insbesondere im Kreis der Konsumenten ‚harter Drogen' zum Ausweichmittel Nr. 1 bzw. Ersatzstoff für Heroin entwickelt hat." Unter den Ausweichmitteln, die bei Drogentodesfällen, soweit feststellbar, vor dem Tod konsumiert wurden, fanden sich 1975 vier, 1976 sieben und 1977 zwölf Todesfälle. Bis April 1979 (vor Unterstellung) wurde über weitere 63 Fälle aus der Szene in Frankfurt berichtet [4]. Auch die Zeitungen wußten es nun schon [6]: Eine Tropfflasche Valoron koste in der Szene bis zu DM 150,–. Ein Fall eines fetalen Tilidinentzugssyndroms einer Mutter, die während der Schwangerschaft allein Tilidin mißbrauchte, wurde von Landvogt-Hieber

[12, 34] mitgeteilt. Eine Gegenstellungnahme des Herstellers [19] versucht die Befunde von Daunderer [9] zu widerlegen. Aus dieser Zeit. stammt auch die diminuierende Arbeit von Wieck et al. [47] mit der Feststellung: „Bei dem therapeutischen Gebrauch von Valoron sind auch bei Anwendung hoher Dosen über lange Zeit keine Hinweise gefunden worden, die für die Entwicklung von Gewöhnung und Abhängigkeit sprechen würden. Die mißbräuchliche Verwendung beschränkt sich auf Opiatabhängige und Polytoxikomane..." „Valoron wird nicht allein mißbraucht, sondern in Verbindung mit Drogen und/oder Alkohol."

Tilidin war längst als Opioid mit morphinartiger Wirkung erkannt. Ein Einsatz etwa zur Behandlung im Opiatentzug (solche Pläne bestanden) kam nicht mehr in Frage [2].

Beimischung von Naloxon

Naloxon hatte sich als nahezu reiner Antagonist erwiesen [26, 27, 36]. Schon 1970 war der Einsatz von Antagonisten, zunächst Cyclazocin dann Naloxon, gegen Opiatabhängigkeit erwogen worden [14, 15]. Es war auch eine Zugabe von Naloxon zu Cyclazocin zum Ausgleich von dessen dysphorischer Wirkung erwogen worden [39]. Reine Naloxon-Erhaltungsprogramme [33] erwiesen sich jedoch als schwierig. Um zu verhüten, daß aus Methadon-Erhaltungsprogrammen abgezweigtes Methadon intravenös in der Szene mißbraucht wurde, wurden Versuche mit einer Beimischung von Naloxon zu Methadon („Naldone") angestellt [37]. In der Heroin-Versorgungslücke würde das Naloxon bei parenteraler Aufnahme das Heroin-Entzugssyndrom verstärken, Methadon würde dadurch zur Substitution unbrauchbar werden, bei oraler Aufnahme im Rahmen des regulären Programmes würde die Dosis dagegen klein genug sein, um die Methadonwirkung nicht oder nur insignifikant zu beeinflussen.

Diesem Gedankengang folgend, haben wir mit der Firma Gödecke in Untersuchungen an Drogenabhängigen dieses Wirkungsprinzip erprobt und die Dosisrelation der beiden Bestandteile festgelegt.

Eigene Untersuchungen

Methodik

Drogenabhängige, die mit Entzugssymptomen oder vor ihrem Auftreten zur Entgiftung zu uns in klinische Behandlung kamen, konnten freiwillig teilnehmen.

Teil I (8 Probanden):

Der erste Teil befaßte sich in einer offenen Untersuchung mit der Dosisrelation der Bestandteile. Danach hatten wir ursprünglich eine höhere Naloxondosis ausgewählt, als dann in Valoron N tatsächlich verwirklicht wurde. Die Praxis der Szene hat schließlich die niedrigere Konzentration (50 mg Tilidin + 4 mg Naloxon) als ausreichend wirksam erwiesen. Wir zielten auf das Auftreten deutlicher Entzugssymptome, offenbar aber genügte der Mangel der opioiden Wirkung mit nur leicht angedeuteten Abstinenzsymptomen.

Teil II (10 Probanden):

Vergleich von Tilidin mit dem Gemisch Tilidin + Naloxon in doppelblinder Anordnung, 5 Probanden auf jeder der Medikationen. Dabei stellte sich heraus, daß die intensive Betreuung von 3–4 h durch zwei Ärzte während der Experimente offenbar erhebliche Placeboeffekte erzeugte, die meßbar gemacht werden mußten. Daher:

Teil III (27 Probanden):

Doppelblinde Versuchsanordnung, Vergleich von Tilidin (100 mg) allein mit Tilidin (100 mg) + Naloxon (8 mg) und mit Placebo, in 5 ml Lösung, oral.

Die Patienten wurden auf bereits aufgetretene Entzugssymptome voruntersucht und danach der Beginn der Medikation bestimmt. Vor der Medikation, und in halbstündigen Intervallen danach, wurden objektive und subjektive Entzugssymptome beobachtet bzw. abgefragt (s. hierzu [29]), Körpertemperatur, Herzfrequenz und Blutdruck registriert und der Pupillendurchmesser durch Pupillographie mit einer Polaroidkamera [25, 35] registriert. Emotionale Reize, die den Pupillendurchmesser beeinflussen können [5], wurden soweit möglich vermieden. Der Einfluß der Medikation wurde über 3–4 h, jedenfalls bis zum Abklingen der wesentlichen Wirkung, verfolgt.

Tabelle 1. Zuordnung der klinischen Untersuchungsergebnisse von Untersuchern und Diskriminanzanalyse zu den Substanzgruppen (Doppelblindversuch, n = 27)

Tatsächliche Substanz	Untersucher-Rating			Diskriminanzanalyse		
	T	TN	P	T	TN	P
Tilidin (T)	8	1	–	9	–	–
Tilidin + Naloxon (TN)	2	3	4	3	6	–
Placebo (P)	–	6	3	–	1	8

Ergebnisse

Die Tilidinwirkung war in den meisten Fällen klar von der Wirkung des Placebos zu differenzieren. Die beiden beteiligten Ärzte gaben unabhängig voneinander hierzu eine Schätzung ab; Interrater-Differenzen waren klein. Das Ergebnis zeigt Tabelle 1. Unsicherheiten bestanden bei der Differenzierung zwischen Placebo und der Mischung Tilidin + Naloxon.

Die Diskriminanzanalyse, die wir Herrn Dr. Zentgraf verdanken, spiegelt die Schätzungsdaten der Tabelle 1 wider (Abb. 1). Auf Einzelheiten der Ergebnisse braucht hier nicht eingegangen zu werden.

Zulassung von Valoron N

In eingehenden Untersuchungen hatte es sich erwiesen, daß Naloxon in der gewählten Dosierung ohne wesentlichen Einfluß auf Tilidin selbst blieb: Dies galt für die Analgesie [17], für die Atemfunktion [18, 40] und für die klinische Wirkung bei der Schmerzbehandlung [31, 38]. Inzwischen war der Mißbrauch weiter angestiegen. Am 28. 4. 1978 erfolgte die Unterstellung des Tilidins unter die Betäubungsmittel-Verschreibungsverordnung [8]. Diese Entscheidung erfolgte unter den Bedingungen des "monitored release" und unter der Erwartung, daß die Naloxonbeimischung den Mißbrauch in der Heroin-Versorgungslücke verhüten werde, wobei völlig klar war, daß Naloxon beim isolierten Tilidinmißbrauch ohne Wirkung bleibt [41].

Die Folgen dieser Maßnahme waren unterschiedlich: Innerhalb von wenigen Monaten verschwand Valoron aus der Fixerszene.

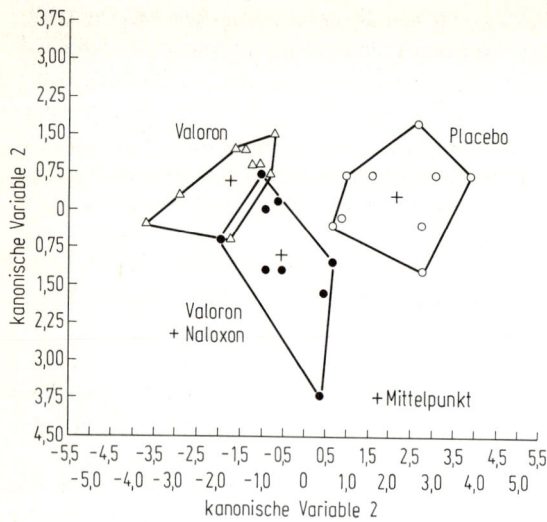

Abb. 1. Valoronstudie – Diskriminanzanalyse

Valoron N, für das eine Ausnahmeregelung mit einfacher Verschreibung galt, wurde am 22. 6. 1978 zugelassen. Es wurde als Ersatz in der Szene mehrfach probiert, die Erfolglosigkeit dieses Versuchs wurde jedoch rasch erkannt. Ernste Zwischenfälle wurden nicht gemeldet. Valoron N spielt seitdem in der Mißbrauchsszene eine nur untergeordnete Rolle. Die enge Überwachung im Rahmen der bedingten Zulassung wird jedoch fortgesetzt.

Professionelle verschiedener Fachrichtungen reagierten skeptisch. Es wurde ein Fall publiziert [10], bei dem ein glatter Übergang von einer reinen Valoron- zu einer reinen Valoron N-Abhängigkeit erfolgte. Um diese Art Abhängigkeit nicht zu fördern, hatten wir über unsere Untersuchungen nicht berichtet, außer einer kurzen Darstellung des Wirkungsprinzips für Fachleute [28]. Dennoch kam es in der Fachpresse zu ausführlichen Darstellungen, warum das Prinzip nicht wirken könne [20, 21], z. T. in Verkennung des Einsatzprinzips gegen Mißbrauch in der Versorgungslücke, zum anderen unter der Vorstellung, Naloxon habe eine wesentlich kürzere Halbwertszeit als Tilidin, so daß durch wiederholte kleine Dosen ein Überwiegen der Tilidindosis in der Szene erzielt werden könne. Wir haben damals Suchtkranke befragt und erfahren können, daß dies so nicht funktioniert. Die Literatur ist über die Naloxon-Verfügbarkeit nicht einig: Fishman et al. [16] sprechen von einer Halbwertszeit von 90 min, im klinischen Gebrauch findet man eine Wirkungsdauer von 3–4 h für Naloxon [15]. Heinzow et al. [21] meinen, durch den First-pass-Effekt in der Leber könne orales Naloxon nicht wirken. Die zugehörigen Werte bei Weinstein et al. [46] sind 1,04% Plasmagehalt nach intravenöser, 0,19% nach oraler Gabe – also nicht Null. Dosissteigerung vermag auch die Wirkungsdauer von Naloxon zu verlängern [48]. Kürzlich haben dann Kölle et al. [32] berichtet, daß bei wiederholten Dosen die terminale Halbwertszeit für Tilidin 3,4 h, die für Naloxon 3,8 h ist. Herrmann [22] fügt hinzu: „Diese Befunde sprechen dafür, daß mit dem von Heinzow u. Lüllmann publizierten Applikationsschema das Valoron N-Prinzip nicht unterlaufen werden kann."

Die irrtümliche Annahme, Naloxon solle das Suchtpotential des in demselben Präparat enthaltenen Tilidins hemmen, wurde mehrfach geäußert, bis hin zum „Analgetikum mit eingebauter Sucht-Notbremse" [13]. Dem kamen die Äußerungen von Ärztebesuchern des Herstellers entgegen, die eben dieses behaupteten, trotz andersartiger Erkenntnisse. Leider enthält auch die Ärztebroschüre des Herstellers nach Unterstellung von Tilidin unter die BtmVV kaum Angaben über den verbreiteten Mißbrauch des Tilidins allein. Das provoziert selbstverständlich Spekulationen.

Auch die Wirksamkeit der relativ kleinen Menge von Naloxon in Valoron N wurde bezweifelt [21]. Nach den Untersuchungen von Nutt et al. [37] führten aber bereits 15–30 mg Naloxon oral zu milden Entzugssymptomen. Die meisten Fixer nehmen oral den Inhalt einer halben oder ganzen 10-ml-Flasche Valoron zu sich. Würde dies auf Valoron N übertragen, so würden 28–55 mg Naloxon zugeführt, was ausreicht, um den opioiden Effekt des Tilidins im Opiatentzug zu vernichten. Der Einwand des Herstellers [19] gegen Bemerkungen von Daunderer [9], der First-pass-Effekt komme gar nicht zum Tragen, weil Tilidin sublingual angewandt werde, zählt nicht, weil die Tilidin-Tropflösung von Heroinabhängigen getrunken wurde. Die wissenschaftliche Diskussion ist so voller erstaunlicher Halbwahrheiten. Wir sind daher Herrn Dr. Hermann [22] für seine klärende Stellungnahme besonders dankbar.

Das Prinzip der Beimischung von Naloxon zum Zweck der Unbrauchbarmachung von Opioiden in der Versorgungslücke bei Heroinabhängigen hat sich bei Tilidin bewährt und ist nun schon auch für Pentazocin angewandt worden und für Buprenorphin in Vorbereitung.

Literatur

1. Arzneimittelkommission der Deutschen Ärzteschaft (1972) Abhängigkeitsrisiko bei neueren stark wirksamen Analgetika. Dtsch Ärztebl 69:3197

2. Becker W, Bockenheimer S, Degkwitz R (1977) Die Besonderheiten des Rauscherlebnisses unter Tilidin-HCl (Valoron). Nervenarzt 48:692–695

3. Beil H, Trojan A (1976) Tilidin (Valoron)-Mißbrauch. Ergebnisse einer Befragung von Drogenkonsumenten. MMW 118:633–638

4. Berger H, Börsch-Ising M (1979) Zum Mißbrauchspotential von Tilidin (Valoron). Med Klin 74:563–569

5. Bernick N, Altman F, Mintz D (1972) Pupil responses of addicts in treatment to drug culture argot. Psychonomic Sci 28/2

6. Boehm G von (1978) Fixers freie Wahl: Valoron und Novonal. Die Zeit Nr 5

7. Bundeskriminalamt (1978) Rauschgiftkriminalität in der Bundesrepublik Deutschland. Jahresbericht '77. Bundeskriminalamt. EO 31, Wiesbaden

8. Bundesregierung (1978) Achte Verordnung über die den Betäubungsmitteln gleichgestellten Stoffe (Achte Betäubungsmittel-Gleichstellungsverordnung BtMGlV 8). Bundesgesetzblatt I (28.4.78), S 529

9. Daunderer M (1977) Klinischer Entzug bei Tilidin (Valoron)-Abhängigkeit und Nachweis seines Opiattyps. Dtsch Apotheker-Ztg 117:1439–1440

10. Daunderer M, Landvogt E (1979) Fallbeschreibung einer Valoron-N-Abhängigkeit. Arznei-Telegramm 2:9–10

11. Dieckhöfer K, Wolf R, Scholl R (1977) Tilidin (Valoron)-Mißbrauch und -Delir bei chronischen neurologischen Schmerzsyndromen. MMW 119:1431–1432

12. Editorial (1981) Klinischer Nachweis der Opioidwirkung von Tilidin und Valoron N. Arznei-Telegramm 51–52

13. Editorial (1983) Analgetikum mit eingebauter Sucht-„Notbremse". Ärzte-Ztg 2/32:1

14. Fink M, Zaks A, Resnick R, Freedman AM (1970) Treatment of heroin dependence with opiate antagonists. Current Psychiat Ther 161–170

15. Fink M, Zaks A, Sharoff R, Mora A, Bruner A, Levit St, Freedman AM: Naloxone in human dependence. Clin Pharmacol Ther 9:568–577

16. Fishman J, Roffwarg H, Hellman L (1973) Disposition of Naloxone-7,8-^{3}H in normal and narcotic-dependent men. J Pharmacol Exp Ther 187:575–580

17. Gabka J (1978) Die analgetische Potenz von Valoron N – Bestimmungen der Dosisrelationen durch Reizschwellenmessungen. Krankenhausarzt 51:436–439

18. Geisler LS, Kollmeier J, Rohner H-G (1978) Untersuchungen zur Frage der Beeinflussung der Atemfunktion beim Menschen durch Valoron N (Tilidin + Naloxon) im Doppelblindversuch gegen Valoron und Placebo. Therapiewoche 28:6068–6074

19. Gödecke AG (1977) Stellungnahme zur Arbeit von Daunderer, „Klinischer Entzug bei Tilidin-(Valoron-)Abhängigkeit und Nachweis seines Morphiattyps." Dtsch Apotheker-Ztg 117:1439–1440 und Münch Ärztl Anzeig Nr 45/1877, 19–20

20. Heinzow B (1978) Valoron N statt Valoron – Tilidinproblematik beseitigt? Arznei-Telegramm 10:92–93

21. Heinzow B, Lüllmann H (1979) Pharmakokinetische Grundlage eines möglichen Mißbrauchs von Valoron N. Dtsch Ärztebl 76:1003–1006

22. Herrmann M (1985) Zum Wirkungsprinzip der Kombination Tilidin plus Naloxon. In: Keup W (Hrsg) Biologie der Sucht. Springer, Berlin Heidelberg New York Tokyo, S 202–216

23. Herrmann M, Steinbrecher W, Heldt W (1970) Zur Pharmakologie eines neuen stark wirksamen Analgeticums. Arzneimittelforsch 20:977–983

24. Herrmann M, Wiegleb J, Leuschner F (1970) Toxikologische Untersuchung über ein neues stark wirksames Analgeticum. Arzneimittelforsch 20:983–990

25. Jasinski DR, Martin WR (1967) Evaluation of a new photographic method for assessing pupil diameter. Clin Pharmacol Ther 8:271–272

26. Jasinski DR, Martin WR, Haertzen CA (1967) The human pharmacology and abuse potential of N-allylnoroxymorphone (naloxone). J Pharmacol Exp Ther 157:420–426

27. Jasinski DR, Martin WR, Sapira JD (1968) Antagonism of the subjective, behavioral, pupillary and respiratory depressant effects of cyclazocine by naloxone. Clin Pharmacol Ther 9:215–222

28. Keup W (1978/79) Zahlen zur Gefährdung durch Drogen und Medikamente. DHS-Informationsdienst 31 (Okt. 1978) 1/2:22 und Jahrb. zur Frage der Suchtgefahren 1979. Neuland, Hamburg S 70–71

29. Keup W (1982) Durchführung der Entgiftungsbehandlung bei Opiatabhängigen. Schweiz Ärzteztg 63:420–425

30. Keup W (1983) Möglichkeiten zur Erfassung des Mißbrauchsmusters von Medikamenten auf Bundesebene („Frühwarn-System"). In: Waldmann H (Hrsg) Medikamenten-Abhängigkeit. Akadem Verlagsges, Wiesbaden, S 43–53

31. Klütsch A (1978) Valoron/Valoron N – ein bewährtes Analgetikum. Kassenarzt 28:1–7 (Sonderdruck)

32. Kölle EU, Hengy H, Vollmer KO (1982) Pharmacokinetics of tilidine and naloxone following repeated oral doses in short time-intervals. Naunyn-Schmiedebergs Arch Pharmacol [Suppl] 316:R 74

33. Kurland A, Krantz JC, Henderson JM, Kerman F (1973) Naloxone and the narcotic abuser: A low-dose maintenance program. Int J Addict 8:127–141

34. Landvogt-Hieber E-V (1981) Klinischer Entzug bei Tilidinabhängigkeit und Nachweis seines Morphiattyps. Inaugural-Dissertation, München

35. Marquardt WG, Martin WR, Jasinski DR (1967) The use of the Polaroid CU Camera in pupillography. Int J Addict 2:301–304

36. McClane TK, Martin WR (1967) Effects of morphine, nalorphine, cyclazocine and naloxone on the flexor reflex. Int J Neuropharmacol 6:89–98

37. Nutt JG, Jasinski DR (1974) Methadone-naloxone mixtures for use in methadone maintenance programs. Clin Pharmacol Ther 15:156–166

38. Peters-Haertel W (1980) Valoron und Valoron N. Ein Vergleich der analgetischen Wirkung und Verträglichkeit bei diversen Schmerzaffektionen in einer internistischen Praxis. Z Allg Med 56:50–54

39. Resnick RB, Fink M, Freedman AM (1971) Naloxone treatment of opiate dependence: A progress report. Compr Psychiatr 12:491–502

40. Schaer H, Baasch K (1978) Wirkung von Tilidin und Naloxon auf die Atemfunktion. Anaesthesist 27:588–539

41. Schnieders B (1979) Auflagen des Bundesgesundheitsamtes für Valoron N. Arznei-Telegramm 2:12

42. Schuberth PK (1975) Ein Fall von Valoron-Abhängigkeit. Ther Gegenwart 114:387–394

43. Teicher H, Stelzer HG (1970) Valoron in der klinischen Prüfung. Med Welt (NF) 21:1456–1460

44. Trojan A, Beil H, Berger H, Daunderer M, Heckmann W, Hieber-Landvogt E, Kellermann B, Söllner H (1979) Zur Frage der „primären" Abhängigkeit von Tilidin Valoron und Valoron N). Öffentl Gesundheitswesen 41:864–870

45. Villareal JE, Seevers MH (1970) Paper, 32nd Ann Conf, Committee on Problems of Drug Dependence. Division of Med Sci, NAS-NRC, 16.–17. 2. 1970, Washington, DC

46. Weinstein SH, Pfeffer M, Schor JM, Franklin L, Mintz M, Tutko ER (1973) Absorption and distribution of naloxone in rats after oral and intravenous administration. J Pharmaceut Sci 62:1416–1419

47. Wieck HH, Herrmann M, Heinrich GP (1977) Beitrag zur Analyse des Abhängigkeits- und Mißbrauchspotentials von Tilidin (Valoron). Therapiewoche 27:3183

48. Zaks A, Jones T, Fink M, Freedman AM (1971) Naloxone treatment of opiate dependence: A progress report. JAMA 215:2108–2110

16 Opiatblocker:
Therapeutische Möglichkeiten

W. Keup

Kurz nachdem vor nun fast 20 Jahren, zu Beginn der Mißbrauchs-
welle in den USA, die Zahl der Heroinabhängigen rapide angestiegen war, wurden von Dole u. Nyswander [2] Erfahrungen mit Methadon gesammelt, aus denen sich dann die Methadon-Erhaltungs-
programme (MMP) der USA entwickelten. Man glaubte beobachten zu können, daß unter der Einwirkung von Methadon ein Ab-
sinken des Heroinbedarfs bei Verminderung der Wirkung des He-
roins dann eintrat, wenn der Abhängige unter dem Einfluß von
Methadon einen Heroin-„Schuß" versuchte (sog. Heroin-challenge). Hieraus wurde das Konzept entwickelt, Methadon blockiere
den Rezeptor für Heroin, und dieses könne daher nicht mehr wirksam werden.

Zwar hielt dieses Konzept in vielen Einzelheiten einer experimentellen Kritik nicht stand, wie auch die an Stoffwechselerkran-
kungen angelehnten Vorstellungen von Dole, es handele sich um
eine Parallele zum Insulinbedarf der Diabetiker, nicht nur unhalt-
bar, sondern auch in ihren Auswirkungen z. T. negativ waren; es
blieb jedoch der Wunsch, einen solchen „Blocker" zu entwickeln.
Dieser sollte jedoch, anders als Methadon, selbst keine morphinagonistische Wirkung haben, sollte oral zu nehmen und lang wirksam sein und ohne wesentliche Toxizität und störende Nebenwirkungen den Abhängigen vor einer Heroinaufnahme schützen.

L-α-Acetyl-Methadol (LAAM) [7], das als längerfristig wirksamer Ersatz für Methadon entwickelt worden war, erwies sich in
dieser Beziehung als kaum ausreichend [19]; dennoch ist es in einigen Ländern (z. B. Israel) im Rahmen von MMPs eingeführt.

Cyclazocine

Von 1966 an wurde daher folgerichtig von Jaffe u. Brill [6] der Teil-
Agonist/-Antagonist Cyclazocine als Blocker erprobt. Seine antagonistische Wirkung ist gegenüber Methadon ausgesprochener,

es hat eine wesentlich schwächere morphinagonistische Wirkung, ist nur wenig suchterzeugend, bewirkt aber eine Reihe von Nebeneffekten: Kopfschmerzen, Schwindel, vor allem aber Dysphorie als eine typische Eigenschaft der Morphinantagonisten. Außerdem besitzt es gewisse halluzinogene Eigenschaften. Heroinabhängige sind besonders empfindlich gegen dysphorische Wirkungen – so hatte diese Substanz denn auch eine schlechte Akzeptanz in Fixerkreisen. Andererseits wäre es wegen seiner langen Wirkungsdauer (12–14, teilweise bis 72 h) und wegen eines gewissen antidepressiven Effekts ein wünschenswertes Mittel gewesen.

Pentazocin

Auch Pentazocin wurde unter diesem Gesichtspunkt erprobt. Als aber 1968 die ersten Abhängigkeitsfälle auftraten, wurden die Untersuchungen eingestellt [9]. Die chemischen Verwandschaften der hier genannten Substanzen sind in Abb. 1 dargestellt.

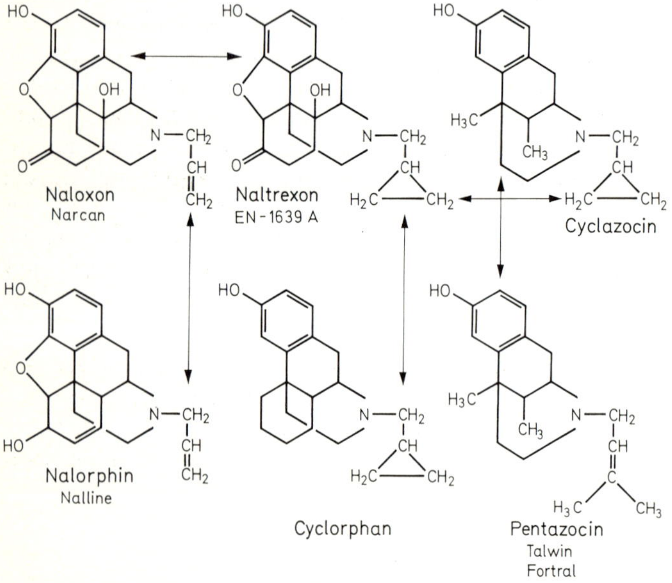

Abb. 1. Opiatantagonisten bzw. -teilantagonisten (↔ = strukturelle Verwandtschaften)

Naloxon

Es war nun folgerichtig, morphinagonistische Eigenschaften zu meiden und ernsthafte Versuche mit „reinen" Antagonisten zu unternehmen. Das gut verträgliche Naloxon war Gegenstand der Untersuchungen von Fink et al. [3]. Es besitzt auch in hohen Dosen keine morphinartige Wirkung [17], präzipitiert aber bei Opiatabhängigen ein u. U. schweres Entzugssyndrom. Vor seinem Einsatz müssen daher Heroinabhängige vollständig entgiftet werden. Es besitzt praktisch keine Nebenwirkungen bei normaler Dosierung und eine sehr geringe Toxizität. Seine Beimischung zu solchen Substanzen, die von Heroinabhängigen in der Versorgungslücke mißbraucht werden, ist daher indiziert und möglich; dieser Mechanismus ist von uns zuerst beim Übergang von Valoron praktiziert (s. hierzu Herrmann [5]) und inzwischen für Pentazocin mit Talwin Nx in den USA wiederholt worden. Leider hat Naloxon mit 4–6 h eine sehr kurze Wirkungsdauer durch rasche Inaktivierung, ist überdies vermindert wirksam bei oraler Gabe, sehr teuer in der Herstellung (Synthese, von Thebain ausgehend) und führt bei höheren Dosen gelegentlich zu Depressionen.

Eine Verlängerung der Naloxonwirkung ist auf verschiedenen Wegen versucht worden: Naloxonpamoat ist zwar per Injektion wirksam, kann aber nicht oral angewandt werden. Ein biodegradierbares Polymer des Naloxons wird nach Injektion nur langsam abgebaut, die Sicherung einer gleichmäßigen Naloxondosis ist aber schwierig. Dies gilt auch für die meisten Langzeitdosierungssysteme, wie Silastikkapseln zur Implantation, Polypeptidröhrchen aus einem Co-Polymer von Glutaminsäure/Äthylglutamat, die jedoch schon eine bessere Langzeitdosierung ermöglicht haben.

Diese Systeme erwiesen sich jedoch wenigstens vorerst als noch zu kompliziert und zu wenig sicher, so daß nach einem geeigneteren Opiatantagonisten gesucht wurde. Der Präsident der Vereinigten Staaten setzte 1969/70 einen hohen Preis für die Entwicklung einer solchen Substanz aus.

Naltrexon

Eine als Opiatblocker geeignete Substanz wurde von der Firma Endo/DuPont, Wilmington/Delaware USA zur Verfügung gestellt und nach erprobten Verfahren an Freiwilligen in Lexington getestet [16]. In Dosen von 50 mg pro Tag blockiert Naltrexon große Mengen von Morphin (Heroin-challenge) ohne jede Wirkung. Als Morphinantagonist ist es um ein Mehrfaches wirksamer als Naloxon. Gegenüber gleichzeitig aufgenommenem Morphin bzw. Heroin vermindert es beträchtlich die Ausbildung einer Abhängigkeit bzw. körperlichen Toleranz. Es besitzt weder ein körperliches noch psychisches Abhängigkeitspotential und bleibt ohne Toleranzentwicklung. Überdies ist es oral wirksam mit einer gegenüber Naloxon wesentlich längeren Wirkungsdauer und gilt als besonders ungiftig bei chronischer Aufnahme [20]. Trotz seiner fehlenden morphinagonistischen Wirkung sei es dennoch in der Lage, den Opiathunger deutlich zu senken; der Mechanismus dieser Wirkung ist noch unbekannt.

Mit Naltrexon war nun der ideale Blocker gefunden, in der praktischen Erprobung ergaben sich jedoch sofort Schwierigkeiten:

1. Wie mit Naloxon oder irgendeinem anderen reinen Antagonisten kann auch die Therapie mit Naltrexon nicht begonnen werden, bevor der Abhängige völlig von Opiaten entzogen ist; anderenfalls würde ein schweres Entzugssyndrom präzipitiert werden. Für Heroinabhängige bedeutet dies, daß der Entzug von 5–10 Tagen, mit möglichen Entgiftungssymptomen abzuwarten ist. Da in den USA jedoch MMP-Klienten in der Erprobung benutzt wurden und der Entzug von Methadon schwieriger und fast doppelt so lang ist, wie der von Morphin/Heroin, gelang es nur in ganz wenigen Fällen, die Abhängigen bis zum möglichen Beginn der Naltrexontherapie zu bringen.

2. Naltrexon ist ein reiner Antagonist; der Mangel jeglicher morphinagnostischen Wirkung bedingt, daß im Vergleich zur morphinähnlichen Wirkung von Methadon kein „positiver Effekt" gefühlt wird. Während unter Methadon die Opiatabhängigkeit erhalten bleibt, wird sie mit Naltrexon beendet.

3. Dies ist nur dann durchzuführen, wenn zugleich ernsthaft im Rahmen eines Rehabilitationsprogramms die Abhängigkeit einer Therapie zugeführt wird, die nicht die Heroinaufnahme, sondern die Abhängigkeit zu behandeln sucht. Außerdem ist eine intensive und erklärende psychische Vorbereitung auf die Naltrexonwirkung unerläßlich. In den Vereinigten Staaten ist keineswegs in allen

Methadonprogrammen eine solche psychotherapeutische Betreuung gewährleistet, die meisten haben nur ein oberflächliches soziales Betreuungsprogramm neben der Vergabe von Methadon.

Das Opiatblockerkonzept hat zum Ziel, die Opiatrezeptoren durch eine Substanz zu besetzen, die gut verträglich, oral wirksam und von langer Wirksamkeit im morphinantagonistischen Sinne ist, und dem suchterregenden Opiat selbst keine Gelegenheit zu eigener Wirksamkeitsentfaltung zu geben. Selbst hohe Dosen des Suchtstoffs bleiben ohne die gewünschte Wirkung. Dies setzt voraus, daß der Abhängige zur Stofffreiheit motiviert und willens ist, den Blocker aus eigenem Antrieb regelmäßig einzunehmen.

Die Erfahrung mit dem Angebot von Methadonprogrammen in den USA hat gezeigt, daß nur 10 bis höchstens 15% der Heroinabhängigen in der Szene dazu motiviert sind, den amtlicherseits und ohne Kosten angebotenen Ersatzstoff Methadon zu akzeptieren. Methadon aber hat noch suchtbefriedigende Wirkungen, die dem antagonistischen Blocker Naltrexon völlig fehlen. Nur 5–10% der MMP-Klienten zeigten sich motiviert, von Methadon auf Naltrexon überzugehen [15].

Hier zeigt sich deutlich, warum wir immer wieder betont haben, daß Methadon eine Sackgasse für die Therapie ist: Der Entzug von Methadon ist schwieriger als der von Heroin, aber nicht nur hierdurch, sondern auch weil der Wechsel von einem amtlich tolerierten Suchtgift auf ein Nicht-Suchtgift erfolgen muß, ist die Motivation des Suchtkranken für einen Wechsel zum Opiatblocker hin sehr gering. In der Bundesrepublik sollte diese Situation deutlich besser sein, denn hier würde der Wechsel von illegalem Heroin zu Naltrexon erfolgen und die Entzugssymptomatik würde von deutlich kürzerer Dauer als die beim Entzug von Methadon sein. Überdies ist es inzwischen auch bei uns wie in den USA möglich geworden, Entzugssymptome mit α_2-Agonisten wie *Clonidin* oder *Lofexidin* aktiv zu bekämpfen ([4], dazu Keup [10, 12]).

Den Wirkungsmechanismus von Clonidin zeigt Abb. 2. Clonidin vermag nahezu alle auf dem „Adrenalinsturm" beruhenden Entzugssymptome zu unterdrücken oder doch stark zu mindern, während psychische Symptome z. T. erhalten bleiben (s. hierzu Keup [11]). Hier wird bereits deutlich, daß auch die Entgiftung unter dem

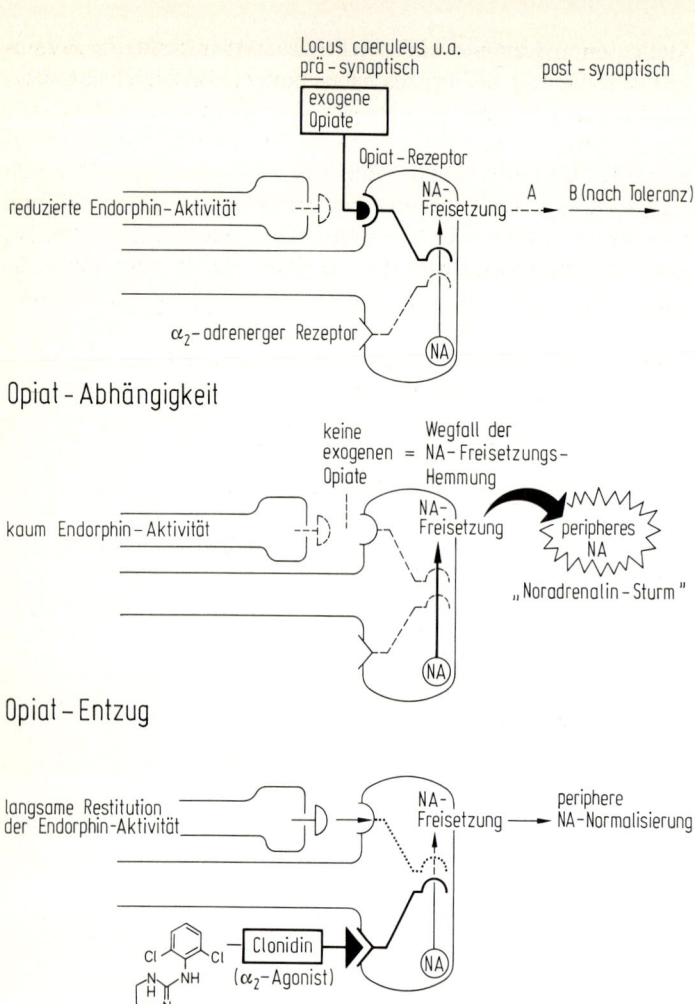

Abb. 2. Der Wirkungsmechanismen von Opiaten und von Clonidin an den Synapsen des Locus caeruleus. (Aus Keup [10])

Schutz von Clonidin großer psychotherapeutischer Aufmerksamkeit und Führung bedarf. Auch hier besteht ein deutlicher Unterschied zu amerikanischen Auffassungen, denn in den USA wird mit nur minimaler psychotherapeutischer Deckung, sogar ambulant, auf Clonidinbasis entzogen.

Die Wirkung von Naltrexon nach vollzogener Opiatentgiftung zeigt Abb. 3 [12]. Diese Umsetzung von Szeneheroin auf Naltrexon kann nur erfolgreich sein, wenn die Patienten zur Therapie motiviert sind, und wenn die notwendigen psychotherapeutischen Mög-

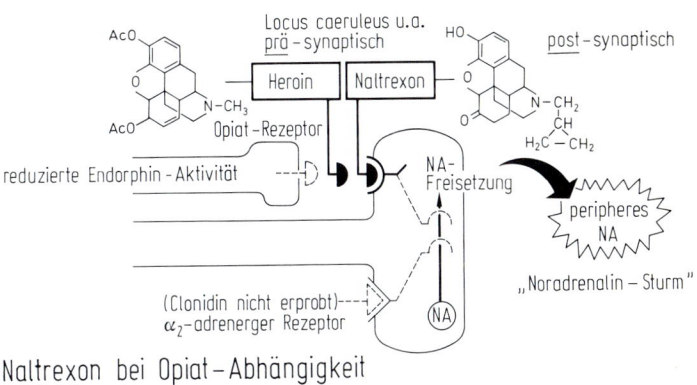

Abb. 3. Die Wirkungsweise des Opiatblockers Naltrexon bei Opiatabhängigkeit und als „Nüchternheitshilfe" nach dem Opiatentzug an Synapsen des Locus caeruleus

lichkeiten voll ausgeschöpft werden. Naltrexon ist in der Bundesrepublik derzeit noch nicht erhältlich, sollte aber sobald wie möglich unter deutschen Bedingungen erprobt werden. Ein entsprechendes Programm ist in Vorbereitung.

Die Handhabung von Naltrexon für die Bundesrepublik würde unter Ausschöpfung aller erreichbaren positiven Möglichkeiten folgendermaßen auszusehen haben:

1. In der Beratungsstelle wird der Abhängige über die Möglichkeiten einer Naltrexonabschirmung von Opiatwirkungen informiert.

2. Bei eingetretenem Entschluß des Abhängigen und ausreichender Motivation zur Therapie erfolgt ein stationärer Opiatentzug, wenn nötig mit Deckung durch α_2-Rezeptorstimulation. Gleichzeitig erfolgt intensive psychische Stützung zur Erreichung einer maximalen Motivation zur Suchttherapie.

3. Unmittelbar nach vollendetem Opiatentzug, evtl. nach einer Sicherung dieses Zeitpunkts durch Verifikation des vollendeten Entzugs mit Hilfe eines konjunktivalen Naloxontests, erhält der Patient Naltrexon.

4. Dies erfolgt stationär zu Beginn eines psychosozialen Entwöhnungsprogramms, das unter dem Schutz von Naltrexon abläuft, jedoch nur für diejenigen Patienten, die ohne Naltrexon in Gefahr sind, rückfällig zu werden. Heroinchallenges, die evtl. vorkommen, müssen psychotherapeutisch aufgearbeitet werden.

5. Zur Zeit der Entlassung wird in der Regel die Naltrexondeckung aufrechterhalten, um die Wiedereingliederung sicherer zu gestalten, dies jedoch mit dem Fernziel, evtl. auch die Naltrexongabe wieder zu verlassen und den Rehabilitierten schließlich nach Wiedereingliederung auch naltrexonfrei werden zu lassen. Das Therapieziel ist erst dann erreicht, wenn bei Naltrexonfreiheit kein Rückfall mehr erfolgt.

Es ist zu erwarten, daß mit einem solchen Vorgehen in der Bundesrepublik die Motivation zur Therapie langsam, aber deutlich angehoben werden kann. Freilich darf auch eine solche Maßnahme nicht überschätzt werden: Die überwiegende Zahl der Szenefixer ist für viele Jahre nicht motiviert, sich in irgendeiner Weise therapieren zu lassen, wenn kein Ersatzstoff angeboten wird – und nicht einmal dann!

Buprenorphin

Die Mißerfolge in den USA bei Entzugsversuchen von Methadon zur Umsetzung auf Naltrexon haben dort dazu geführt, erneut nach einem Ersatzstoff für Methadon zu suchen. Ziel war es, ein „blocking agent" zu finden, das zwar ein geringeres Suchtpotential als Heroin, aber dennoch nicht frei von einer morphinagonistischen Wirkung ist, um nämlich die Patienten im Erhaltungsprogramm zu binden. Unter dieser Denkrichtung wurde Buprenorphin von Jasinski et al. [8] mit ehemaligen Abhängigen und von Mello u. Mendelsohn [18] an Heroinabhängigen unter experimentellen Bedingungen erprobt. Zwar zeigten die Untersuchungen von Jasinski et al. [8] deutliche morphinagonistische Symptome, neben solchen der morphinantagonistischen Wirkung, es wurden aber klare Unterschiede zu Morphin sichtbar, die im wesentlichen auf die ungewöhnliche Rezeptordynamik von Buprenorphin, mit seiner sehr großen Haftfähigkeit und daher langer Wirkungsdauer (bis 72 h nach einmaliger Gabe), zurückzuführen sind. Die amerikanische FDA stand offenbar unmittelbar davor, Buprenorphin als Ersatz von Methadon in Erhaltungsprogrammen zu befürworten. Indessen hat sich Buprenorphin in der Bundesrepublik als Suchtgift herausgestellt [1, 13, 14]. Der Mißbrauch wird ganz überwiegend durch Szenefixer ausgeführt, eine kleinere Zahl gehört zu den Medikamentenabhängigen und chronischen Schmerzpatienten.

Zwar wäre die außergewöhnliche Haftfähigkeit von Buprenorphin am Rezeptor bei der Funktion als Opiatblocker wünschenswert, leider aber hat die Substanz zu starke morphinagonistische Wirkungen und damit ein Abhängigkeitspotential, das nicht mehr als minder eingeschätzt werden kann. Von einer Benutzung als Methadon-Ersatzpräparat ist daher dringend abzuraten.

Die Heroinabhängigen von Mello et al. [18] zogen Buprenorphin dem Methadon vor, und zur Verfügung gestelltes Heroin wurde nicht voll ausgenutzt. Dies wurde als Heroin-Blockierungseffekt gedeutet; es könnte indessen auch sein, daß Buprenorphin einfach beliebter war als Heroin, wie wir es stellenweise in der Bundesrepublik beobachtet haben. Weitere Untersuchungen sind daher dringend notwendig.

Zusammenfassend muß festgestellt werden, daß in den Vereinigten Staaten das Konzept der Opiatblockierung bisher wenig Erfolg hatte. Daß dies aber wesentlich auf die spezielle Situation und die Handhabung des Naltrexons in den USA zurückzuführen ist, mit Entzug von Methadon und mangelnder intensiver psychiatrischer Betreuung. In der Bundesrepublik erscheinen die Chancen für Naltrexon, evtl. in Sequenz mit Clonidin, deutlich besser. Buprenorphin ist als Ersatz für Methadon offenbar ungeeignet, sein opiatblockierender Effekt wird überflügelt von seinem eigenen Suchtpotential, so daß es zur Medikation bei Suchtkranken nicht geeignet ist.

Literatur

1. Benos J (1983) Ein Fall von sekundärer Buprenorphin (Temgesic)-Abhängigkeit. Nervenarzt 259–261
2. Dole V, Nyswander M (1965) A medical treatment for diacetylmorphine-(heroin-)addiction. JAMA 193:646–650
3. Fink M, Zaks A, Sharoff R, Mora A, Brunner A, Levit S, Freedman AM (1968) Naloxone in human dependence. Clin Pharmacol Ther 9:568
4. Gold M, Redmond DE, Kleber HD (1978) Clonidine blocks acute opiate-withdrawal symptoms. Lancet II:599–602
5. Herrmann M (1985) Zum Wirkprinzip der Kombination Tilidin plus Naloxon. In: Keup W (Hrsg) Biologie der Sucht. Springer, Berlin Heidelberg New York Tokyo, S 202–216
6. Jaffe JH, Brill L (1966) Cyclazocine, a long acting narcotic antagonist: Its voluntary acceptance as a treatment modality by narcotics abusers. Int J Addict 1:99
7. Jaffe JH, Schuster CR, Smith BB, Blachly PH (1970) Comparison of dl-alpha-acetylmethadol and methadone in the treatment of long-term heroin users. JAMA 211:1834–1836
8. Jasinski DR, Pevnik JS, Griffith JD (1978) Human pharmacology and abuse potential of the analgesic buprenorphine: A potential agent for treating narcotic addiction. Arch Gen Psychiatry 35:501–516
9. Keup W (1968) Abuse-liability and narcotic antagonism of pentazocine (report of tow cases). Dis Nerv Syst 29:599–602
10. Keup W (1982) Clonidin im Opiatentzug, Teil 1–3. MMW 124:148–158
11. Keup W (1982) Durchführung der Entgiftungsbehandlung bei Opiatabhängigen. Schweiz Ärzteztg 63:420–425
12. Keup W (1983) Clonidin – Seine Möglichkeiten in der Pharmakotherapie der Heroinabhängigkeit. Dtsch Ärztebl 80:25–32

13. Keup W (1983) Buprenorphin (Temgesic)-Mißbrauch und -Abhängigkeit. Suchtgefahren 29:193–194
14. Keup W, Wörz R, Eckstein G, Franz H (1983) Mißbrauchspotential von Buprenorphin. MMW 125:835–837
15. Ling W (1978) Naltrexone: The clinical investigator's dilemma. In: Petersen RC (ed) The international challenge of drug abuse. Ntl Inst Drug Abuse Res Monogr Ser 19:308–314
16. Martin WR, Jasinski DR, Mansky PA (1973) Naltrexone, an antagonist for the treatment of heroin dependence. Arch Gen Psychiatry 28:784–791
17. McClane TK, Martin WR (1967) Effects of morphine, nalorphine, cyclazocine and naloxone on the flexor reflex. Int J Neuropharmacol 6:89–98
18. Mello NK, Mendelson JH (1980) Buprenorphine suppresses heroin use by heroin addicts. Science 207:657–659
19. Savage C, Karp EG, Curran SF, Hanlon TE, McCabe OL (1976) Methadone/LAAM maintenance: A comparison study. Compr Psychiatry 17:415–424
20. Volavka J, Resnick RB, Kestenbaum RS, Freedman AM (1976) Short-term effects of naltrexone in 155 heroin ex-addicts. Biol Psychiatry 11:679–685

D. Medikamente und andere Stoffe
Biochemisch-biologische Aspekte

17 Bewertung des Mißbrauchpotentials von Pharmaka im Tierversuch

F. Hoffmeister

Pharmakologische Wirkungen, die Mißbrauch initiieren, sind definitionsgemäß psychopharmakologische Wirkungen. Hierzu gehören Effekte, die beim Benützer ein Gefühl gesteigerten Wohlbefindens oder andere psychische Erlebnisse, die als angenehm empfunden werden, hervorrufen bzw. unangenehme psychische Sensationen abschirmen.

Ein Teil der Substanzen, die auf diese Weise psychische Abhängigkeit erzeugen, besitzt auch die Fähigkeit körperliche Abhängigkeit hervorzurufen, und schließlich spielt bei beiden Arten von Abhängigkeit die Frage, ob der abhängige Organismus sich an eine Substanz gewöhnt oder nicht, eine erhebliche toxikologische Rolle.

Körperliche Abhängigkeit erzeugende Eigenschaften können an fast allen Labortierspezies erkannt werden, wenn die Prüfsubstanz über längere Zeit zugeführt wird und das Verhalten sowie somatische Reaktionen, wie Änderungen der Atmung und der Kreislauffunktionen, *nach* dem Absetzen untersucht werden.

Um Wirkungsqualitäten, die zur psychischen oder psychologischen Abhängigkeit führen, demonstrieren zu können, muß man sich verhaltenspharmakologischer Methoden bedienen.

Die Methodik der Wahl ist das "operant conditioning" oder Lernen am Erfolg.

Operant conditioning ist ein Prozeß, bei dem die Wahrscheinlichkeit des Auftretens einer Verhaltensweise durch die Konsequenz, die diese Verhaltensweise hat, bestimmt wird. Wenn eine bestimmte Verhaltensweise dazu führt, daß ein Tier Futter erhält, so wird es diese Verhaltensweise – so lange es für Futter motiviert ist – gehäuft durchführen. Resultiert dagegen die gleiche Verhaltensweise in einem unangenehmen Erlebnis, so wird das Tier die vorher häufiger durchgeführte Verhaltensweise rasch aufgeben. Schließlich kann ein bestimmtes Verhalten dazu führen, sonst drohende, unangenehme Ereignisse abzuwenden. In diesem Fall wird ein Tier die Verhaltensweise, welche die Drohung abwendet, ebenfalls häufiger durchführen.

Diese als Folge bestimmter Verhaltensweisen auftretenden Ereignisse werden im Englischen "reinforcer", d. h. Verhaltensverstärker genannt. Von einem positiven "reinforcer" spricht man, wenn ein Tier Verhaltensweisen häufiger ausführt, um ein bestimmtes Ereignis *herbeizuführen*; negative "reinforcer" sind Ereignisse, die dazu motivieren, Tätigkeiten auszuführen, um das Auftreten eines Ereignisses zu *verhindern*. Es liegt auf der Hand, daß aus der Frequenz, mit der eine Tätigkeit durchgeführt wird, Rückschlüsse auf die subjektive *Bedeutung*, die daraus resultierenden Wirkungen haben, gezogen werden können.

Wird die Gabe einer Droge bzw. die daraus resultierenden Wirkungen zu derjenigen Variable gemacht, die Verhaltensweisen verstärken, die ihre Zufuhr zur Folge haben, so erhält man ein Maß für die Motivation eines Organismus, sich *abhängig* zu verhalten.

Der Vorhersagewert solcher Untersuchungen für Abhängigkeit erzeugende Wirkungen beim Menschen hängt entscheidend von der Beachtung einiger Grundvoraussetzungen ab.

1. Zunächst muß der Untersucher wissen, in welcher Weise die untersuchte Substanz operant konditioniertes Verhalten beeinflußt, wenn nicht eine Droge, sondern ein anderer Verhaltensverstärker wirsam ist. Unkenntnis über solche verhaltenspharmakologischen Wirkungen kann dazu führen, daß verhaltensverstärkende Wirkungen per se als psychopharmakologischer Effekt im Zusammenhang mit der Entstehung von Abhängigkeit mißgedeutet werden. So erscheint z. B. Morphin in Selbstapplikationsversuchen, in denen nur „*schnelles Arbeiten*" mit der Injektion belohnt wird, als

weniger Abhängigkeit erzeugend als Kodein oder Pentazocin. Grund hierfür ist die Tatsache, daß Morphin grundsätzlich die Fähigkeit oder die Motivation von Tieren hemmt, „schnell für Belohnung zu arbeiten" [6] (Abb. 1).

Noch deutlicher wird der Einfluß verhaltenspharmakologischer Wirkungen von Substanzen, wenn man das Selbstapplikationsverhalten von Rhesusaffen mit Psychostimulanzien, wie Kokain oder im weiteren Sinn barbituratähnlich wirkenden Verbindungen, wie Pentobarbital und Benzodiazepin-Derivaten, wie Diazepam vergleicht.

So applizieren sich Rhesusaffen selbst ungefähr die gleiche Menge Kokain, unabhängig davon, ob sie für die Erlangung einer Infusion 1-, 3-, 5- oder 10mal einen Hebel betätigen müssen [1] (Abb. 2).

Bei Angebot von Pentobarbital nimmt dagegen die Selbstzufuhr beinahe bis gegen NULL ab, wenn mehr als 3–5 Hebeldrücke zur Erlangung einer Infusion verlangt werden. Das gleiche gilt für Benzodiazepine, wie z. B. Diazepam (Abb. 3).

Zieht man diese verhaltenspharmakologischen Wirkungen verschiedener psychotroper Drogen nicht in Betracht, so würde man bei Anwendung einer sog. „fixed ratio 10", d. h. die Erfordernis ist 10maliges Betätigen eines Hebels zur Erlangung einer Infusion, zu dem Schluß kommen, daß barbituratähnlich wirkende Substanzen, ähnlich wie Morphin, nicht zur Selbstapplikation verleiten, während Psychostimulanzien, wie z. B. Kokain, dies tun.

Dies wäre eine verhängnisvolle Fehlinterpretation pharmakologischer Ergebnisse.

2. *Eine weitere* Vorbedingung ist die ungefähre Kenntnis der Pharmakokinetik der zu untersuchenden Substanz. Da letztlich immer die Anzahl der pro Zeiteinheit selbst zugeführten Injektionen bzw. die gesamt selbst zugeführte Dosis Entscheidungskriterien sind, ist es verständlich, daß eine lang wirksame Substanz eine geringere Selbstapplikationsmotivation vortäuschen kann als eine kurz wirksame.

3. Die geeignete Wahl der Zufuhrart ist ebenfalls eine entscheidende Variable. Es ist nicht auszuschließen, daß die psychopharmakologischen Wirkungen eines Pharmakons bei intravenöser Zufuhr nicht nur quantitativ, sondern auch qualitativ anderer Art sind als bei oraler oder intragastraler.

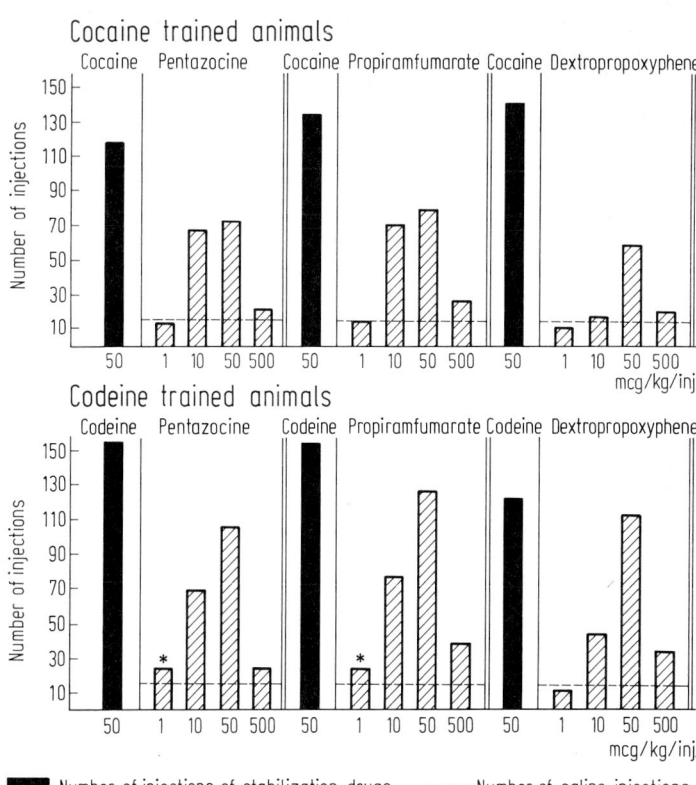

Abb. 1. Anzahl der selbstapplizierten Injektionen von Morphin, Kodein, Pentazocin, Propiramfumarat und Dextropropxyphen durch Rhesusaffen, die für die Selbstapplikation von Kokain und Kodein unter den Bedingungen eines „fixed ratio 10" trainiert wurden. (Schematisch nach Hoffmeister u. Schlichting [6])

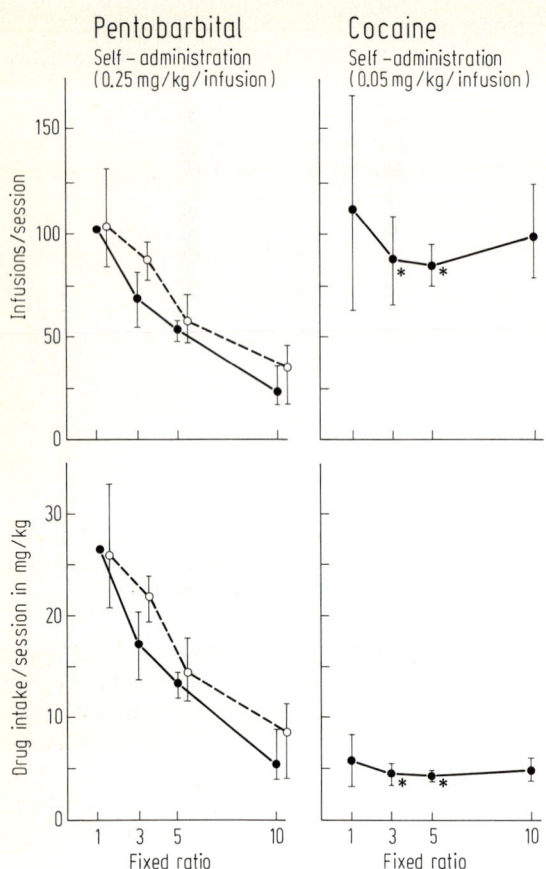

Abb. 2. Anzahl der selbstapplizierten Infusionen und Menge der selbstapplizierten Substanz bei Rhesusaffen unter den Bedingungen eines „fixed ratio 1, 3, 5 und 10". (Schematisch nach Goldberg et al. [1])

4. In Betracht zu ziehen ist auch die Substanzinteraktion, d. h. die Wirkungen von Kombinationen. Das im Tierversuch erkennbare Abhängigkeitspotential kann bei Kombinationen anders sein als bei der Verabreichung von einzelnen Substanzen. Dies soll am Beispiel von Kombinationen von Antipyretika-Analgetika mit dem Opiat Kodein demonstriert werden.

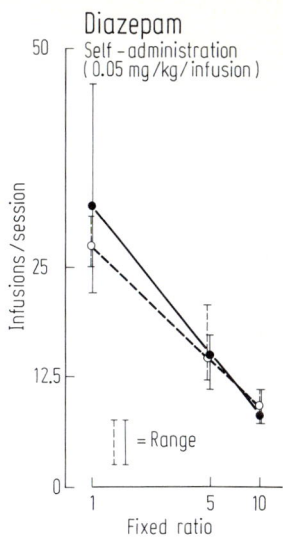

Abb. 3. Anzahl der selbstapplizierten Dosen von Diazepam durch Rhesusaffen unter den Bedingungen eines „fixed ratio 1, 5 und 10"

Wird das Antipyretikum-Analgetikum Azetylsalizylsäure Rhesusaffen über längere Zeit zur intravenösen Selbstapplikation angeboten, so zeigt sich, daß die Tiere die Substanz praktisch nicht selbst applizieren, während sie sich Kodein sofort und in relativ hohen Dosen selbst zuführen [7] (Abb. 4).

Wird Kodein (50 μg/kg KG/Infusion) mit Azetylsalizylsäure, Phenylbutazon oder Aminophenazon in steigenden Dosen kombiniert, so wird deutlich, daß die Kodeinselbstzufuhr durch den Zusatz dieser Antipyretika-Analgetika dosenabhängig vermindert wird (Abb. 5). Umgekehrt verursacht der Kodeinzusatz zu diesen Antipyretika-Analgetika eine erheblich höhere Selbstzufuhr von Azetylsalizylsäure, Phenylbutazon und Aminophenazon, als wenn diese Substanzen allein angeboten werden [7] (Abb. 6).

Bietet man solche Antipyretika-Analgetika-Kombinationen mit Kodein über längere Zeit an, so entwickeln Rhesusaffen nach etwa 10 Tagen des Angebots ein von Tag zu Tag rasch steigendes Selbstapplikationsverhalten, das auch dann fortgeführt wird, wenn die Tiere bereits erhebliche Vergiftungserscheinungen haben.

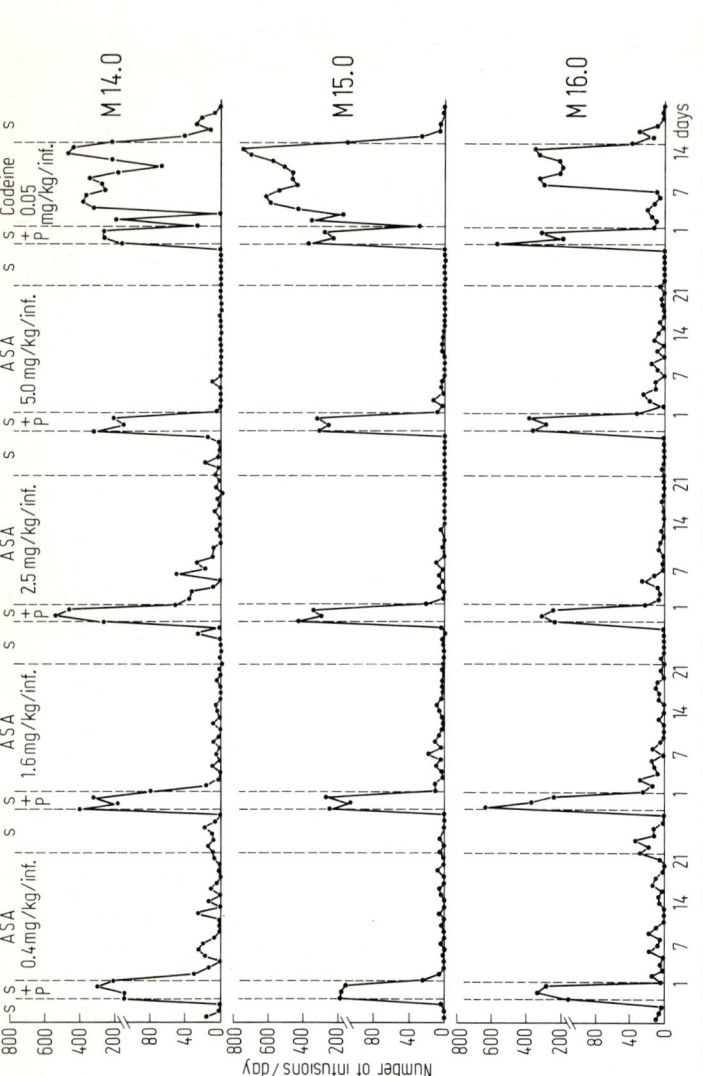

Abb. 4. Selbstapplikation von Azetylsalizylsäure und Kodein durch drogennaive Rhesusaffen. (Schematisch nach Hoffmeister u. Wuttke [7])

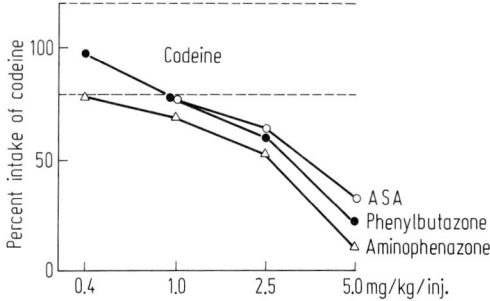

Abb. 5. Einfluß von Azetylsalizylsäure, Aminophenazon und Phenylbutazon auf die Kodeinselbstapplikation von Rhesusaffen. (Schematisch nach Hoffmeister u. Wuttke [7])

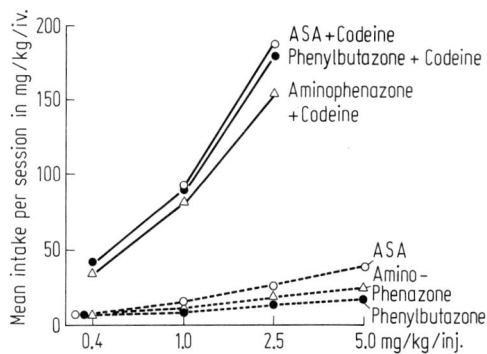

Abb. 6. Einfluß von Kodein auf die Selbstapplikation von Azetylsalizylsäure, Aminophenazon und Phenylbutazon bei Rhesusaffen. (Schematisch nach Hoffmeister u. Wuttke [7])

Wie in Abb. 7 dargestellt, applizieren sich die Tiere eine Azetylsalizylsäure-Kodein-Kombination bis zum Tod [3]. Das Opiat Kodein kann also dazu führen, daß eine mit ihm in Kombination verabreichte Substanz, die selbst gar kein Abhängigkeitspotential hat, auch in toxischen Dosen selbst appliziert wird.

5. Das Ergebnis eines Experiments wird von der Vorgeschichte der verwendeten Tiere beeinflußt. Die verhaltensverstärkenden Wirkungen einer Substanz können unterschiedlich und geradezu

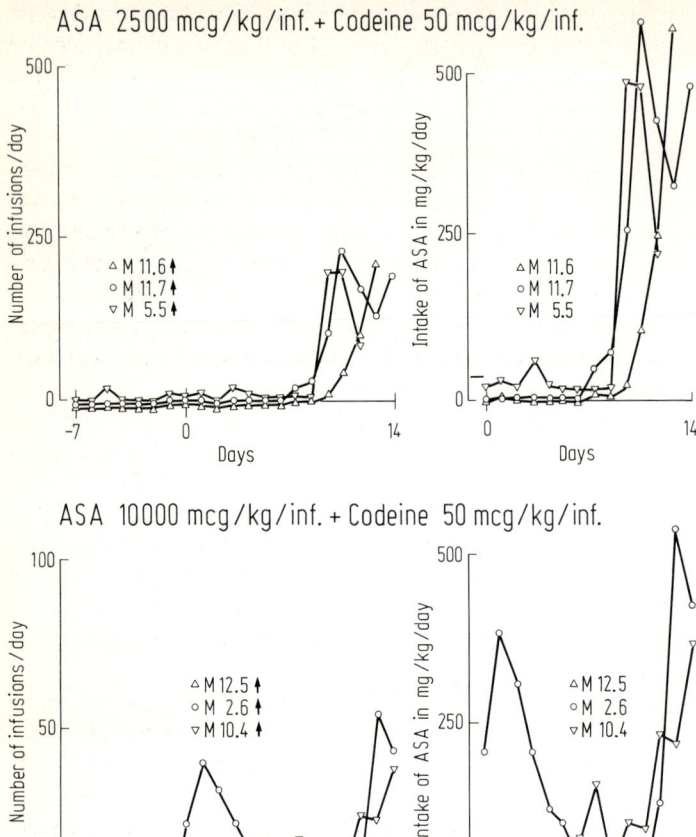

Abb. 7. Selbstapplikation von Kombinationen aus Azetylsalizylsäure und Kodein durch drogennaive Rhesusaffen. (Schematisch nach Hoffmeister u. Wuttke [8])

entgegengesetzt scin, je nachdem ob das Versuchstier „drogennaiv" ist, d. h. keine Erfahrung mit Psychopharmaka hat, sich im Zustand der körperlichen Abhängigkeit befindet, oder einmal in seinem Leben körperlich abhängig gewesen und entzogen worden ist (Abb. 8).

Die das Selbstapplikationsverhalten beeinflussenden Wirkungen der Opioide Kodein, Pentazocin, Propiramfumarat und Nalorphin sind z. B., je nach der Vorgeschichte der verwendeten Tiere, unterschiedlich. Mit Ausnahme von Nalorphin sind alle drei Substanzen bei Tieren, die zwar Erfahrungen mit Drogen hatten, jedoch nicht körperlich abhängig waren, *positive* Selbstapplikationsverhaltensverstärker. Bei diesen Tieren ist nur Nalorphin ein *negativer* Selbstapplikationsverhaltensverstärker.

Bei Tieren, die sich im Zustand der körperlichen Abhängigkeit von Opiaten befinden, bleibt Kodein ein *positiver* Verhaltensverstärker, während Pentazocin, Propiramfumarat und Nalorphin *negative* Selbstapplikationsverhaltensverstärker werden.

6. Der Aussagewert von Selbstapplikationsversuchen wird durch die Wahl des oder der Programme (Vorbedingungen, unter denen Selbstzufuhr möglich wird) bestimmt. Im folgenden soll versucht werden, eine Sequenz oder Hierarchie solcher Programme zu beschreiben.

Technisch und zeitlich relativ wenig aufwendig ist die *Kreuzselbstapplikationsmethode.* Der Terminus Kreuzselbstapplikationsmethode sagt aus, daß man eine zu untersuchende Substanz Tieren, die für die zeitlich limitierte Selbstzufuhr einer Referenzsubstanz trainiert, aber nicht körperlich abhängig sind, anstelle der Referenzsubstanz anbietet. Dadurch ist es möglich, die Motivation zur Selbstapplikation der Untersuchungssubstanz im Vergleich zur Referenzsubstanz zu beurteilen. Man erhält bei dieser Versuchsanordnung in der Regel Dosis-Wirkungskurven von der Form eines umgekehrten U. Bewertet wird die kleinste verhaltensverstärkende Dosis und diejenige Dosis, die die maximale Anzahl von Selbstapplikationen pro Zeiteinheit hervorruft (Abb. 9). Die Methode ist zwar einfach und schnell, gibt jedoch relativ häufig falsche positive oder falsche negative Ergebnisse.

Die *Dauerselbstapplikation* ("continuous self-administration") erlaubt es, Tieren vorgegebene Dosen der zu untersuchenden Sub-

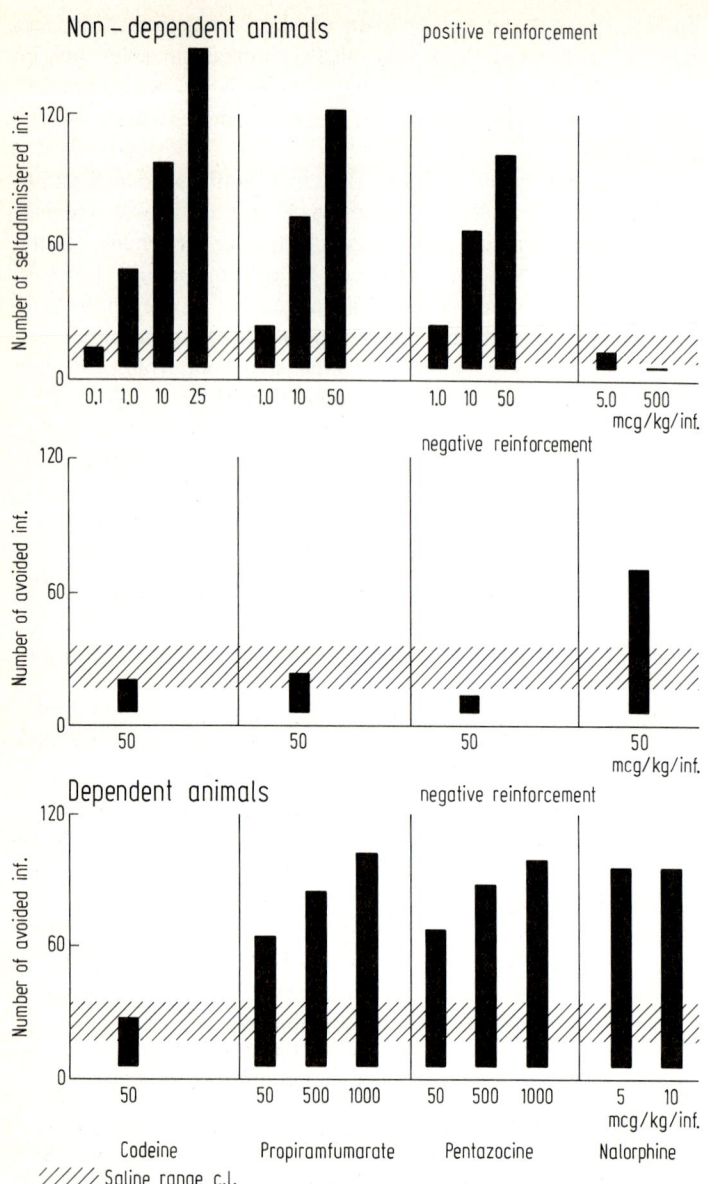

Non – dependent animals   positive reinforcement

Number of selfadministered inf.

120

60

0

0,1 1.0 10 25 | 1.0 10 50 | 1.0 10 50 | 5.0 500
mcg/kg/inf.

negative reinforcement

Number of avoided inf.

120

60

0

50 | 50 | 50 | 50
mcg/kg/inf.

Dependent animals   negative reinforcement

Number of avoided inf.

120

60

0

50 | 50 500 1000 | 50 500 1000 | 5 10
mcg/kg/inf.

Codeine   Propiramfumarate   Pentazocine   Nalorphine

///// Saline range c.l.

248

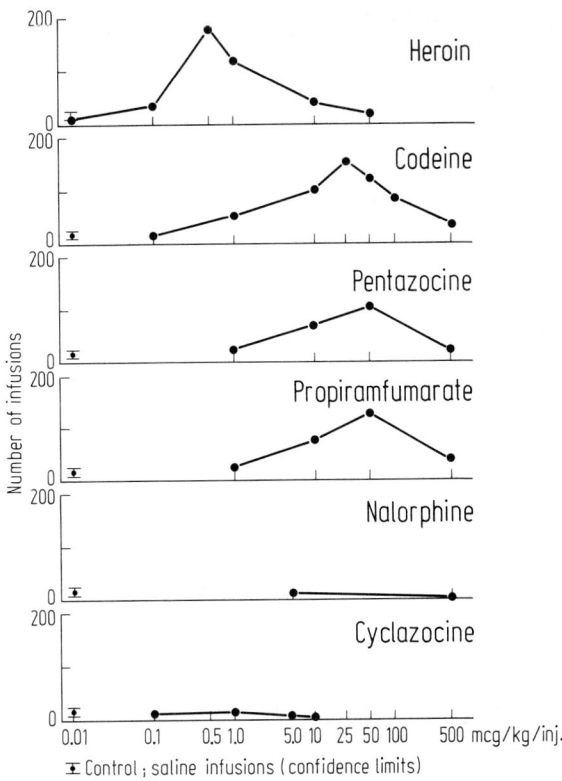

Abb. 9. Selbstapplikation von Heroin, Kodein, Pentazocin, Propiramfuma-rat, Nalorphin und Cyclazocin durch Rhesusaffen, die für die Selbstappli-kation von Kodein trainiert waren. Abhängigkeit der Anzahl selbstappli-zierter Infusionen von der Dosis und von der Substanz

Abb. 8. Selbstapplikation und Injektionsvermeidungsverhalten von drogen-naiven Rhesusaffen und morphinabhängigen Rhesusaffen mit Kodein, Propiramfumarat, Pentazocin und Nalorphin. (Schematisch nach Hoff-meister [2] sowie Hoffmeister u. Wuttke [8])

stanz während des ganzen Tages zuzuführen. Diese Methode geht davon aus, daß ein Tier zunächst spielerisch durch Orientierungsverhalten den im Käfig angebrachten Hebel betätigt und mit der Zeit lernt, die Folgen der Hebelbetätigung, nämlich die Wirkung der dadurch zugeführten Substanz, mit der Tätigkeit „Hebeldrükken" in Kausalzusammenhang zu bringen. Werden die so erzielten Wirkungen positiv empfunden, so wird diese Verhaltensweise verstärkt, d.h. häufiger durchgeführt, im umgekehrten Fall erlischt, d.h. extinguiert sie. Anders als bei der Kreuzselbstapplikationsmethode gehen hier körperliche Abhängigkeit erzeugende Wirkungen erheblich mit in das erzielte Ergebnis ein, da Substanzzufuhr auch dann ein positiver Verhaltensverstärker ist, wenn dadurch nur Entzugssymptome verschwinden (Abb. 10). Darüber hinaus wird durch die einfache Auslegung des Programms der Einfluß von Substanzen auf operantes Verhalten als solches weniger deutlich. Der Vorhersagewert der Dauerselbstapplikationsmethode für Abhängigkeit erzeugende Wirkungen ist deshalb größer als der der Kreuzselbstapplikationsmethode, dafür ist sie technisch und zeitlich auf-

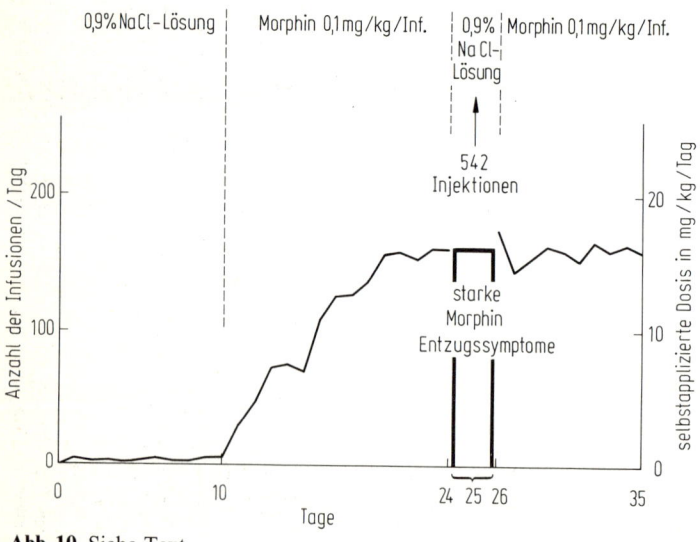

Abb. 10. Siehe Text

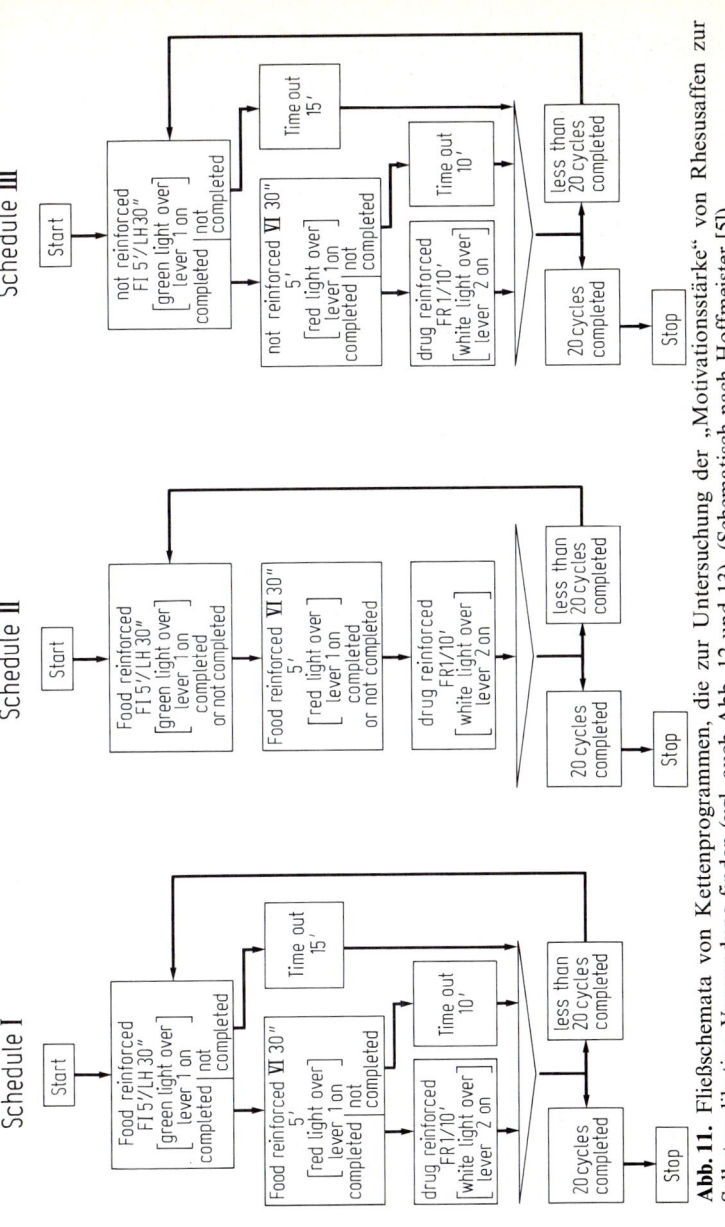

Abb. 11. Fließschemata von Kettenprogrammen, die zur Untersuchung der „Motivationsstärke" von Rhesusaffen zur Selbstapplikation Verwendung finden (vgl. auch Abb. 12 und 13). (Schematisch nach Hoffmeister [5])

251

wendig, da die Untersuchung nur einer einzigen Dosis mindestens 3–6 Wochen erfordert.

Beide Methoden haben den Nachteil, daß sie lediglich Motivation zur Zufuhr per se messen, während sie den für den Menschen wichtigen Aspekt der *Stärke* der Motivation zur Erlangung der Substanz wenig in Betracht ziehen. Die Möglichkeiten genauerer Aussagen hierzu werden seit einigen Jahren intensiv erprobt:

Erste Ergebnisse liegen vor mit Selbstapplikationsuntersuchungen, die mit Hilfe sog. *Kettenprogramme* ("chain schedules") durchgeführt wurden [5] (Abb. 11). Ein Kettenprogramm besteht aus einer Folge von Einzelanforderungen, die jede für sich durch einen Verhaltensverstärker, wie z. B. Futter, belohnt wird, und erst nach Erfüllung dieser Anforderungen die Drogenzufuhr erlaubt. Es kann z. B. aus der in Abb. 11 gezeigten Folge „schedule I" bestehen. Zunächst hat das Tier ein „festes Intervallprogramm" zu absolvieren, das von ihm verlangt, nach Ablauf einer bestimmten Zeit den Hebel zu betätigen, um Futterbelohnung zu erhalten. Hat es diese Bedingung erfüllt, so wird ihm angezeigt, daß eine Änderung des Programms erfolgt. Diese Änderung kann durch die Anforderungen des „variablen Intervalls" gekennzeichnet sein, wobei variables Intervall sagt, daß für das Tier unvorhersehbar (weil randomisiert), irgendein Hebeldruck die Futterbelohnung bewirkt.

Da das Tier nicht weiß und auch nicht erlernen kann, welcher Hebeldruck belohnt wird, führt dieses Programm zu sehr hohen Hebeldruckraten. Der Experimentator gibt eine bestimmte Anzahl von Hebeldrücken vor, nach deren Absolvierung die Anforderung als erfüllt gilt. Durch Anzeige wird dem Tier bedeutet, daß *nun* für eine vorgegebene Zeit Hebeldruckverhalten Infusionen der zu untersuchenden Substanz auslöst.

Die einem solchen Kettenprogramm zugrunde liegende Überlegung ist einfach, sie fragt an, wieviel ein Tier zu leisten *gewillt*, und – bedingt durch die zentralen Wirkungen der Droge – *noch in der Lage ist,* durchzuführen, um weiteren Zugang zur Substanz zu erhalten.

$\longrightarrow$

Abb. 12. Selbstapplikation von Kokain und Amphetamin unter den Bedingungen, der in Abb. 11 dargestellten Verhaltensprogramme durch Rhesusaffen. (Schematisch nach Hoffmeister [5])

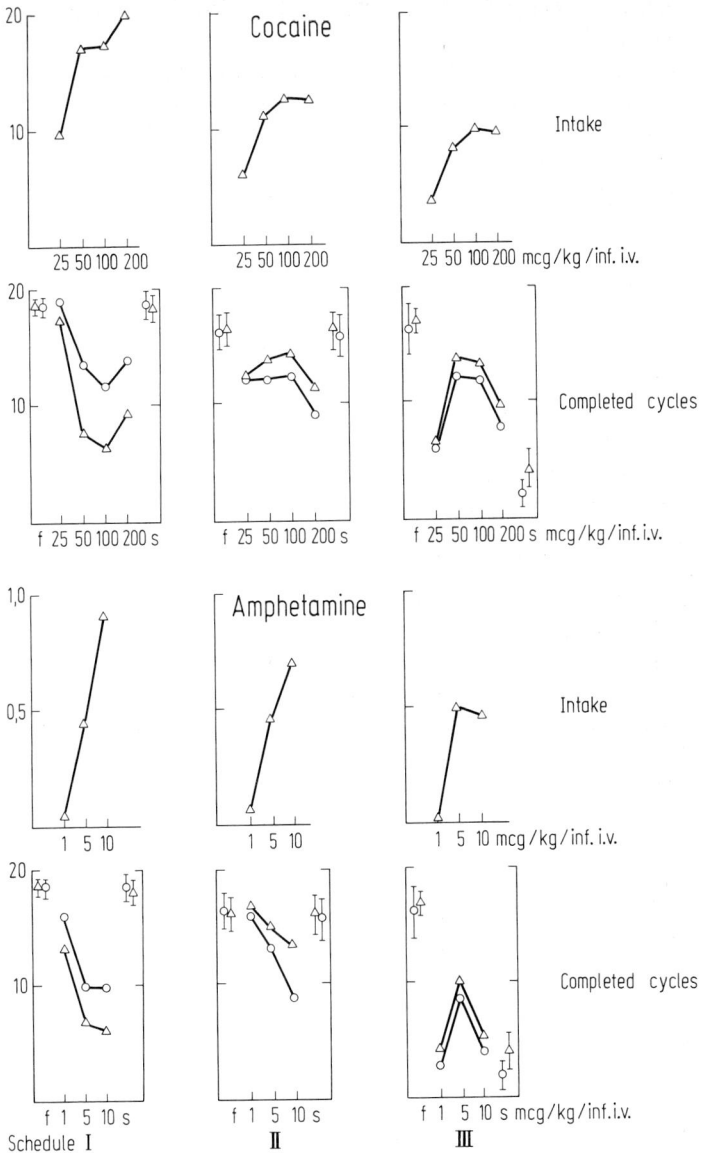

Cocaine

Intake

25 50 100 200 mcg/kg/inf. i.v.

Completed cycles

f 25 50 100 200 s mcg/kg/inf.i.v.

Amphetamine

Intake

1 5 10 mcg/kg/inf. i.v.

Completed cycles

f 1 5 10 s mcg/kg/inf. i.v.

Schedule I   II   III

253

Das Verhalten von Tieren, denen Substanzen unter der Maßgabe solcher Kettenprogramme angeboten werden, ist erstaunlich unterschiedlich, auch dann, wenn man pharmakologisch eng verwandte Substanzen vergleicht. Die Selbstzufuhr von Kokain wird deutlich geringer, wenn das Tier komplizierte Verhaltensweisen emitieren muß, um die Infusionen hervorzurufen. Das gleiche gilt, wenn auch weniger ausgeprägt, für Amphetamin [5] (Abb. 12). Am stärksten wird die Selbstapplikation von Phenmetrazin durch die Eigenwirkungen der Substanz auf die Fähigkeit der Tiere, sich programmgerecht zu verhalten, beeinflußt. Die Stimulans Fenetyllin hat dagegen kaum Einfluß auf die Fähigkeit der Tiere zur Selbstzufuhr [5] (Abb. 13).

Mit Hilfe der *Progredienzmethode* ("progressive ratio schedule") wird versucht zu messen, wieviel Leistung ein Tier erbringt, um Substanz zu erhalten, ohne gleichzeitig von ihm die Fähigkeit zur Durchführung schwieriger Aufgaben zu verlangen.

Bei der Progredienzmethode wird nach jeder durch Hebeldruck ausgelösten Infusion die geforderte Anzahl an Tätigkeiten, die zur nächsten Infusion führen, erhöht. Es ist erstaunlich, daß Rhesusaffen, um eine intravenöse Heroininfusion zu erhalten, bis zu 12800 Hebeldrücke durchführen [4] (Abb. 14). Auch bei dieser Methode muß die Dosiswirkungsbeziehung untersucht werden, einmal um die „richtige", d. h. optimal effektive Dosis zu finden, zum anderen gibt der Vergleich der Dosiswirkungskurven verschiedener Substanzen Hinweise auf die „therapeutische Breite", bezogen auf Abhängigkeit erzeugende Eigenschaften.

Wenn man so will, kann man die klassische Anfrage der Selbstapplikationsversuche in einem frühen Stadium des Untersuchungsgangs umkehren, indem man nicht das Verhalten untersucht, das die Zufuhr der *Droge ermöglicht* (positives "reinforcement"), sondern prüft, ob die Untersuchungssubstanz Verhalten induziert, durch das die *programmierte Zufuhr der Substanz verhindert wird,* also *negatives "reinforcement"* prüft.

Abb. 13. Selbstapplikation von Phenmetrazin und Fenetyllin unter den Bedingungen der in Abb. 11 dargestellten Verhaltensprogramme durch Rhesusaffen. (Schematisch nach Hoffmeister [5])

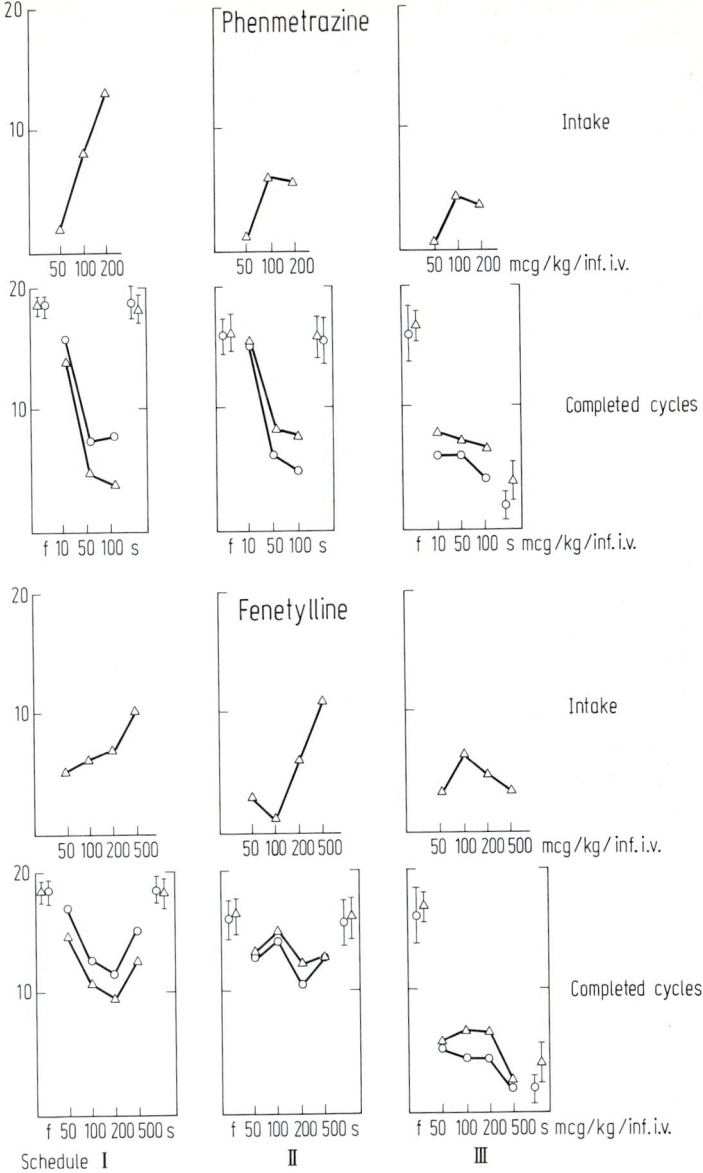

Phenmetrazine

Intake

50 100 200

50 100 200

50 100 200 mcg/kg/inf.i.v.

Completed cycles

f 10 50 100 s

f 10 50 100 s

f 10 50 100 s mcg/kg/inf.i.v.

Fenetylline

Intake

50 100 200 500

50 100 200 500

50 100 200 500 mcg/kg/inf.i.v.

Completed cycles

f 50 100 200 500 s

f 50 100 200 500 s

f 50 100 200 500 s mcg/kg/inf.i.v.

Schedule I

II

III

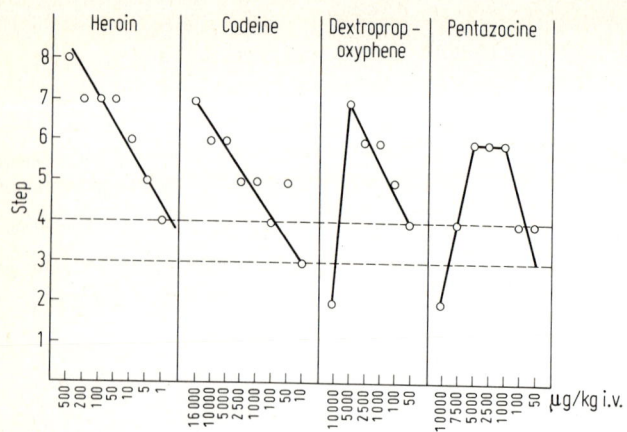

Abb. 14. Selbstapplikation von Heroin, Kodein, Dextropropoxyphen und Pentazocin unter den Bedingungen der Progredienzmethode ("progressive ratio performance"). (Schematisch nach Hoffmeister [4])

Auf diese Weise läßt sich z. B. demonstrieren, daß psychotrope Substanzen, die zur Behandlung von Psychosen des schizophrenen Formenkreises Verwendung finden, wie Chlorpromazin oder Perphenazin, obwohl sie hochpotente Psychopharmaka sind, von Rhesusaffen nicht nur nicht selbst appliziert werden, sondern, daß programmierte Infusionen dieser Substanzen die Tiere zu aktiven Handlungen veranlassen, mit deren Hilfe sie die Selbstzufuhr vermeiden können [2, 8] (Abb. 15).

Sogenannte Thymoleptika, d. h. Substanzen, die zur Behandlung der Depression dienen, wie z. B. Amitriptylin, sind dagegen „selbstapplikationsneutral", d. h. sie veranlassen die Tiere weder zur Selbstapplikation, noch dazu programmierte Infusionen zu vermeiden [2, 8] (Abb. 16).

Diese Substanzen werden nach aller Erfahrung auch vom Menschen wegen ihrer dysphorischen Wirkungen nicht mißbraucht.

Da wir aus ethischen Gründen in der Zielrichtung vergleichbare klinisch-pharmakologische Untersuchungen am Menschen kaum mehr durchführen können, stellt sich drängender als bisher die Frage nach dem Vorhersagewert dieser Experimente für die Wirkung beim Menschen.

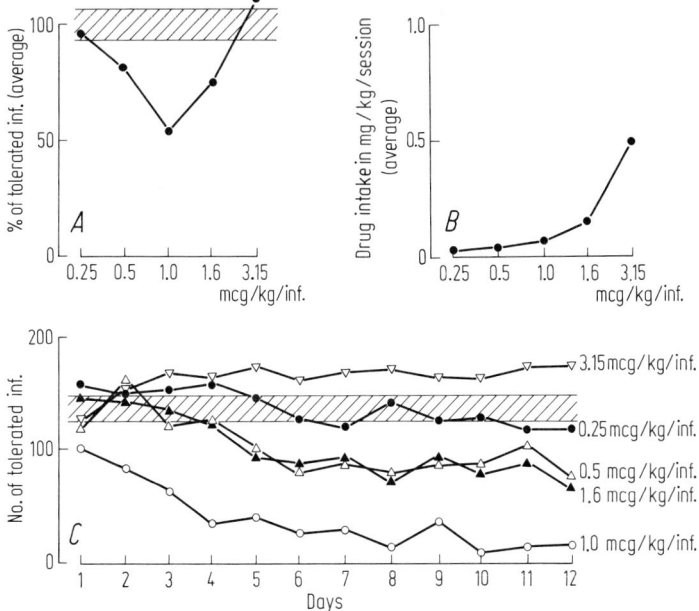

Abb. 15. Drogenvermeidungsverhalten von Rhesusaffen gegenüber programmierten Infusionen von Perphenazin. (*A* Prozent der tolerierten Infusionen, *B* gesamtinfundierte Menge, *C* Anzahl der tolerierten Infusionen)

Gegenwärtig können die Abhängigkeit erzeugenden Eigenschaften der meisten *bekannten Substanzgruppen* qualitativ erkannt werden. Dies gilt für körperliche Abhängigkeit ebenso wie für psychische Abhängigkeit.

Die Quantität dieses Effekts als Hinweis auf die Gefährlichkeit bei freiem Zugang ist jedoch nur andeutungsweise im Sinne einer Rangordnung erkennbar (Abb. 17).

Lediglich die psychische Abhängigkeit erzeugenden Eigenschaften der Halluzinogene sind in dieser Art von Tierexperimenten nur schwer erkennbar, wahrscheinlich deswegen, weil Wahrnehmungsveränderungen und Sinnestäuschungen auch für das Tier a priori unangenehm sind. Diese Wirkungsqualität kann deshalb, wenn überhaupt, nur mit den Methoden der klassischen Pharmakologie und Verhaltenspharmakologie erkannt werden.

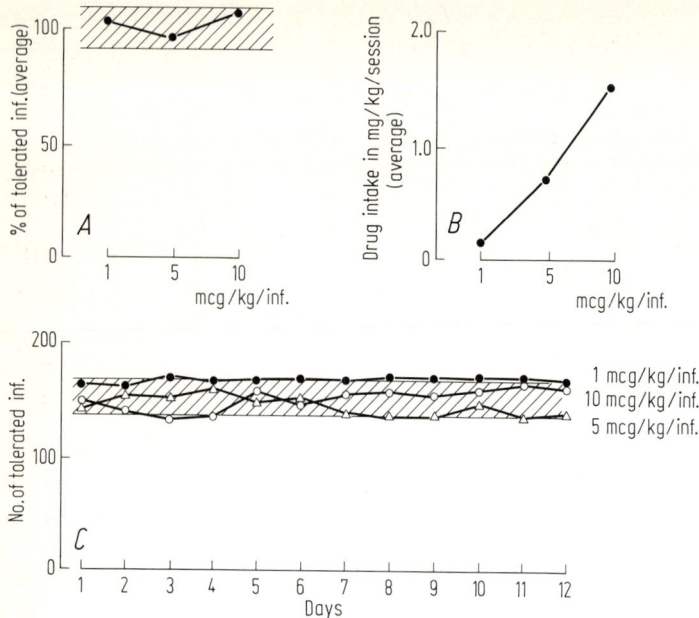

Abb. 16. Drogenvermeidungsverhalten von Rhesusaffen gegenüber programmierten Infusionen von Amitriptylin. (*A* Prozent der tolerierten Infusionen, *B* gesamtinfundierte Menge, *C* Anzahl der tolerierten Infusionen)

Bekanntlich umfaßt der Gebrauch von Pharmaka durch den Menschen ein ganzes Spektrum, das von Einnahmen unter präziser Indikation mit rationellem Dosierungsschema, über die Selbstmedikation zum Mißbrauch bis zur unkontrollierten Abhängigkeit reicht. Rechtzeitiges Wissen von pharmakologischen Wirkungen, die dazu verführen können, nach eigenem Ermessen und an sich selbst gefährliche Psychopharmakotherapie zu versuchen, trägt demzufolge entscheidend dazu bei, die Verschreibung von Substanzen mit solchen Eigenschaften durch Kontrolle so zu regulieren, daß das Risiko ihres Mißbrauchs vermindert wird.

Für die Entscheidung, mit welchem Kontrollstatus Substanzen mit Mißbrauchpotential in den Arzneischatz eingeführt werden sollen, gilt wie bei allen therapeutischen Überlegungen das Abwä-

Substance	Route of administration	Positive reinforcing Properties		Negative reinforcing Properties	
		Continuous Self-administration	Cross Self-administration	Drug Avoidance behavior naive animals	morphine-dependent animals
Heroin	i.v.	+++	++++	∅	∅
Morphine	i.v.	+++	+++	∅	∅
Codeine	i.v.; i.g.	++	+++	∅	∅
Tilidine	i.v.	++	+	∅	(+)
Profadol	i.v.	+++	++	∅	++
Propiram	i.v.	++	++	∅	++
Pentazocine	i.v.	∅	∅	++	+++
Nalorphine	i.v.	∅	∅	++	+++
Cyclazocine	i.v.	∅	∅	+++	+++
Acetylsalicylic acid	i.v.	∅	∅	∅	∅
Aminophenazon	i.v.	∅	∅	∅	∅
Phenylbutazon	i.v.	∅		∅	
Phenacetin	i.g.	(+)	-	-	-
Paracetamol	i.g.	∅	-	-	-

Abb. 17. Schematische Darstellung der Selbstapplikation induzierenden Eigenschaften von Pharmaka (positive "reinforcing properties") und des Drogenvermeidungsverhaltens (negative "reinforcing properties") von Analgetika

gen von Risiko und Effekt. Das *Manifestwerden* grundsätzlich vorhandener Abhängigkeit erzeugender Eigenschaften ist – wie kaum eine andere pharmakologisch-toxikologische Wirkungsqualität – nahezu unvorhersagbar, da abhängiges Verhalten von *vielen nichtpharmakologischen Variablen bestimmt wird.*

Für die experimentelle Pharmakologie und Toxikologie muß diese Situation eine Herausforderung bleiben, durch Verbesserung ihrer Kenntnisse, ihrer Methoden und deren Anwendung wenigstens den pharmakologisch bedingten Teil der Drogenabhängigkeit mit einer optimalen Trefferwahrscheinlichkeit zu erfassen.

Literatur

1. Goldberg SR, Hoffmeister F, Schlichting UU, Wuttke W (1971) Comparison of pentobarbital und cocaine selfadministration in rhesus monkeys: Effects of dose and fixed-ratio parameter. J Pharmacol Exp Ther 1979:277–282
2. Hoffmeister F (1975) Negative reinforcing properties of some psychotropic drugs in drug-naive rhesus monkeys. J Pharmacol Exp Ther 192:468–477
3. Hoffmeister F (1977) Self-administration of codeine plus acetylsalicylic acid in rhesus monkeys with unlimited access to the drugs. Pharmacol Biochem Behav 6:179–182
4. Hoffmeister F (1979) Progressive-ratio performance in the rhesus monkey maintained by opiate infusions. Psychopharmacology 62:181–186
5. Hoffmeister F (1980) Influence of intravenous self-administered psychomotor stimulants on performance of rhesus monkeys in a multiple schedule paradigm. Psychopharmacology 72:41–59
6. Hoffmeister F, Schlichting UU (1972) Reinforcing properties of some opiates and opioids in rhesus monkeys with histories of cocaine and codeine self-administration. Psychopharmacologia 23:55–74
7. Hoffmeister F, Wuttke W (1975) Further studies on self-administration of antipyretic analgesics and combinations of antipyretic analgesics with codeine in rhesus monkeys. J Pharmacol Exp Ther 193:870–875
8. Hoffmeister F, Wuttke W (1976) Psychotropic drugs as negative reinforcers. Pharmacol Rev 27:419–428

18 Abhängigkeitsgefahren bei Arzneimitteln, insbesondere Kombinationsarzneimitteln: Möglichkeiten der Risikominderung

P. S. Schönhöfer

Arzneimittelabhängigkeit ist ein gravierendes, aber vermeidbares Arzneimittelrisiko, das in der Bundesrepublik Deutschland durch die im Vergleich zu anderen Industrienationen hohe Verbreitung von Kombinationsarzneimitteln entscheidend mitbedingt wird. Das Problem besteht nicht nur in den sozialen Folgen für das betroffene Individuum, sondern auch in den durch den abhängigen Verbrauch ausgelösten Kosten zu Lasten der Krankenkassen. Ursache für Arzneimittelabhängigkeit ist eine unkritische ärztliche Verordnung von abhängigkeitserzeugenden Substanzen, die durch hinsichtlich des Abhängigkeitsrisikos mangelhafte Information der Ärzte und Verbraucher seitens der Hersteller begünstigt wird. Griffige Werbeaktionen kennzeichnen mehr das Verhalten der Hersteller zur Arzneimittelsicherheit als sachgerechte warnende Informationen. Leider hat die Reform des Arzneimittelrechtes (Arzneimittelgesetz von 1976) hier keinerlei Änderung erbracht, wie sich auch an der Tatsache ableiten läßt, daß heute noch Kombinationsarzneimittel mit abhängigkeitserzeugenden, nicht zur Wirksamkeit beitragenden zentral erregenden oder zentral dämpfenden Stoffen zugelassen werden. Dabei sind die Prinzipien, mit denen eine Risikoeingrenzung bei der Abhängigkeitsgefahr möglich wäre, hinreichend bekannt.

Als abhängigkeitserzeugend sind folgende Substanzgruppen zu bewerten:

1. Generell oder spezifisch zentral dämpfende Substanzen:
   - Benzodiazepine und verwandte Tranquilizer
   - Barbiturate und verwandte zentral sedierende Substanzen
   - Opioidartig zentral wirksame Analgetika (z. B. Kodein, Pentazocin, Tilidin, Tramadol, Buprenorphin).
2. Zentral erregende Substanzen:
   - Psychostimulanzien wie Ephedrin, Phenylpropanolamin/D-Norpseudoephedrin, Fenfluramin u. a.

- Bestimmte zentral anticholinerg wirksame Substanzen (z. B. Biperiden, Trihexyphenidyl).

Auch der hohe Alkoholgehalt in einigen Arzneimitteln beinhaltet eine Abhängigkeitsgefahr. Aus der Praxis ist bekannt, daß hier „Klosterfrau Melissengeist" und andere „Tonika" eine bedauernswerte Rolle spielen, zumal bei ersterem „Arzneimittel" der Alkoholgehalt 80% beträgt. Aus der Betreuung Alkoholkranker ist leider die immer wieder beobachtbare Tatsache bekannt, daß „trockene" Alkoholiker durch alkoholhaltige Arzneimittel, deren Alkoholgehalt nicht adäquat gekennzeichnet ist, rückfällig werden. Bisher nicht eindeutig definierbar ist das Risiko zentral sedierend wirksamer Antihistaminika.

Entstehungsmechanismus und Bild der Arzneimittelabhängigkeit

Bei den zentral dämpfenden Substanzen bedingen die pharmakologischen Eigenschaften der Toleranzentwicklung und die daraus resultierenden Entzugszeichen die Entstehung der Abhängigkeit bei regelmäßiger Einnahme. Toleranz entsteht bei der Zufuhr einer zentral dämpfenden Substanz infolge Gegenregulation gegen die initial dämpfenden Effekte auf die Funktion des Zentralnervensystems. Nach regelmäßiger Zufuhr von 10–20 Tagen hat sich in der Regel eine Kompensation etabliert, so daß die initialen Wirkungen verlorengegangen sind. Wird nach diesem Zeitraum die regelmäßige Zufuhr unterbrochen, dann entsteht ein „Entzugssyndrom" als Ausdruck der jetzt überschießenden Gegenregulation, so daß es zur Übererregbarkeit und gesteigerten Funktion aller der neuronalen Systeme kommt, die initial gehemmt wurden. Dieses läßt sich am besten anhand der Wirkung eines Schlafmittels zeigen, gleichgültig ob es sich dabei um ein Barbiturat oder um ein Benzodiazepin handelt:

Bei der initialen Einnahme kommt es in der Regel zu einer Verlängerung der Gesamtschlafzeit bei gleichzeitiger Abnahme von Tiefschlafphasen und/oder REM-Phasen. Wird die Zufuhr über 10 Tage fortgesetzt, dann bleibt die Veränderung von Tiefschlaf und REM bestehen, die Verlängerung der Gesamtschlafdauer ist aber verlorengegangen, so daß die Gesamtschlafdauer in der Regel kürzer ist als vor der Schlafmitteleinnahme. Dieses Bild bleibt wenig verändert bestehen über die Gesamtdauer der weiteren Einnahme. Wird jedoch nach 14 Tagen regelmäßiger Einnahme die Zufuhr abgebrochen, dann kommt es zu einer gegenläufigen Zunahme von REM-Phasen bei gleichzeitig signifikanter Abnahme der Gesamtschlafdauer. Dieses ist die *Entzugschlaflosigkeit,* die sich innerhalb von 10–14 Tagen abschwächt und hinsichtlich Gesamtschlafdauer, Tiefschlaf- und REM-Phasen die Werte vor der Schlafmitteleinnahme erreicht. Gleiches gilt, wenn etwa der Parameter Angst bei Tranquilizereinnahme gemessen wird. Nach Absetzen kommt es zum Wiederauftreten ursprünglich unterdrückter Angstreaktionen im Sinne einer Verstärkung. Der nichtinformierte Patient interpretiert diese Entzugszeichen als Wiederauftreten der Gesundheitsstörungen oder Krankheitssymptome, gegen die er ursprünglich das Arzneimittel eingenommen hat. Die durch die Toleranzentwicklung im Entzug auftretenden Symptome suggerieren ihm also, daß die ursprüngliche Gesundheitsstörung fortbesteht, und veranlassen so ein Bedürfnis nach fortgesetzter Medikamentenzufuhr. Je länger dieser Ritus beibehalten wird, desto ausgeprägter werden die Entzugszeichen sein. Es handelt sich also bei dieser Form der Medikamentenabhängigkeit um ein entzugsbedingtes Vermeidungsverhalten. Aufklärung erfährt der Patient über diese Zusammenhänge in der Arzneimittelinformation (Beipackzettel) nicht, höchstens werden darin verklausuliert und verniedlichend „Absetzphänomene" erwähnt, unter denen sich der Patient konkret nichts vorstellen kann.

Dieser Induktionsmechanismus einer Arzneimittelabhängigkeit gilt uniform bei den erwähnten Arzneimittelgruppen. Bei zentral stimulierenden Substanzen sind es die bei Unterbrechen der Zufuhr für den Patienten fühlbare Antriebslosigkeit, Müdigkeit und depressive Verstimmung, die die Fortsetzung der Medikamentenzufuhr bedingen. Unterschiede zwischen den einzelnen Arzneimittelgruppen im Induktionsmechanismus sind gering, sie können auf pharmakokinetischen Eigenschaften beruhen. Lange Verweildauer im Körper bedingt in der initialen Einnahmephase eine Kumulation mit weiterer Erhöhung der im Körper verweilenden Dosis, so daß der Toleranzeffekt erst einsetzt, wenn nach 10–20 Tagen der Gleichgewichtszustand zwischen Zufuhr und Elimination erreicht ist. Entsprechend sind Toleranzzeichen wie Wirkungsverlust und Entzugszeichen wie z. B. Schlafstörungen bei Schlafmitteln verzögert. So zeigen sich nach den hoch kumulierenden Benzodiazepinen Flurazepam (Dalmadorm) und Diazepam (Valium) Entzugszeichen bis zu Konvulsionen infolge gegenregulatorischer Übererregbarkeit häufig erst ab dem 5. Tag nach dem Absetzen.

Es ist also festzustellen, daß die genannten Arzneimittelgruppen nach einer Induktionsphase von 2–3 Wochen infolge Toleranzentwicklung und Entzugszeichen ihre Dauereinnahme konditionieren. Da durch die kontinuierliche Zufuhr die Entzugszeichen (Entzugsschlaflosigkeit, gesteigerte Angst, Dysphorie) unterdrückt werden, ist die Dosissteigerung die Ausnahme. In der Regel verlaufen diese Formen der Abhängigkeit stabil und fallen nur dann auf, wenn infolge Zusammenbruchs der Versorgung intensive Entzugserscheinungen auftreten oder wenn durch zusätzliche Faktoren wie Belastungssituationen der erlernte Mechanismus des Konfliktvermeidens mittels Arzneimitteleinnahme zum Bedürfnis einer Wirkungssteigerung, also zur Dosiserhöhung führt. In letzterer Situation kann dann die Wechselbeziehung zwischen exogener Belastungssituation und medikamentenbedingten Fehlreaktionen zu Auffälligkeit im sozialen Umfeld führen. In diesen Fällen kann dann die „stabile" Arzneimittelabhängigkeit in eine instabile, polytoxikomane Verhaltensweise umschlagen. Ähnlich wie beim Alkoholkonsum liegt also die Gefahr der „stabilen" Arzneimittelabhängigkeit in der erhöhten Wahrscheinlichkeit, in Belastungssituationen einem Kontrollverlust zu unterliegen. Zusätzlich beinhaltet die stabile Abhängigkeit von Arzneimitteln einen vermeidbaren Kostenfaktor für die Krankenkasse.

Verbrauchsdaten als Indikatoren der Häufigkeit von Arzneimittelabhängigkeiten

Leider existieren in der Bundesrepublik Deutschland keine personenbezogenen Verordnungsstatistiken, so daß die Häufigkeit der Dauerverordnung von Arzneimitteln der oben genannten Gruppen unbekannt bleibt. Jedoch bieten indikationsklassenbezogene Analysen der Verbrauchszahlen Anhaltspunkte für die Größenordnung des Problems der arzneimittelinduzierten Abhängigkeiten. Derartige Zahlen stehen für die Bundesrepublik Deutschland durch den GKV-Arzneimittelindex zur Verfügung [1].

Benzodiazepine und andere Tranquilizer

Nach dem GKV-Arzneimittelindex wurden im Jahre 1981 44,4 Mio. Verordnungen des Indikationsgebiets Psychopharmaka zu Lasten der gesetzlichen Krankenkassen erbracht. Davon betrafen 63% (27,8 Mio. Verordnungen) Benzodiazepintranquilizer. Dies bedeutet, daß zwischen 25–30 Tagesdosen Benzodiazepine als Tranquilizer pro 1 000 Einwohner und Tag verordnet werden, eine Zunahme über das Doppelte gegenüber dem Jahr 1974 [2]. Betrachtet man die Altersverteilung der Verordnung von Benzodiazepintranquilizern, dann zeigt sich, daß über 70% der Verordnungen die Altersgruppe über 45 Jahre betreffen und die Altersgruppe über 60 Jahre, die nur 15% der Bevölkerung ausmacht, 45,6% der Verordnungen erhält (Tabelle 1). Dies bedeutet, daß von 100 Menschen in der Bundesrepublik Deutschland im Alter über 60 Jahre 20–25 einen Benzodiazepintranquilizer täglich erhalten.

Tabelle 1. Prozentuale Verteilung der Verordnungen an Psychopharmaka und Hypnotika nach dem GKV-Arzneimittelindex [1]. Neben den Altersgruppen wird der prozentuale Anteil der Altersgruppe an der Gesamtbevölkerung angegeben. Die Verordnungen der Gesamtgruppe Psychopharmaka und Hypnotika werden mit den Verordnungen der typischen Vertreter Lexotanil und Vesparax verglichen

Altersgruppe	Anteil der Altersgruppe an der Bevölkerung in %	Anteil an der Gesamtverordnung in %			
		Psychopharmaka	Lexotanil	Hypnotika	Vesparax
0–15	19	2,2	< 1	3,6	< 1
15–30	25	4,8	7,8	2,9	< 1
30–45	23	14,4	20,2	8,3	7,5
45–60	18	26,1	32,0	18,8	18,5
>60	15	45,6	40,7	56,9	74,0

Schlafmittel

In der Klasse der Hypnotika/Sedativa wurden im Jahre 1981 20,3 Mio. Verordnungen zu Lasten der Krankenkassen getätigt. Davon betrafen 45% der Verordnungen (9,1 Mio.) barbiturathaltige und 26% (5,3 Mio.) benzodiazepinhaltige Schlafmittel. Auf 1 000 Einwohner und Tag bezogen bedeutet das 12 Tagesdosen barbiturathaltige und 6 Tagesdosen benzodiazepinhaltige Schlafmittel. Die Altersverteilung ist dabei noch extremer auf die höheren Lebensalter verschoben, so daß die über 60 jährigen, die 15% der Bevölkerung ausmachen, 56,9% der Verordnungen erhielten (Abb. 1). Noch extremer ist die Verschiebung in das höhere Lebensalter bei dem hochdosierten barbiturathaltigen Kombinationsarzneimittel Vesparax, von dem 74% der Verordnungen auf die Altersgruppe der über 60 jährigen entfallen. Bedenklich ist, daß ge-

Tabelle 2. Liste der 10 am häufigsten verordneten Schlafmittel nach GKV-Index [1]

Arzneimittel	Inhaltsstoffe	Dosis (mg)	Verordnungen (Mio.)
Dalmadrom	Flurazepam	(30)	1,9
Mogadan	Nitrazepam	(5)	1,6
Vesparax	Secobarbital	(150)	1,5
	Brallobarbital	(50)	
	Entodroxin	(30)	
Rohypnol	Flunitrazepam	(2)	1,2
Staurodorm	Methaqualon	(250)	1,1
	Carbromal	(300)	
	Benactyzin	(0,3)	
Norkotral	Pentobarbital	(100)	1,0
	Promazin	(25)	
Baldrian Dis.	Extr. Val.		0,7
Sedovegan	Phenobarbital	(25)	0,5
	Chinin, Chinidin		
	Cinchonin ...		
Speda	Vinylbital	(150)	0,4
Medinox	Secobarbital	(150)	0,4
	Cyclobarbital	(50)	

rade die hochdosierten barbiturathaltigen Schlafmittel die Liste der am häufigsten verbrauchten Schlafmittel des Barbiturattyps anführen (Tabelle 2). Der hohe Verbrauch dieser therapeutisch nicht sinnvollen Kombinationsarzneimittel wie Vesparax, Staurodorm, Norkotral, Sedovegan und Medinox weist darauf hin, daß diese Kombination hinsichtlich der „Beliebtheit" ein besonderes Risiko darstellen, hinter dem sich eine besondere Abhängigkeitsgefährdung verbergen kann. Dementsprechend sind auch die Hinweise auf die Bevorzugung von etwa Vesparax oder Medinox in der Drogenszene zu werten.

Analgetika
Zu Lasten der gesetzlichen Krankenkassen wurden in dem Indikationsgebiet Analgetika/Antirheumatika im Jahre 1981 106 Mio. Verordnungen getätigt [1]. Davon entfielen auf Analgetika 49% (52 Mio. Verordnungen), entsprechend ungefähr 50 Tagesdosen pro 1 000 Einwohner und Tag. Betrachtet man jedoch diese Analgetikaverordnungen genauer, dann entfallen 42 Mio. auf Kombinationen mit zentral wirksamen Substanzen und nur rund 10 Mio. (20%) auf Analgetika ohne zentral wirksame Substanzen. Dies zeigt sich auch in der Liste der marktführenden Analgetika (Tabelle 3). Dabei sind nur zwei Arzneimittel (Novalgin, ben-u-ron) frei von zentral wirksamen „Verunreinigungen". Immer wieder findet sich bei den marktführenden Kombinationen als zentral wirksame Substanz Kodein (Gelonida, Spasmo-Cibalgin Comp., Dolviran, Dolomo, Contraneural, Treupel), allerdings in Dosierungen, die keinen Beitrag zur analgetischen Wirkung der kleinen Analgetika leisten können, da bekanntlich ein signifikanter analgetischer Effekt der Kombination von kleinen Analgetika und Kodein erst ab Dosen von mehr als 30 mg Kodein nachweisbar ist. Die Beliebtheit kodeinhaltiger Kombinationsarzneimittel mit Unterdosierung des Kodeinanteils im Markt kann aber als Hinweis darauf verstanden werden, daß diese geringen Dosen von Kodein ausreichen, um über einen Abhängigkeitsmechanismus Dauergebrauch zu induzieren. Dem entspricht die Tatsache, daß etwa bei Spasmo-Cibalgin Comp. oder Dolviran klinisch häufig Mißbrauch festgestellt wird, wobei es möglich ist, daß die Kombination von Kodein mit einem Barbiturat ein besonderes Risiko darstellt. Die Altersaufschlüsse-

Tabelle 3. Liste der 10 marktführenden Analgetika gemäß GKV-Arzneimittelindex 1981 [1]. Arzneimittel mit zentralwirksamen Inhaltsstoffen in Schrägschrift

Arzneimittel	Inhaltsstoffe	Verordnungen (Mio.)
Novalgin	Metamizol	4,9
Gelonida	*Kodein,* ASS, Phenacetin	4,6
Spasmo-Cibalgin Comp.	*Kodein, Allobarbital,* Propyphenazon, Drofenin	3,1
ben-u-ron	Paracetamol	2,9
Dolviran	*Kodein, Phenobarbital,* ASS, Phenacetin, *Koffein*	2,8
Optalidon	*Butalbital,* Propyphenazon, *Koffein*	2,6
Thomapyrin N	ASS, Paracetamol, *Koffein*	2,1
Dolomo	*Kodein (Pentobarbital) (Cyclobarbital),* ASS, Phenacetin *(Koffein)*	1,7
Contraneural	*Kodein,* ASS, Phenacetin	1,5
Treupel	*Kodein,* ASS, Phenacetin	1,5

lung des Verbrauchs zeigt, daß der Anteil des Verbrauchs in der Altersgruppe zwischen 30 und 60 Jahren höher liegt als bei Benzodiazepintranquilizern und Schlafmitteln. Dies gilt insbesondere für solche Substanzen wie Spasmo-Cibalgin Comp., das besonders häufig im Zusammenhang mit abhängigem Mißbrauch berichtet wird (Tabelle 4).

Die Tatsache, daß 80% des Analgetikaverbrauchs Kombinationen mit zentral wirksamen Substanzen betrifft, muß hinsichtlich der bekannten Mechanismen der Abhängigkeitsbildung bei diesen Kombinationen infolge des zentral wirksamen Bestandteils bedenklich stimmen. Da in den vorliegenden Kombinationen die zentral wirksamen Bestandteile wie Barbiturate eher die Wirkung des kleinen Analgetikums abschwächen, läßt sich eine rationelle Begründung für derartige Kombinationen nicht finden. Dieses gilt auch für die in Tabelle 3 genannten kodeinhaltigen Arzneimittel, da der Kodeinanteil für einen additiven analgetischen Effekt fehldosiert ist.

Tabelle 4. Prozentuale Verteilung der Verordnungen von Analgetika und Appetitzüglern nach dem GKV-Arzneimittelindex [1]. Die Verordnungen der Gesamtgruppe Analgetika und Appetitzüglern wird mit der Verordnung des typischen Vertreters Spasmo-Cibalgin verglichen

Alter	Analgetika	Spasmo-Cibalgin comp.	Appetitzügler
0–15	8,5	< 1	2,4
15–30	9,8	7,8	12,2
30–45	15,8	22,2	33,5
45–60	22,5	32,0	31,1
> 60	36,2	38,0	16,5

Psychostimulanzien

Angaben zum Verbrauch von Appetitzüglern sind aus dem GKV-Arzneimittelindex nur indirekt zu entnehmen, da die Verordnung dieser Arzneimittelgruppe nicht zu Lasten der gesetzlichen Krankenkassen erfolgen kann. Darüber hinaus betrifft die ärztliche Verordnung in diesem Indikationsbereich nur ungefähr 5% des Gesamtmarkts. Dieser dürfte sich in der Größenordnung von 200 Mio. Tagesdosen pro Jahr bewegen. Andere Psychostimulanzien haben mit rund 5 Mio. Tagesdosen pro Jahr eine geringere Bedeutung. Marktführend ist dabei Ephedrin mit 2,5 Mio. Tagesdosen, gefolgt von Fenetyllin (Captagon) mit 0,8 Mio. Tagesdosen. Diese beiden Substanzen werden auch überwiegend im klinischen Bereich bei Fragen des abhängigen Mißbrauchs genannt. Unter den Psychostimulanzien ist auffällig, daß eine Kombination zwischen amphetaminartiger zentral stimulierender Substanz und Barbiturat (Metrotonin) mit 1 Mio. Tagesdosen pro Jahr auffällig häufig verordnet wird. Dieses kann als Hinweis auf die besondere Abhängigkeitsgefahr der Kombinationen von zentral stimulierenden und zentral dämpfenden Substanzen gewertet werden.

Möglichkeiten zur Eingrenzung des Risikos der Arzneimittelabhängigkeit

Die Analyse des Arzneimittelverbrauchs zeigt, daß je nach der Indikationsgruppe unterschiedliche Wege zur Bekämpfung von Arzneimittelabhängigkeit beschritten werden müssen. Prinzipiell gibt es dafür drei Ansatzpunkte:

1. Beeinflussung der Verfügbarkeit abhängigkeitserzeugender Arzneimittel

Im Rahmen von behördlichen Maßnahmen können aufgrund des Arzneimittelgesetzes und des Betäubungsmittelgesetzes die Verfügbarkeit von Arzneimitteln beeinflußt werden:

- Unterstellung unter die Betäubungsmittelverordnung als stärkste Einschränkung
- Unterstellung unter die Rezeptpflicht zur Gewährleistung ärztlicher Überwachung
- Unterstellung unter die Apothekenpflicht
- Frei verkäufliche Arzneimittel.

Die Vergangenheit hat gezeigt, daß diese administrativen Maßnahmen geeignet sein können, Mißbrauch und Abhängigkeit von Arzneimitteln zu beeinflussen. Dies zeigt sich am Beispiel der Schlafmittel, bei denen sich nach Unterstellung der Barbiturate und barbituratähnlicher Substanzen unter die Rezeptpflicht das Schwergewicht des abhängigen Mißbrauchs auf die Bromcarbamide verschob. Nachdem es gelungen war, diese Arzneimittelgruppe gegen den Widerstand der Industrie der Verschreibungspflicht zu unterstellen und nachdem das gleiche für den höchst gefährlichen Ersatzstoff Diäthylpentenamid durchgeführt wurde, hat das Abhängigkeitsproblem von Schlafmitteln im nicht durch ärztliche Verordnung oder illegalen Markt beeinflußten Bereich sichtbar abgenommen, da die heute noch frei verfügbaren Schlafmittel auf der Basis der Antihistaminika anscheinend kein hohes Mißbrauchspotential besitzen. Es wäre deshalb sehr zu begrüßen, wenn ein gleiches Vorgehen in Hinblick auf die zentral erregenden Substanzen wie Ephedrin, Phenylpropanolamin/D-Norpseudoephedrin u. a. durchgeführt würde, da trotz der nicht zu verkennenden verantwortlichen Haltung der Apothekerschaft bei diesen apothekenpflichtigen Substanzen keine dem Abhängigkeitsrisiko adäquate Kontrolle gewährleistet ist. Dieses gilt um so mehr, als diese Substanzen nicht nur die Gefahr der Abhängigkeit, sondern auch schwerwiegende gesundheitliche Risiken im Sinne von Bluthochdruck und von zerebralen Hämorrhagien sowie schweren psychischen Veränderungen beinhalten. Diesen hohen Risiken steht bei den beanspruchten Indikationen kein adäquater therapeutischer Nutzen gegenüber, insbesondere nicht bei der Anwendung als Appetitzügler.

2. Beeinflussung der Verbreitung abhängigkeitserzeugender Arzneimittel

Von den abhängigkeitserzeugenden Arzneimittelgruppen haben Benzodiazepine und Opioide durchaus einen therapeutischen Stellenwert bei Indikationen wie akute Angst- und Spannungszustände oder schwere Schmerzzustände. Für Barbiturate und verwandte Stoffe sowie für zentral erregende Stoffe lassen sich dagegen nur wenige unstrittige Indikationsgebiete (z. B. zerebrale Krampfanfälle bei Barbituraten, Narkolepsie bei zentral erregenden Stoffen) anführen. Eine entscheidende Einschränkung des Gebrauchs dieser abhängigkeitserzeugenden Stoffgruppen wäre erreicht, wenn die Anwendung auf die unstrittigen Indikationsgebiete begrenzt würde. Diese Forderung ist auf dem Arzneimittelmarkt der Bundesrepublik Deutschland noch nicht einmal in Ansätzen realisiert:

– Benzodiazepine finden sich in Kombinationen mit Antidepressiva (z. B. Limbatril, Psyton). Da Erkrankungen des depressiven Formenkreises eine Langzeitbehandlung mit Antidepressiva erfordern, bedingt die Anwendung der fixen Kombination in der Regel Benzodiazepinabhängigkeit. Das erklärt wahrscheinlich, daß Limbatril mit 2,6 Mio. Verordnungen pro Jahr (ca. 57 Mio. Tagesdosen) den Verbrauch von Antidepressiva mit weitem Abstand vor Saroten (0,7 Mio. Verordnungen; ca. 15 Mio. Tagesdosen) oder Alival (0,6 Mio. Verordnungen pro Jahr oder 13 Mio. Tagesdosen) anführt [3]. Dem entspricht auch, daß Benzodiazepinabhängigkeiten bei Limbatril etwa in der Häufigkeit beobachtet werden, die seinem Anteil am Benzodiazepinmarkt entspricht (W. Keup, W. Poser, persönliche Mitteilung).

Aber auch in anderen Indikationsgebieten werden Benzodiazepine als Kombinationspartner verwendet, so z. B. in Kombination mit sog. Koronartherapeutika von zweifelhafter Wirksamkeit: Persumbran stellt mit 2,2 Mio. Verordnungen pro Jahr ein besonderes Risiko dar, da infolge der bei koronarer Herzkrankheit indizierten Dauerbehandlung der Benzodiazepinanteil den Patienten in die

Benzodiazepinabhängigkeit bringt. Das gleiche gilt für benzodia-zepinhaltige Magen-Darm-Mittel wie Librax oder Praxiten Sp u. a.

– Barbiturate und verwandte Substanzen finden sich ebenfalls in Arzneimitteln für Indikationsgruppen, für die Barbiturate entwe-der keinen Beitrag zur Wirksamkeit leisten oder sogar die Wirk-samkeit indizierter Substanzen abschwächen, z. B. in Koronarthe-rapeutika (Sedapersantin, Isoptin S, Myocardon u. a.), in Magen-Darm-Mitteln (z. B. Ulcumel u. a.), in Grippemitteln, Hustenmit-teln, Antiasthmatika u. a. Ganz besonders bedenklich ist die weite Verbreitung von Barbituraten in Schmerzmitteln (Tabelle 3), in de-nen sie die Wirksamkeit der Analgetika abschwächen können. Die Funktion ist dabei die Abhängigkeitserzeugung, denn Schmerzmit-telabhängigkeit wird ausschließlich bei derartigen Kombinations-arzneimitteln beobachtet. Besonders bedenklich dabei ist die Tat-sache, daß 5 der 10 führenden Analgetika in der Bundesrepublik Deutschland noch Phenacetin enthalten. Die barbituratinduzierte Schmerzmittelabhängigkeit bewirkt so mit hoher Wahrscheinlich-keit die Dauerzufuhr von Phenacetin. Dies mag erklären, daß in der Bundesrepublik Deutschland noch immer ca. 20% der termi-nalen dialysepflichtigen Niereninsuffizienzen durch Phenacetin be-dingt sind, während diese Erkrankung in Ländern wie Kanada und Schweden, in denen derartige Kombinationsarzneimittel keine Rolle mehr spielen, fast nicht mehr nachweisbar ist.

– Zentral erregende Substanzen finden sich in der Bundesrepublik Deutschland in einer Vielzahl von Arzneimitteln zur Behandlung von Grippe, Husten, Schnupfen, Asthma bronchiale, Schmerzen u. a. Für diese Indikationen bleibt in der überwiegenden Zahl der Kombinationsarzneimittel der therapeutische Nutzen fraglich. Aufgrund der Abhängigkeitsentwicklung wird jedoch der Dauer-gebrauch programmiert, so daß bei fehlendem oder fraglichem Nutzen ein Risiko existiert.

– Opioide einschließlich Kodein finden sich in einer Vielzahl von Kombinationsarzneimitteln zur Behandlung von Grippe, Husten, Fieber, und Schmerzzuständen. Dabei ist in der Regel die Dosis von Kodein so niedrig, daß ein Beitrag zur analgetischen Wirkung in Schmerzmitteln nicht zu erwarten ist. Jedoch zeigt der bevorzug-te Mißbrauch solcher Kombination (z. B. Spasmo-Cibalgin

Comp., Dolviran, Dolomo u.a.), daß die niedrigen Kodeindosen den Abhängigenmißbrauch konditionieren.

Die Bundesrepublik Deutschland nimmt mit Sicherheit eine Sonderstellung hinsichtlich der Existenz abstruser Kombinationsarzneimittel im Vergleich zu anderen Industrieländern ein. Diese Kombinationen bedingen eine Verbreitung von Arzneimittelabhängigkeiten in Indikationsbereichen, in denen normalerweise iatrogen ausgelöste Abhängigkeitsentwicklungen nicht zu beobachten sind, da die bei den Indikationen als wirksam bekannten Arzneimittel nicht abhängigkeitserzeugend wirken. Es wäre ein entscheidender Beitrag zur Arzneimittelsicherheit und zur Prävention von Arzneimittelabhängigkeit, wenn für die abhängigkeitserzeugenden Arzneimittelgruppen wie Benzodiazepine, Barbiturate, zentral erregend wirksame Substanzen oder Opioide ein Verbot der Anwendung in Kombinationen durchsetzbar wäre. Dies würde dann der Praxis entsprechen, die z.B. von der amerikanischen Gesundheitsbehörde schon lange Zeit durchgeführt wird und die von zahlreichen wissenschaftlichen Gremien, z.B. vom Commitee of the Review of Medicines der englischen Gesundheitsbehörde in Form von Richtlinien (z.B. Benzodiazipine, Barbiturate u.a.) durchgesetzt wird. Ein solches Kombinationsverbot, für das nur wenige begründete Ausnahmen zulässig sein könnten, hätte einen doppelten Nutzen:

a) Vermeidung von Arzneimittelabhängigkeit in Indikationsgebieten, in denen sonst substanzabhängige Abhängigkeitsentwicklungen nicht zu erwarten sind (kleine Analgetika, Koronarmittel, Magen-Darm-Mittel, Grippemittel u.a.)

b) Verminderung der Gefahr von toxischen Wirkungen infolge Dauergebrauchs, der durch abhängigkeitserzeugende Komponente ausgelöst wird (z.B. Phenacetinniere).

Das Kombinationsverbot für die genannten Arzneimittelgruppen bedingt keine Einschränkung im therapeutischen Nutzen, da in der Regel die Substanzgruppen keinen therapeutischen Nutzen bei den Indikationen besitzen, in denen sie als Kombinationspartner verwendet werden. Das Ergebnis wäre eine beträchtliche Verminderung der Kontamination der Bevölkerung mit abhängigkeitserzeugenden Arzneistoffen und damit eine Reduzierung der Gefahr der Arzneimittelabhängigkeit. Deshalb ist die Forderung nach dem Kombinationsverbot Ausdruck des Bemühens um Einschränkung des Abhängigkeitsrisikos bei Arzneimitteln, nicht Ausdruck eines „Purismus", so wie es abqualifizierend von der pharmazeutischen Industrie und unkritischen Vertretern der Medizin geäußert wird. Darüber hinaus kann festgestellt werden, daß diese Gesichtspunkte in anderen Industrieländern (z. B. Norwegen, Schweden, Dänemark, Kanada, Großbritannien, Australien, Neuseeland, USA) bereits weitgehend Realität der Zulassungsentscheidungen sind.

3. Verbesserung der Information über das Abhängigkeitsrisiko

Da die derzeitigen Verhaltensweisen von pharmazeutischen Unternehmern und Aufsichtsbehörden keinen Anlaß zu der Hoffnung bieten, daß die Verbreitung und Verfügbarkeit von abhängigkeitserzeugenden Arzneimitteln auf die Indikationsgebiete beschränkt wird, bei denen ihr Nutzen nachgewiesen ist, ergibt sich die Notwendigkeit, andere Ansätze zur Risikoeingrenzung zu intensivieren:
– Verbesserung der Information:
Die bisherigen Packungsbeilagen weisen auf das Abhängigkeitsrisiko bei den genannten Stoffgruppen, wenn überhaupt, nur spärlich und in verniedlichender Form (z. B. „Absetzphänomene") hin. Klare Abhängigkeitswarnhinweise könnten zumindest die Gefahr reduzieren, daß ein Patient uninformiert durch Dauergebrauch in die Arzneimittelabhängigkeit gerät. Die verbesserte Information in Form von Warnhinweisen ist dabei sowohl an den Arzt wie an den Patienten zu richten, denn auch in den Fachinformationen für die Ärzte wird das Thema Abhängigkeitserzeugung bei den genannten Stoffgruppen in einer Form angesprochen, die dem Risiko nicht adäquat ist.
– Die Etablierung von Richtlinien zur Verordnung von abhängigkeitserzeugenden Substanzen durch die Ärzteschaft könnte die Gefahr der medikamentenbedingten Abhängigkeit reduzieren, wenn diese Richtlinien folgende Gesichtspunkte berücksichtigen:
– Keine Verordnung von therapeutisch nicht sinnvollen oder unsinnigen Kombinationen mit psychoaktiven Substanzen in Indikationsgebieten, in denen ein Nutzen nicht belegt ist.
– Zeitliche Begrenzung der Anwendung jedes abhängigkeitserzeugenden Arzneimittels, da infolge der Toleranzentwicklung der

initiale therapeutische Effekt etwa zur Bekämpfung von Angstzuständen oder zur Induktion von Schlaf verlorengeht.

– Verzicht auf routinemäßige Anwendung, die unter dem Schlagwort „Abschirmung des Patienten" insbesondere im Krankenhaus, aber auch in der Praxis zur verbrauchsfördernden Routine geworden sind.

– Aufklärung des Patienten über die Entzugszeichen und Entwöhnungshilfen, wenn aus ärztlichen Gründen eine längerfristige Verordnung abhängigkeitserzeugender Arzneimittel notwendig war.

Zusammenfassung

Das Risiko der Abhängigkeit ist bei den Arzneimittelgruppen Benzodiazepine und andere Tranquilizer, Barbiturate und verwandte Substanzen, zentral erregende Substanzen und Opioide gegeben. Der Mechanismus der Abhängigkeitserzeugung durch Toleranzentwicklung und Entzugssyndrom wird dargestellt und hinsichtlich der Entwicklungsprognose als „stabile" Abhängigkeit und der Gefahr der Polytoxikomanie bewertet. Anhand der Verbrauchszahlen wird die Kontamination der Bevölkerung mit abhängigkeitserzeugenden Arzneimitteln abgeschätzt.

Möglichkeiten der Risikoeinschränkung bei der Abhängigkeitsgefahr werden erläutert in Hinblick auf *Verfügbarkeit, Verbreitung* und *Verordnung* von Arzneimitteln, die abhängigkeitserzeugende Inhaltsstoffe enthalten. Die Verfügbarkeit läßt sich durch administrative Maßnahmen wie Apothekenpflicht, Rezeptpflicht oder Betäubungsmittelverordnung beeinflussen. Die Verbreitung abhängigkeitserzeugender Stoffe läßt sich durch ein Verbot von fixen Kombinationen, die abhängigkeitserzeugende Stoffe enthalten, beeinflussen. Durch Information des Patienten und der Ärzte über das Abhängigkeitsrisiko kann die Bedeutung der Abhängigkeitsgefahr transparent gemacht werden. Zusätzlich kann im ärztlichen Bereich dadurch das Verordnungsverhalten beeinflußt werden.

Literatur

1. GKV-Arzneimittelindex (1982) Die führenden 500 Arzneimittel nach Verordnungshäufigkeit, Bundesrepublik Deutschland, Januar–September 1981. Wissenschaftliches Institut der Ortskrankenkassen, Bonn

2. Greiser E (1983) Bewertender Arzneimittelindex: Hypnotika, Sedativa und Psychopharmaka, Bd 2. Medpharm-Verlag, Wiesbaden
3. Schwabe U (1983) Pharmakologisch-therapeutische Analyse der kassenärztlichen Arzneiverordnung in der Bundesrepublik Deutschland: I. Verordnungsvolumen von 500 führenden Arzneimitteln nach definierten Tagesdosen im Jahre 1981. GKV-Arzneimittelindex. Wissenschaftliches Institut der Ortskrankenkassen, Bonn

19 Mechanismen der Abhängigkeit von Analgetika-Kombinationspräparaten

R. Wörz

Bei Patienten mit chronisch-rezidivierenden oder persistierenden Schmerzsyndromen treten zwei Arten von Analgetika-Abhängigkeit auf, zum einen vom Morphintyp, zum anderen von Kombinationspräparaten. Psychotrope Zusatzsubstanzen (Barbiturate und/oder Koffein) erwiesen sich als gemeinsame Nenner jener opiatfreien Analgetika bzw. mutterkornalkaloidhaltigen Kombinationen, welche zu Abhängigkeit geführt hatten [5, 7]. Im eigenen Krankengut von insgesamt über 300 abhängigen Schmerzpatienten wurde bisher kein Fall einer Abhängigkeit von antipyretischen Monosubstanzen beobachtet.

Bei der weit überwiegenden Mehrzahl unserer Kranken entwickelt sich dieses Problem sekundär zu einer Schmerzkrankheit. Dabei stellen Patienten mit chronischen Kopfschmerzen die größte Gruppe dar. In einem nervenärztlichen Krankengut (Tabelle 1) waren 64 von 80 Patienten (= 80%) Kopfschmerzpatienten. In einer 1981 im Mainzer Schmerzzentrum untersuchten Serie (Tabelle 2) waren es 60 von 80 konsekutiven Patienten (75%). Bei den beiden Gruppen nahmen 78 von 80 Patienten barbiturathaltige Kombinationspräparate, die übrigen 2 koffeinhaltige Schmerzmittel im Übermaß.

Zusammensetzung abhängigkeitsinduzierender Präparate

Die am häufigsten genannten Medikamente (Tabelle 1 und 2) enthalten neben den eigentlich wirksamen Substanzen, Allobarbital oder Amobarbital oder Butalbital. Die Plasmahalbwertszeit dieser Stoffe liegt bei 17 h-Schwankungen: 12–24 h, diejenige von Phenobarbital bei 80 h-Schwankungen: 28–144 h [2]. Bei täglicher Zufuhr von nur 1 Tbl. oder nur 1 Supp. kommt es demnach zu einer Dauerstimulation der Rezeptoren; da die Wirkhalbwertszeit durch Rückverteilungs- und Umverteilungsprozesse erheblich unter der

Tabelle 1. Analgetika-Abhängigkeit; Zusammensetzung der meistgenannten Präparate eines nervenärztlichen Krankenguts (BKH Günzburg). *C.* Cafergot PB; *D.* Dolviran; *O.* Optalidon spezial; *S.-C.* Spasmo-Cibalgin

Patientenzahl	10	8	6	6
Substanz (mg)	C. Supp.	D. Tbl.	O. Drg.	S.-C. Supp.
Azetylsalizylsäure	–	200	–	–
Phenacetin	–	200	–	–
Propyphenazon	–	–	125	–
Aminophenazon	–	–	–	500
Drofenin	–	–	–	50
Kodein	–	10	–	40
Ergotamin	2	–	–	–
Dihydroergotamin	–	–	0,5	–
Belladonnaalkaloide	0,25	–	–	–
Koffein	100	50	40	–
Barbiturat	100	25	50	60

Tabelle 2. Analgetika-Abhängigkeit; Zusammensetzung und Häufigkeit dieser Präparate (Schmerzzentrum Mainz). *C.* Cafergot PB; *D.* Dolviran; *O.* Optalidon spezial; *S.-C.* Spasmo-Cibalgin

Patientenzahl	10	3	7	8
Substanz (mg)	C. Supp.	D. Tbl.	O. Supp.	S.-C. Supp.
Azetylsalizylsäure	–	200	–	–
Phenacetin	–	200	–	–
Propyphenazon	–	–	375	500
Drofenin	–	–	–	50
Kodein	–	10	–	40
Ergotamin	2	–	–	–
Dihydroergotamin	–	–	1,5	–
Belladonnaalkaloide	0,25	–	–	–
Koffein	100	50	120	–
Barbiturat	100	25	150	60

Plasmahalbwertszeit liegt [3], erfolgt diese ständige, Abhängigkeit und Toleranz fördernde Einwirkung die meiste Zeit unbemerkt.

Tendenz zu prophylaktischer Anwendung

Die Gründe für die Chronifizierung von Schmerzsyndromen sind weitgehend unerforscht. Da Schmerz als subjektives Erlebnis nicht direkt objektiviert werden kann, nahm diese Studie ihren Ausgang von den verbalen Äußerungen chronischer Kopfschmerzpatienten. Wiederholt gaben Kopfschmerzpatienten bei der Exploration an, daß die von ihnen verwendeten Medikamente zur Migräneverhütung nur zu Beginn einer Attacke wirksam seien. Deshalb würden sie ihre Mittel zur Anfallskupierung bei geringen Anzeichen eines sich entwickelnden Anfalls einnehmen. Manche fügten hinzu, daß diese Arzneimittel wirkungslos seien, wenn sie nachts durch einen bereits eingetretenen Migräneschmerz geweckt würden; dies sei durch tägliche prophylaktische Anwendung vor dem Schlafengehen möglich.

Um eine Vorstellung über Bedeutung und Häufigkeit dieses Aspekts zu bekommen, wurden 25 konsekutive Patienten mit chronifizierter Migräne, d. h. einem Dauerkopfschmerz bei primärer Migräne und sekundärer Medikamentenabhängigkeit befragt. Es handelte sich um 5 männliche und 20 weibliche Patienten im Alter von 17–60 Jahren (Median: 43 Jahre). Zwei Patienten berichteten, daß zu keinem Zeitpunkt der Migräneattacke eine Besserung möglich sei, 1 Patientin äußerte, daß ihr Kombinationspräparat zu jedem Zeitpunkt der Migräneattacke wirksam sei. 22 Patienten gaben an, daß ihre Medikamente zur Migränekupierung nur bei frühzeitiger Anwendung einen Anfall kupieren würden, später nicht mehr. Dieser Mechanismus fördert demnach die prophylaktische Anwendung.

Schmerzaggravation in der Entzugsphase

Im Rahmen der Entzugstherapie von Patienten mit Abusus phenacetinhaltiger Präparate wurde mehrfach ein Rückgang der Schmerzintensität durch den Entzug beschrieben [1]. Auch bei Patienten, die phenacetinfreie Präparate regelmäßig eingenommen hatten, haben wir analoge Beobachtungen gemacht [6, 7]. Diese Feststellungen wurden auch bei Kranken mit anderen Schmerzzuständen getroffen – bei Kriegsopfern mit multiplen Schmerzzuständen nach Mehrfachverwundung, bei Patienten mit Stumpf-, Kreuz-, Rücken- und Gesichtsschmerz. Dabei wurde auch beobachtet, daß zu Beginn der Entzugstherapie eine typische Exazerbation der Schmerzintensität eintritt [6, 7].

Dieses Phänomen wurde systematisch untersucht: Bei 20 Patienten mit chronifiziertem Spannungskopfschmerz wurde der Verlauf der Schmerzintensität im Rahmen der stationären Entzugstherapie verfolgt. Die Patienten schätzten jeweils die durchschnittliche Schmerzintensität des Vortags mit Hilfe einer visuellen Analogskala ein. Dabei wurde eine 100 mm lange horizontale Strecke mit den Grenzwerten 0 (= schmerzfrei) und 100 (= virtuell schlimmster Schmerz, der nach 1–2 min Dauer zum Suizid führen würde) nach der Definition von Sternbach et al. [4] verwendet.

Es handelte sich um 8 männliche und 12 weibliche Patienten im Alter von 30–65 Jahren (Median: 47 Jahre). Sie litten 6 Monate bis

Tabelle 3. Dauer der Analgetika-Abhängigkeit (chronifizierter Spannungskopfschmerz)

Patient			Dauer	Tägliche Medikamenteneinnahme
1) E. E.	65 J.	m.	15 J.	Seit 8 J. 1–4 Supp. C.
2) E. E.	65 J.	m.	4 J.	3 T. E.
3) M. R.	44 J.	w.	3 J.	7 Drg. O. sp.
4) H. R.	46 J.	m.	10 J.	6 T. E.
5) I. H.	43 J.	w.	6 J.	Seit 6 Mon. 3 Supp. E.
6) B. K.	47 J.	m.	7 J.	8–10 T. D., 6 Mon. 1 Supp. O. zusätzlich
7) S. M.	35 J.	w.	8 J.	2 Supp. C.
8) F. V.	47 J.	m.	15 J.	6–8 T. M., 4 T. E.
9) K. N.	53 J.	m.	30 J.	8 T. V.
10) I. N.	48 J.	w.	20 J.	Seit 4 J. 3–6 Supp. E.
11) R. B.	31 J.	m.	10 J.	10 T. T., 1 J. 1 Supp. S. zusätzlich
12) M. M.	52 J.	w.	10 J.	3 Supp. C., 5–10 T. E.
13) C. H.	30 J.	w.	4 J.	2–3 Supp. M.
14) P. U.	57 J.	m.	2 J.	10–12 T. E.
15) A. K.	56 J.	w.	20 J.	6 Drg. M.
16) R. M.	45 J.	w.	7 J.	Seit 3 J. 3 K. E.
17) G. W.	46 J.	w.	3 J.	2–3 Supp. O.
18) I. S.	53 J.	w.	6 J.	2 Supp. D.
19) J. W.	45 J.	m.	2 J.	8–9 Supp. E.
20) H. S.	62 J.	w.	1 J.	2 Supp. E.

30 Jahre (Median: 9,5 Jahre) unter täglich auftretendem Spannungskopfschmerz, welcher durch regelmäßige Applikation von Analgetika-Kombinationspräparaten (5 Pat.) bzw. mutterkornalkaloidhaltigen Kombinationspräparaten zur Kupierung von Migräneanfällen (15 Pat.) kompliziert waren. Die Patienten schätzten, daß sie 1–30 Jahre lang (Median: 7 Jahre) täglich solche Arzneimittel nahmen (Tabelle 3).

Alter und Geschlecht der Patienten sowie Dauer der Medikamentenabhängigkeit gehen aus Tabelle 3 hervor. Abbildung 1 zeigt die mittlere Schmerzintensität ± 1 SD bei diesen 20 Patienten. Bemerkenswert ist der typische Anstieg der mittleren Schmerzintensität am 2. Tag der Entzugsbehandlung. Dies entspricht in den meisten Fällen der Auslösung einer Migräneattacke, subjektiv der Entwicklung unerträglichen Schmerzes.

In Tabelle 4 sind Mittelwerte (arithmetisches Mittel, Median) und Signifikanzen der Schmerzintensitäten im Vergleich zum Aufnahmetag (Tag 1, an dem die eingenommenen Präparate abgesetzt wurden) aufgelistet. Am 2. Tag, dem Häufigkeitsgipfel der Ver-

Tabelle 4. Verlauf der Schmerzintensitäten (Spannungskopfschmerz)

	TG 1	TG 2	TG 3	TG 4	TG 5	TG 6	TG 7
Anzahl	20	20	20	20	20	20	20
Mittelwert	48,85	76,00	69,60	51,45	46,05	43,70	47,90
Median	53,00	90,00	76,50	53,00	36,50	43,50	44,50
Minimum	9,00	16,00	4,00	,00	6,00	15,00	,00
Maximum	82,00	99,00	99,00	99,00	97,00	82,00	97,00
Sem	4,59	5,69	5,89	7,30	7,02	5,45	6,20
Signifikanz		*	–	–	–	–	–

	TG 8	TG 9	TG 10	TG 11	TG 12	TG 13	TG 14
Anzahl	20	20	20	20	20	20	20
Mittelwert	38,55	32,95	35,90	29,05	22,30	26,80	26,95
Median	38,00	31,50	37,00	20,50	18,00	18,50	17,50
Minimum	2,00	,00	,00	,00	,00	,00	,00
Maximum	81,00	86,00	76,00	93,00	86,00	96,00	83,00
Sem	5,78	5,66	5,48	6,15	4,78	6,36	5,64
Signifikanz	–	–	–	–	*	*	*

Wilcoxon-Test: Irrtumswahrscheinlichkeit 0,01

laufskurve, sind die Schmerzintensitäten signifikant (p < 0,01) höher als zuvor. An den Tagen 12, 13 und 14 liegen sie zwar prüfstatistisch unter dem Aufnahmewert, doch kamen zu diesem Zeitpunkt in allen Fällen andere schmerztherapeutische Maßnahmen zur Anwendung (therapeutische Lokalanästhesien, isometrische Übungen, Entspannungsverfahren, medikamentöse Neueinstellung). Die signifikante Verringerung der Schmerzintensität zu diesem Zeitpunkt kann deshalb nicht als alleiniges Ergebnis der Entzugstherapie aufgefaßt werden.

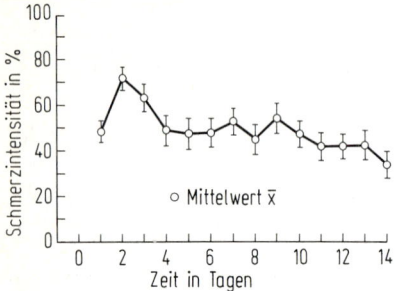

Abb. 1. Mittlere Schmerzintensität ($x \pm SD$, $n = 20$)

Abbildung 1 läßt einen typischen Anstieg der mittleren Schmerzintensität nach Absetzen der regelmäßig verwendeten Arzneimittelkombinationen erkennen (p < 0,01). Die mittlere Schmerzintensität liegt an den Tagen 12, 13 und 14 zwar unterhalb des Ausgangsniveaus, doch kamen zu diesem Zeitpunkt in allen Fällen weitere therapeutische Maßnahmen zur Anwendung. Klar ersichtlich ist jedoch die Schmerzaggravation in der Entzugsphase. Sie entspricht den Aussagen jener Patienten, welche angaben, daß nach Absetzen der gewohnten Medikamente unerträglicher Schmerz auftrete, welcher sie zur erneuten Medikamenteneinnahme zwinge.

Weiterhin ist hinzuzufügen, daß zur Abmilderung der Entzugserscheinungen routinemäßig dihydrierte Ergotaminalkaloide und Diazepam verabreicht wurden, bedarfsweise auch Antiemetika sowie therapeutische Lokalanästhesien, so daß die oben dargestellten Verläufe durch medikamentöse Maßnahmen „abgeglättet" sind.

Ohne entsprechende ärztliche Hilfen wären die Intensitätsspitzen nach Absetzen der langfristig eingenommenen Kopfschmerzmittel noch ausgeprägter.

Bei Migränepatienten mit eingetretener Abhängigkeit führt das Absetzen dieser langfristig eingenommenen Kombinationspräparate regelmäßig zu einer Migräneattacke in den ersten Tagen, bei der Mehrzahl unserer Patienten trotz prophylaktischer Verabreichung von Dihydroergotamin am 2. Tag der stationären Behandlung. Zu dieser Migräneprovokation tritt eine allgemeine Schmerzsteigerung im Rahmen der Entzugssymptomatik. Auch bei anderen Schmerzkrankheiten (wie Phantomschmerz, Stumpfschmerz) kann das Absetzen barbiturathaltiger Analgetika zu einer vorübergehenden Schmerzsteigerung im Rahmen des Abstinenzsyndroms führen:

Kasuistik

P. Sch. m., 55 Jahre (Abb. 2). Der Patient erlitt 1944 im Alter von 18 Jahren eine Granatsplitterverwundung, welche die Amputation des linken Oberschenkels erforderlich machte. Darauf folgend bekam er vorwiegend bei Wetterwechsel brennende Attacken von Phantomschmerz im linken Fuß, die sich in den 70er Jahren häuften. Seit 2 Jahren hatte er täglich Phantomschmerz; etwa seit jener Zeit nahm er täglich 3–8 Tabl. Dolviran ein. Nach Absetzen dieses Präparats trat eine vorübergehende Schmerzsteigerung mit nachfolgendem Rückgang der Schmerzintensität ein. Die Entzugssymptomatik wurde vom 1.–8. Behandlungstag durch 3×5 mg Diazepam abgemildert, vor dem Schlafengehen bekam er, ebenfalls 8 Tage lang befristet,

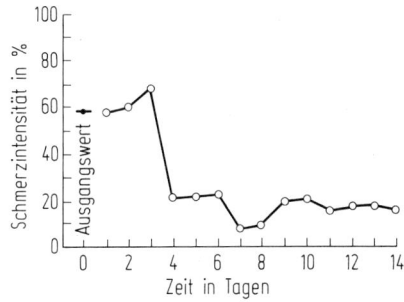

Abb. 2. P. Sch., m., 55 Jahre. Diagnose: Phantomschmerz linker Fuß nach Oberschenkelamputation (1944), Dolviran-Abhängigkeit

2 mg Flunitrazepam (Rohypnol). Das Entzugssyndrom (psychomotorische Unruhe, verstärkte Ein- und Durchschlafstörungen, mittelschlägiger Tremor der Finger und Hyperhidrosis) war nach 8 Tagen abgeklungen.

E. E., m., 65 J. (Abb. 3), berichtete zur Schmerzanamnese, daß er seit 15 Jahren unter anfangs druckartigen Kopfschmerzen leide, die im Bereich von Stirn und Schläfen sowie Nacken auftraten, vorwiegend bei Aufregung und bei Streß in seinem Beruf als Regierungsamtmann. Vor 10 Jahren gingen die Schmerzattacken in einen Dauerschmerz über. Zu Beginn der Erkrankung nahm er verschiedenartige Kombinationspräparate ein, während der letzten 8 Jahre täglich 1–4 Cafergot PB Supp. Nachdem 4 Jahre vor der stationären Aufnahme eine Analgetikanephropathie sowie eine Hypertonie diagnostiziert worden waren, nahm er auf Anraten eines behandelnden Nephrologen keine phenacetinhaltigen Präparate mehr ein, sondern nur noch Cafergot PB Supp.

Bei der körperlichen Untersuchung war eine Blockierung C 5/6 mit einer Spondylarthrose in diesem Bereich festzustellen; die bei uns durchgeführten Laborwerte bestätigten die früher diagnostizierte Niereninsuffizienz bei Analgetika-Nephropathie (Harnstoff: 71 mg-%, Kreatinin: 2,02 mg-%). In psychischer Hinsicht war der Patient bewußtseinsklar, allseitig orientiert, jedoch erhöht reizbar, mißmutig-traurig verstimmt, auf ständiges Schmerzerleiden eingeengt. Nach Absetzen von Cafergot entwickelte sich trotz der Verabreichung von Ergotamintartrat über 2 Wochen hinweg ein Entzugssyndrom mit Schlaflosigkeit, psychomotorischer Unruhe und heftiger Schmerzaggravation. Nach Abklingen des Abstinenzsyndroms bildete

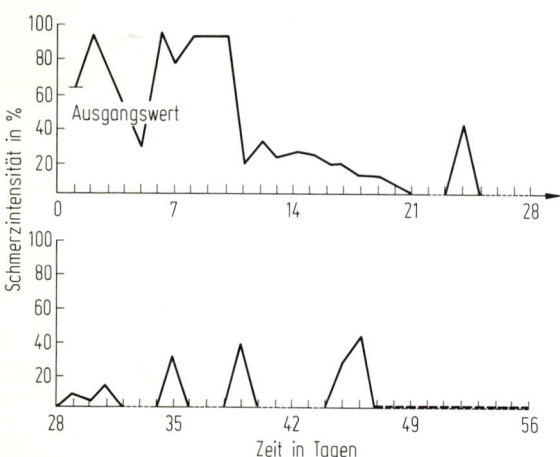

Abb. 3. E. E., m., 65 Jahre. Diagnose: Chronifizierter Spannungskopfschmerz, Cafergot-PB-Abhängigkeit, Analgetika-Nephropathie

sich die Schmerzintensität zunehmend zurück. Gleichzeitig erlernte der Patient das Relaxationsverfahren nach Jacobson und isometrische Halswirbelsäulenübungen. Mit Hilfe der Analgetika-Entzugstherapie, dieser Übungen und auch im Zusammenhang mit der Pensionierung des Patienten, trat bleibende Schmerzfreiheit ein.

Literatur

1. Heyck H (1982) Der Kopfschmerz, 5. Aufl. Thieme, Stuttgart
2. Martindale (1972) The Extra Pharmacopoeia, 26th edn. The Pharmaceutical Press, London
3. Mutschler E (1983) Persönliche Mitteilung
4. Sternbach RA, Murphy RW, Timmermans G, Greenhoot JH, Akeson WH (1974) Measuring the severity of clinical pain. In: Advances in neurology, Vol 4: Pain. Raven Press, New York, pp 281–288
5. Wörz R (1976) Mißbrauch und Abhängigkeit von Analgetika-Mischpräparaten. In: Deutsche Hauptstelle gegen die Suchtgefahren (Hrsg) Medikamente: Verbrauch, Mißbrauch, Abhängigkeit. Hoheneck-Verlag, Hamm, S 66–70
6. Wörz R (1981) Abhängigkeit und Mißbrauch von Analgetika. Z Allgemeinmed 57:1720–1724
7. Wörz R, Lendle R (1980) Schmerz – Psychiatrische Aspekte und psychotherapeutische Behandlung. Fischer, Stuttgart New York

20 Benzodiazepinrezeptoren: Interaktion von Agonisten und Antagonisten zur Auslösung von Entzugssymptomen

H. Möhler, R. Cumin, E. P. Bonetti, R. Scherschlicht
und W. Haefely

Auf dem Gebiet der Benzodiazepine wurden in den letzten Jahren neue Konzepte zum Wirkungsmechanismus entwickelt. Insbesondere die Entwicklung von Benzodiazepinantagonisten hat neue Möglichkeiten der experimentellen Forschung eröffnet. Dieser Beitrag gibt eine kurze Übersicht über die Grundlagen des Wirkungsmechanismus der Benzodiazepine und der Benzodiazepinantagonisten. Im zweiten Teil wird die Anwendung des selektiven Benzodiazepinantagonisten Anexate zur Induktion von Entzugssymptomen bei Tieren beschrieben.

Wirkungsmechanismus der Benzodiazepine

Benzodiazepine vom Typ des Diazepam werden häufig zur Therapie von Schlafstörungen, Angstzuständen, Muskelspasmen und Konvulsionen eingesetzt. Die Aufklärung des Wirkungsmechanismus dieser Gruppe von Pharmaka beruhte vor allem auf zwei Entdeckungen. Elektrophysiologisch konnte nachgewiesen werden, daß Benzodiazepine denjenigen physiologischen Hemmungsmechanismus im ZNS verstärken, der durch den Neurotransmitter GABA ausgelöst wird. Die Effizienz der GABAergen Neurotransmission ist in Anwesenheit eines Benzodiazepins verstärkt. GABAerge Nervenzellen sind die am weitesten verbreiteten inhibitorischen Neuronen im ZNS. Etwa 30–40% aller Synapsen im Gehirn werden als GABAerg betrachtet. Benzodiazepine entfalten ihre Wirkung jedoch nur an solchen GABAergen Synapsen, an denen die Neurotransmission gerade im Gang ist; in Abwesenheit von GABA lösen Benzodiazepine keine Hemmwirkung aus [2, 4, 5].

Als molekularer Angriffspunkt für die Wirkung der Benzodiazepine konnten Benzodiazepinrezeptoren im ZNS nachgewiesen werden. Dies sind Glykoproteine, die in den postsynaptischen Membranen GABAerger Synapsen lokalisiert sind. Sie sind Teil eines Proteinkomplexes, der aus dem GABA-Rezeptor, dem Benzodiazepinrezeptor und dem Chloridkanal besteht [8, 9]. Durch Aktivierung des GABA-Rezeptors wird der Chloridkanal geöffnet; die postsynaptische Membran wird für Chloridionen durchlässig. Diese Leitfähigkeitszunahme ist die Grundlage der synaptischen Hemmwirkung von GABA. In Anwesenheit eines Benzodiazepins wird die durch GABA ausgelöste Leitfähigkeitsänderung verstärkt, da die Aktivierung des GABA-Rezeptors zu einer häufigeren Öffnung der Chloridkanäle führt, als es in Abwesenheit eines Benzodiazepins der Fall ist. Diese Änderung der kinetischen Eigenschaften des Chloridkanals liegt der Verstärkung der GABAergen Hemmung durch Benzodiazepine zu Grunde. Sie ist die Ursache für die hauptsächlichen therapeutischen und pharmakologischen zentralen Effekte der tranquillisierenden Benzodiazepine [2, 4, 5, 8, 9].

Benzodiazepinantagonisten

Diejenigen Liganden des Benzodiazepinrezeptors, die – unabhängig von ihrer chemischen Struktur – zu einer Verstärkung der GABA-Wirkung führen, werden als Benzodiazepin-Rezeptor-Agonisten bezeichnet. Die pharmakologische Potenz eines Benzodiazepin-Rezeptor-Agonisten wird hauptsächlich durch seine Affinität zum Rezeptor bestimmt. Weitere Faktoren sind das Ausmaß der Resorption, die Penetration ins ZNS und die Verstoffwechselung. In den vergangenen Jahren wurden aber auch Liganden entdeckt, die zwar in vivo an den Benzodiazepinrezeptor gelangen, aber trotz hoher Bindungsaffinität keine benzodiazepinartige pharmakologische Wirkung auslösen. Unter dieser Gruppe von Rezeptorliganden ist das Imidazodiazepin Anexate (Ro 15–1788) am besten untersucht [3, 6]. In Anwesenheit dieser Substanz am Benzodiazepinrezeptor bleibt die Effizienz der GABAergen Neurotransmission weitgehend unbeeinflußt. Offensichtlich hat die Interaktion von Anexate mit dem Benzodiazepinrezeptor keine Konsequenz für die Kinetik des GABAaktivierten Chloridkanals.

Wird jedoch Anexate zusammen mit einem Rezeptoragonisten, z. B. Diazepam, verabreicht, wird durch kompetitive Wechselwirkung am Rezeptor die Wirkung des Agonisten antagonisiert. Da Anexate mit derselben Anzahl von Rezeptoren interagiert wie Diazepam, ist es verständlich, daß Anexate praktisch alle zentralen Wirkungen des Benzodiazepin-Rezeptor-Agonisten antagonisiert. Die antagonistische Wirkung von Anexate ist hoch selektiv. Nur Wirkungen solcher Pharmaka werden antagonisiert, die über den Benzodiazepinrezeptor vermittelt werden. So werden die zentralen Effekte, z. B. von Barbituraten, Äthanol oder Haloperidol, nicht antagonisiert [3].

Klinisch kann Anexate als selektiver Benzodiazepinantagonist in denjenigen Fällen angewandt werden, in denen eine rasche Aufhebung der Benzodiazepinwirkung angezeigt ist. So hat sich Anexate als Antidot bei Benzodiazepinvergiftungen und Überdosierung diagnostisch und therapeutisch bewährt [10].

Mit Anexate steht ein neues Instrument für die experimentelle pharmakologische Forschung zur Verfügung. Mit seiner Hilfe lassen sich Wirkungen, die über Benzodiazepinrezeptoren vermittelt werden, klar von anderen Pharmakonwirkungen unterscheiden. Außerdem konnte erwartet werden, daß mit Anexate Entzugssymptome ausgelöst würden bei Tieren, die körperlich von Benzodiazepinen abhängig waren. In den folgenden Abschnitten werden die Grundlagen der physiologischen Abhängigkeit und tierexperimentelle Versuche zur Induktion von Benzodiazepin-Entzugssymptomen mit Anexate beschrieben.

Physiologische Abhängigkeit

Zahlreiche biologische Systeme, wie z. B. das Kreislaufsystem, das Immunsystem oder das ZNS, stehen unter der Kontrolle homöostatischer Regulationsmechanismen zur Aufrechterhaltung eines Gleichgewichtszustands. Im Fall des ZNS muß ein Gleichgewicht zwischen neuronaler Erregung und Hemmung erreicht werden. Wird das Gleichgewicht z. B. durch die chronische Verabreichung von wirksamen Pharmaka verändert, können adaptive Veränderungen der Neurone eintreten, durch welche die neuronale Aktivität auf ein neues Gleichgewicht eingestellt wird. Dabei spielen vermutlich die neuronalen Verschaltungsmuster und die plastischen Eigenschaften der Neurone eine wichtige Rolle. Der veränderte physiologische Zustand wird als physiologische (physische) Abhängigkeit bezeichnet. Er resultiert aus der lang anhaltenden Präsenz von hohen Konzentrationen des Pharmakons und macht eine weitere Verabreichung des Pharmakons nötig, um das Auftreten unangenehmer somatischer oder psychischer Symptome zu vermeiden [11]. Tritt eine plötzliche Beendigung der Pharmakonwirkung ein, überwiegen die Wirkungen der Adaptationsprozesse, die der Wirkung des Pharmakons entgegengesetzt sind. Die dadurch auftretenden Entzugssymptome sind ein Indiz für physiologische Abhängigkeit.

Das Auftreten von Entzugssymptomen ist an zwei Bedingungen gebungen: 1) Die Dauer der chronischen Behandlung und die Dosis des Pharmakons müssen so gewählt werden, daß adaptive Veränderungen im ZNS eintreten. 2) Nach Beendigung der Behandlung müssen sich die adaptiven Veränderungen mit einer geringeren Geschwindigkeit zurückbilden, als das Pharmakon von seinem Wirkort infolge von Metabolisierung, Ausscheidung oder Gabe eines spezifischen Antagonisten entfernt wird. Da die Wirkung des Pharmakons am schnellsten durch einen spezifischen Antagonisten beendet wird, sind in diesem Fall die schwersten Entzugssymptome zu erwarten.

Für eine Reihe zentral wirkender Substanzen wurden Entzugssymptome beschrieben, wie z. B. für Opiate und Barbiturate. Entzugssymptome vom Barbiturattyp, jedoch in geringerer Intensität, wurden auch für Meprobamat und Benzodiazepine beschrieben. Mit der Entdeckung des Benzodiazepinantagonisten Anexate steht ein neues Werkzeug zur Verfügung, Entzugssymptome bei solchen Pharmaka auszulösen, deren Wirkung über den Benzodiazepinrezeptor vermittelt wird.

Auslösung von Entzugssymptomen durch Anexate

Nach subchronischer Gabe von hohen Dosen von Diazepam, Lorazepam oder Triazolam, konnten in Ratten, Mäusen, Katzen und Affen durch Anexate Entzugssymptome ausgelöst werden [1]. Die gewählten Dosen waren beträchtlich höher als die für anxiolytische oder antikonvulsive Wirkung nötige Dosis. Die Tiere zeigten Toleranz gegenüber anfänglich auftretender Ataxie und Sedation.

Das Profil und die Intensität der Entzugssymptome waren in den vier untersuchten Spezies unterschiedlich [1]. Bei *Ratten,* die mit Diazepam (10 und 100 mg/kg KG p. o. täglich) während 12 Tagen behandelt worden waren, konnten durch Anexate (10 mg/kg KG i. v.), das 0 h, 6 h und 24 h nach der letzten Gabe von Diazepam verabreicht wurde, nur schwache Symptome ausgelöst werden. Sie beruhten hauptsächlich auf parasympathischer Überaktivität. Bei *Mäusen,* die in derselben Weise mit Diazepam behandelt wurden, konnten durch Anexate kurzdauernde Konvulsionen ausgelöst werden. Dies war vor allem bei den mit der hohen Dosis Diazepam behandelten Tieren der Fall.

Bei *Katzen,* die mit Lorazepam (10 mg/kg KG i. p. 2mal täglich) oder Triazolam (1 mg/kg KG i. p. 1mal täglich) für 16 Tage behandelt worden waren, löste Anexate (100 mg/kg KG i. p.) das 1,5 h, 6 h, 12 h, 48 h oder 60 h nach der letzten Dosis verabreicht wurde, Entzugssymptome wie Rigidität, Vokalisation, Tachypnoe und Hypersalivation aus. Klonische Krämpfe traten nur in der Triazolamgruppe auf, wenn Anexate 1,5 h nach der letzten Dosis gegeben wurde. Bei Katzen, die 16 Tage lang mit Diazepam (30 mg/kg KG i. p. 1mal täglich) behandelt wurden, traten ähnliche Entzugssymptome auf, jedoch keine Konvulsionen. Allerdings war eine Spitzen/Wellen-Aktivität im zerebralen Kortex, aber nicht im Hippocampus zu beobachten, wenn Anexate 2 h nach der 18. Diazepamgabe verabreicht wurde.

Bei *Affen,* die während 15 Tagen mit Diazepam behandelt worden waren (10 mg/kg KG p. o.), löste Anexate (10 mg/kg KG i. v.), das 1 h, 3 h, 12 h, 24 h oder 48 h nach der letzten Dosis verabreicht wurde, Symptome wie Hypermotilität, Vokalisation, kurz anhaltenden Tremor und klonische Konvulsionen aus. Ähnliche Entzugssymptome konnten nach 15tägiger Behandlung der Affen mit Lorazepam (30 mg/kg KG p. o., entweder 1mal oder 2mal täglich) ausgelöst werden, wenn Anexate 1 h nach der letzten Lorazepamdosis gegeben wurde. Auch nach Behandlung mit Triazolam (3 mg/kg KG p. o., 1mal täglich, 15 Tage) wurden durch Anexate Entzugssymptome ausgelöst. Unter denselben Testbedingungen konnten jedoch nach Midazolambehandlung (30 mg/kg KG p. o., 15 Tage) keine Entzugssymptome beobachtet werden.

Mehrere Schlüsse können aus den oben skizzierten Befunden gezogen werden [1]:

1. Entzugssymptome konnten nach Diazepam, Lorazepam und Triazolam, aber nicht nach Midazolam ausgelöst werden. Es ist jedoch anzunehmen, daß physiologische Abhängigkeit prinzipiell durch alle tranquillisierende Benzodiazepine induziert werden kann, wenn die pharmakologische Potenz und die Pharmakokinetik der verschiedenen Substanzen in Betracht gezogen werden und das Dosierungsschema von Anexate entsprechend gewählt wird.

2. Die vergleichende Untersuchung bei chronischer Verabreichung von 10 mg/kg KG oder 100 mg/kg KG Diazepam zeigt, daß die Intensität der Entzugssymptome von der Dosis des Benzodiazepins abhängt.

3. Das Profil und die Intensität der ausgelösten Entzugssymptome sind stark speziesabhängig.

Die durch Anexate ausgelösten Entzugssymptome hielten nur für eine erstaunlich kurze Dauer von wenigen Minuten bis maximal 2 h an. Inwieweit dieser Befund durch die relativ kurze Wirkungsdauer von Anexate bzw. dessen Dosierungsschema bedingt ist, muß durch weitere Studien abgeklärt werden. Untersuchungen anderer Arbeitsgruppen mit Anexate an Ratten und Affen, die subchronisch mit Diazepam behandelt worden waren, bestätigen die oben dargestellten Ergebnisse [7, 12]. Die Befunde unterstreichen die Rolle von Anexate für Studien zum Mechanismus der physiologischen Abhängigkeit.

Modell der Benzodiazepinwirkung auf der zellulären Ebene

Die Beschreibung der Wirkung von tranquillisierenden Benzodiazepinen (Rezeptoragonisten) auf der Ebene der Interaktion von Zellpopulationen ist heute noch nicht möglich. An Hand eines einfachen neuronalen Schaltkreises, der Rückkopplungshemmung, können jedoch Modellvorstellungen zum Wirkungsmechanismus und zur physiologischen Abhängigkeit entwickelt werden [4, 5].

Die Aktivität vieler wichtiger Neurone (Hauptneurone) im ZNS unterliegt einer Rückkopplungshemmung durch GABAerge Neuronen. Bei Erregung des Hauptneurons wird auch die Rückkopplungshemmung aktiviert. Bei pathologischer, paroxysmaler Erregung des Hauptneurons ist jedoch die Rückkopplungshemmung nicht ausreichend, um die überschießende Aktivität des Hauptneurons zu hemmen. Eine solche Hyperaktivität könnte z. B. bei Angstzuständen oder in einem epileptischen Fokus eine Rolle spielen. Durch Zugabe eines Benzodiazepins wird die GABA-Wirkung potenziert, wodurch die paroxysmale Erregung auf ein normales Erregungsmuster reduziert wird. Diese Wirkung manifestiert sich als angstlösende bzw. antikonvulsive Wirkung des Benzodiazepins.

Bei chronischer Präsenz hoher Dosen eines Benzodiazepins ist das Einsetzen einer neuronalen Gegenregulation zu erwarten. So könnte z. B. durch bisher unbekannte adaptive Prozesse die Effizienz des neuronalen Rückkopplungsmechanismus vermindert werden. Dies könnte durch eine Verminderung der Synthese von GABA, durch eine Hemmung seiner Freisetzung oder durch eine Beeinträchtigung der postsynaptischen Wirkung von GABA erfolgen.

Wenn die Benzodiazepinwirkung plötzlich unterbrochen wird, z. B. durch Gabe eines Benzodiazepinantagonisten, ist nur noch eine geringe Hemmung des Hauptneurons durch den GABAergen Rückkopplungsmechanismus vorhanden. Dieser Verlust an hemmender Aktivität wird zu einer Übererregung des Hauptneurons führen, die als Entzugssymptom erfahren wird. Nach einer gewissen Zeit wird sich der Rückkopplungsmechanismus aufgrund homöostatischer Kontrollprozesse auf seine ursprüngliche Aktivitätsstufe zurückbilden, wodurch die Entzugssymptome zum Verschwinden kommen.

In diesem Modell ist der adaptive Mechanismus auf GABAerge Rückkopplungsneurone beschränkt. Vermutlich können jedoch die verschiedensten Populationen von Nervenzellen zur physiologischen Abhängigkeit beitragen. Es ist zu hoffen, daß die Entwicklung von Anexate zur Aufklärung von zumindest einigen adaptiven Prozessen im ZNS beitragen wird.

Literatur

1. Cumin R, Bonetti EP, Scherschlicht R, Haefely W (1982) Use of specific benzodiazepine antagonist, Ro 15–1788, in studies of physiological dependence on benzodiazepines. Experientia 38:833–834

2. Haefely W, Pieri L, Polc P, Schaffner R (1981) General pharmacology and neuropharmacology of benzodiazepine derivatives. In: Hoffmeister F, Stille G (eds) Handbook of experimental pharmacology, Vol 55, Psychotropic agents, Part 2. Springer, Berlin Heidelberg New York, pp 13–262
3. Haefely W, Bonetti EP, Burkhard WP et al (1983) Benzodiazepine antagonists. In: Costa E (ed) Benzodiazepines: from molecular pharmacology to clinical practice. Raven Press, New York, pp 137–146
4. Haefely W, Polc P (1983) Electrophysiological studies on the interaction of anxiolytic drugs with GABAergic mechanisms. In: Malick JB, Enna SJ, Yamamura HI (eds) Anxiolytics. Raven Press, New York, pp 113–145
5. Haefely W, Polc P, Pieri L, Schaffner R, Laurent J-P (1983) Neuropharmacology of benzodiazepines: Synaptic mechanisms and neural basis of action. In: Costa E (ed) Benzodiazepines: from molecular biology to clinical practice. Raven Press, New York, pp 21–66
6. Hunkeler W, Möhler H, Pieri L, Polc P, Bonetti EP, Cumin R, Schaffner R, Haefely W (1981) Selective antagonists of benzodiazepines. Nature 290:514–516
7. McNicholas LF, Martin WR (1982) The effect of a benzodiazepine antagonist, Ro 15–1788, in diazepam dependent rats. Life Sci 31:731–737
8. Möhler H, Richards JG (1983) Receptors for anxiolytic drugs. In: Malick JB, Enna SJ, Yamamura HI (eds) Anxiolytics: Neurochemical, behavioral and clinical perspectives. Raven Press, New York, pp 15–40
9. Möhler H, Richards JG (1983) Benzodiazepine receptors in the central nervous system. In: Costa E (ed) Benzodiazepines: from molecular pharmacology to clinical practice. Raven Press, New York, pp 93–116
10. Scollo-Lavizzari G (1983) First clinical investigation of the benzodiazepine antagonist Ro 15–1788 in comatose patients. Eur Neurol 22:7–11
11. World Health Organization (1974) Expert Committee on Drug Dependence: 20th Report. Technical Report No. 551, WHO, Geneva
12. Lukas SE, Griffiths RR (1982) Precipitated withdrawal by a benzodiazepine receptor antagonist (Ro 15–1788) after 7 days of diazepam. Science 217:1161–1163

21 Computertomographische Befunde bei von Benzodiazepinderivaten Abhängigen

D. Roscher, W. Poser und S. Poser

Einleitung

Pathologisch-anatomische und pneumenzephalographische Studien haben gezeigt, daß ein Teil der Alkoholabhängigen zerebrale Atrophien hat [2, 10, 14]. Dieser Befund ist inzwischen mehrfach auch mit Hilfe der kranialen Computertomographie (CT) bestätigt worden [5,9]. Dabei ist die Atrophie wegen der Mißverständlichkeit des Ausdrucks auch als „Hirnschrumpfung" ("brain shrinkage") bezeichnet worden [12]. Zunächst ist aber mit dem Ausdruck „Hirnatrophie" nur eine Abnahme des intrakraniellen Hirnvolumens zugunsten der Liquorräume gemeint, ohne daß damit spezifische Hirnstrukturen (z. B. Nervenzellen, Markscheiden, Gliazellen etc.) geschädigt sein müssen; auch die Frage der Reversibilität muß nach unserer Ansicht empirisch beantwortet werden. Als Ursache der Atrophie wurden vorbestehende Hirnschäden, Folgen ständiger Traumata in Rauschzuständen, Fehlernährung, Leberschäden, vaskuläre Schädigungen, Toxizität von Azetaldehyd und eine direkt toxische Wirkung des Alkohols angeschuldigt. Die Atrophie kann bereits nach 5 jähriger Abhängigkeitsdauer sichtbar sein und nimmt mit zunehmender Trinkdauer zu; sie ist nach mehrjähriger Abstinenz partiell reversibel [4,13]. Die Zunahme mit ansteigender Abhängigkeitsdauer bleibt auch nachweisbar, wenn auf das Alter korrigiert wird. Die alkoholbedingten Atrophien unterscheiden sich nämlich nicht sehr von den normalen Alterungsvorgängen, nur treten sie wesentlich eher auf. Die alkoholische Hirnatrophie betrifft zunächst kortikale Strukturen, besonders frontale und hochparietale Gyri. Später kommt es zu einer Erweiterung der Fissura interhemisphaerica und der Fissura Sylvii, noch später auch zur Erweiterung der Seitenventrikel und des III. Ventrikels. Auch Kleinhirnatrophien, besonders am Oberwurm, und Erweiterungen der basalen Zisternen sind beschrieben worden.

Tabelle 1. Stationäre Aufnahmen wegen Abusus und Abhängigkeit (1980, Psychiatrische Universitätsklinik Göttingen, bisher ausgewertet 1174 Aufnahmen, davon 337 wegen Abusus und Abhängigkeit)

Abhängigkeitstyp	n	% d. A.
Alkohol isoliert	182	15,5
Medikamente isoliert	63	5,4
Illegale Drogen isoliert	12	1,0
Alkohol und Medikamente	50	4,3
Alkohol und illegale Drogen	5	0,4
Medikamente und illegale Drogen	8	0,7
Alkohol, Medikamente und illegale Drogen	17	1,4
Alle Formen von Medikamentenabhängigkeit	137	11,7

Nach dem Alkoholismus ist in psychiatrischen Kliniken die Benzodiazepinabhängigkeit die zweithäfigste Suchtkrankheit. Das ist auch in der Göttinger Universitätsklinik der Fall: Tabelle 1 zeigt als Beispiel die Aufnahmestatistik unserer Klinik aus dem Jahr 1980. Bei etwa 10% der Patienten besteht eine Medikamentenabhängigkeit oder ein Medikamentenabusus, oft in Kombination mit Alkoholabhängigkeit. Tabelle 2 zeigt eine Aufstellung der mißbrauchten Medikamente. Unter den 10 am häufigsten mißbrauchten Medikamenten sind 7 Benzodiazepine, dabei Lorazepam, Diazepam und Bromazepam an der Spitze. Etwa 80% aller Medikamentenabhängigkeiten betreffen Benzodiazepine. Unseres Erachtens kann diese Arzneimittelgruppe als einheitlich angesehen werden, obwohl z. Z. 21 Substanzen aus dieser Gruppe in der Bundesrepublik zugelassen sind. Diese unterscheiden sich zwar in Pharmakokinetik und Rezeptoraffinität, aber kaum in der Wirkung.

Wegen der großen Häufigkeit der Benzodiazepinabhängigkeit schien uns die Frage wichtig, ob auch Benzodiazepinabhängige Hirnatrophien haben. Klinisches Bild und Verlauf der Benzodiazepinabhängigkeit haben eine gewisse Ähnlichkeit mit dem Alkoholismus, weisen aber auch einige Unterschiede auf. So haben Benzodiazepinabhängige in der Intoxikation keine Hyperosmolarität, keine Leberschäden und keine hohen Azetaldehyd- und Alkohol-Plasmakonzentrationen. Einige methodisch unzureichende Untersuchungen ergaben auch Hinweise, daß Medikamenten- bzw. Ben-

Tabelle 2. Stationäre Aufnahmen wegen Abusus und Abhängigkeit von Medikamenten (Psychiatrische Universitätsklinik Göttingen, 1980, einschließlich Mehrfachnennungen)

Rang	Medikament	Substanz	Gruppe	n
1	Tavor	Lorazepam	Benzodiazepin	41
2	Valium	Diazepam	Benzodiazepin	33
3	Lexotanil	Bromazepam	Benzodiazepin	23
4	Tranxilium	Clorazepat	Benzodiazepin	16
5	Adumbran	Oxazepam	Benzodiazepin	13
6	Limbatril	Chlordiazepam	Benzodiazepin	12
7	Distraneurin	Clomethiazol	Barbiturat-ähnl.	7
8	Dalmadorm	Flurazepam	Benzodiazepin	7
9	Vesparax	Secobarbital Brallobarbital	Barbiturate	6
10	Spasmo-Cibalgin	Allobarbital Kodein	Barbiturat Opioid	6
11	Mogadan	Nitrazepam	Benzodiazepin	4
12	Fortral	Pentazocin	Opioid	4
13	Frisium	Clobazam	Benzodiazepin	4
	Unbekannte Barbiturate			11
	Unbekannte Benzodiazepine			5

zodiazepinabhängigkeit zu Hirnatrophien führen kann [7, 8, 11]. Da in unserer Klinik nicht selten CTs bei Benzodiazepinabhängigen aufgenommen werden, ergab sich die Möglichkeit, den Zusammenhang zwischen Benzodiazepinabhängigkeit und Hirnatrophie zu untersuchen.

Methodik

Zahlreiche Methoden sind angewandt worden, um Hirnatrophien in CTs zu objektivieren und zu quantifizieren. Tabelle 3 gibt eine Übersicht ohne Anspruch auf Vollständigkeit. Dabei sind nur die absoluten Meßwerte aufgeführt; manche Autoren haben zusätzlich noch Quotienten gebildet. Da uns nur die Photos der CTs zur Verfügung standen (der Computertomograph der Neuroradiologie hat weder ein Evaluskop noch die Möglichkeit zum Ausdruck der absoluten Hounsfield-Einheiten), haben wir die in Tabelle 4 dargestellten Parameter bestimmt. Die Rindenatrophie haben wir nach dem Verfahren der Arbeitsgruppe um Ron [12] semiquantitativ er-

Tabelle 3. Methoden zur Objektivierung von Hirnatrophie im CT

1. Hirnrinde

Messung des weitesten Sulcus (Grenzwert 3 mm oder 5,7 mm)
Addition der Weite der 4 breitesten Sulci in den 3 obersten Schichten
Messung der Sulci 1 cm über dem Dach der Seitenventrikel
Messung der Weite der Fissura interhemisphaerica in mm
Gesamtzahl der sichtbaren Sulci in den 3 obersten Schichten
"Rating" von Sulcusweite über der Konvexität, Fissura interhemisphaerica
    und Fissura Sylvii durch „blinde" Beurteiler nach Modellen

2. Ventrikel

Größter Transversaldurchmesser des III. Ventrikels
Durchmesser des IV. Ventrikels
Weitester Abstand der Vorderhornspitzen
Ventrikeltaille
Durchmesser der Seitenventrikel in Höhe der Cella media
Ventrikel-Schädelinnenfläche-Quotient ("ventricle-brain-ratio")
Ventrikelvolumen

3. Hirnstamm, Kleinhirn und basale Zisternen

Sichtbarkeit der Sulci der Kleinhirnhemisphären
Anzahl der sichtbaren Sulci auf dem Kleinhirnwurm
Weite der Cisterna quadrigemina

Tabelle 4. In unserer Studie verwendete Methoden zur Objektivierung und Quantifizierung der CTs

1. Hirnrinde

Beurteilung der CT-Photos durch 2 Neurologen, die die Zuordnung zu den Patientengruppen nicht kannten (unter Verwendung von Modell-CTs) nach 3 Regionen:
Beurteilung der Sulcusweiten über der Konvexität (Stufen 0–3)
Beurteilung der Fissura interhemisphaerica (Stufen 0–2)
Beurteilung der Fissura Sylvii (Stufen 0–2)

2. Ventrikel

Messung der größten Weite des III. Ventrikels (in mm)
Messung der Ventrikeltaille (in mm)

faßt. Wir haben die Atrophiegrade in Regionen addiert (Konvexität, Fissura interhemisphaerica und Fissura Sylvii), so daß ein maximaler Rindenatrophiegrad von 7 resultieren konnte. Die maximale Weite des III. Ventrikels wurde ebenfalls gemessen; sie wurde als Meßwert gewählt, weil sie relativ unempfindlich gegen Lagezufälligkeiten bei der CT-Untersuchung ist und von praktisch allen Untersuchern mitbestimmt wird. Die Ventrikeltaille ("intercaudate width") haben wir als weiteren Parameter gewählt, weil dieser Meßwert in der Untersuchung von Carlen et al. [5] am besten zwischen Alkoholabhängigen und Kontrollen trennte. Die CTs der Alkoholabhängigen wurden 16 ± 13 Tage nach dem letzten Alkohol aufgenommen, die der meisten Benzodiazepinabhängigen noch unter Einfluß des Suchtstoffs. Nach unserer Ansicht sind die mit Alkoholisierung und Entzug verbundenen Volumenverschiebungen im ZNS spätestens 3–5 Tage nach Ende des Abusus abgeklungen.

Die Untersuchungen wurden 1979 begonnen, sie dauern noch an. In dieser Zeit haben wir versucht, von allen Abhängigen, die stationär in unsere Klinik aufgenommen wurden, ein CT zu erhalten. Dies ist uns in etwa der Hälfte der Fälle gelungen. Bei diesem Zugang zu Patienten ist eine gewisse Bevorzugung der schweren Fälle unvermeidlich. Schwer Suchtkranke stürzen häufiger, geraten häufiger in tätliche Auseinandersetzungen, haben häufiger unklare organische Psychosen; damit sehen die behandelnden Ärzte auch häufiger die Indikation für ein CT.

Die Diagnosen Alkoholabhängigkeit, Benzodiazepinabusus und Benzodiazepinabhängigkeit wurden nach DSM III gestellt [6]. Von den Alkoholabhängigen waren etwa $^1/_5$ intermittierende Trinker, der Rest trank täglich. Die Medikamentenabhängigen nahmen ausnahmslos täglich ihren Suchtstoff ein, allenfalls unterbrochen durch Krankenhausaufenthalte und Entgiftungsversuche. Es wurden nur Patienten einbezogen, die Benzodiazepine, Alkohol oder Kombinationen von Benzodiazepinen genommen hatten. Wenn sich aus Anamnese, Fremdanamnese, Urinuntersuchungen oder alten Krankengeschichten irgendwelche Hinweise auf Mißbrauch anderer Suchtstoffe (Barbiturate, Opioide, Amphetamine, Cannabis etc.) ergaben, wurde der Patienten aus dieser Untersuchung ausgeschlossen. Bei der Bewertung der Gesamtsuchtdauer wurde nicht zwischen Alkoholzeit und Benzodiazepinzeit unterschieden. Das heißt, ein seit 10 Jahren abhängiger Alkohol-Benzodiazepin-Patient kann 5 Jahre getrunken haben und danach 5 Jahre Benzodiazepine genommen haben, er kann aber auch die ganzen 10 Jahre lang ein Gemisch aus beidem genommen haben.

Die Kontroll-CTs kamen von Patienten der Kopfschmerzambulanz; ausgeschlossen wurden Patienten mit neurologischen Befunden, auffälligen EEGs und laborchemischen bzw. klinischen Hinweisen auf Suchtkrankheiten sowie auf Psychosen.

Das Problem der Kontrollpatienten ist in der Vergangenheit auf drei unterschiedliche Weisen gelöst worden: Die schwedische Arbeitsgruppe um Bergmann [1] hat eine Stichprobe aus der Einwohnermeldekartei gezogen und um Teilnahme an einer CT-Untersuchung für wissenschaftliche Zwecke gebeten. Einige Arbeitsgruppen haben „klinisch gesunde Mitarbeiter" um Teilnahme gebeten. Die verbreitetste Methode ist die der „neurologischen Kontrollen", d. h. Kopfschmerzpatienten ohne neurologischen Befund. Die letztere Methode haben auch wir verwendet, allerdings wegen der Häufigkeit von Alkohol- und Medikamentenabhängigkeit unter Kopfschmerzpatienten diese im Rahmen des Möglichen ausgeschlossen (mittels Anamnese, Laborprofil und EEG).

Ergebnisse

Abbildung 1 zeigt, daß die maximale Weite des III. Ventrikels bei den Kontrollen mit zunehmendem Lebensalter zunimmt, eindeutig allerdings erst bei über 65jährigen. Bei Alkoholabhängigen findet sich eine im Vergleich zu Kontrollen beschleunigte Zunahme, allerdings ist der Unterschied erst bei den über 25jährigen eindeutig. Bei den untersuchten Alkoholabhängigen steigt mit zunehmendem Lebensalter auch die Abhängigkeitsdauer an. Abbildung 2 zeigt ein prinzipiell gleichartiges Verhalten bei der Ventrikeltaille. Abbildung 3 zeigt den Prozentsatz kortikaler Atrophien. Bereits die 26- bis 35jährigen Alkoholabhängigen haben mehr als 40% kortikale Atrophien, während wir bis zum 45. Lebensjahr keinen solchen Fall bei den Kontrollen beobachten konnten. Aus der Literatur ist allerdings bekannt, daß maximal 5% der unter 45jährigen zumindest diskrete kortikale Atrophien aufweisen können.

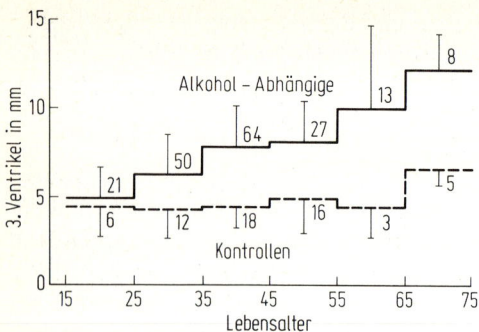

Abb. 1. Maximale Weite des III. Ventrikels in mm bei Alkoholabhängigen und Kontrollen in Relation zum Lebensalter

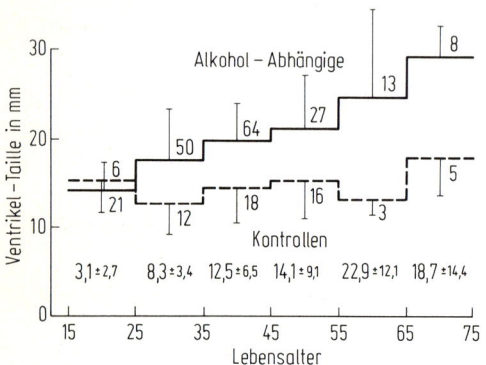

Abb. 2. Ventrikeltaille in mm bei Alkoholabhängigen und Kontrollen in Relation zum Lebensalter

Wir haben in den Jahren 1977–1983 bisher 497 Fälle von Benzodiazepinabhängigkeit unter den Patienten unserer Kliniken beobachtet; davon bestand bei 107 eine isolierte Benzodiazepinabhängigkeit. Bei 42 Patienten mit isolierter Benzodiazepinabhängigkeit lag ein CT vor. Abbildung 4 zeigt die maximalen Weiten des III. Ventrikels dieser Patienten im Vergleich zu Kontrollen. Es findet sich kein signifikanter Unterschied zwischen beiden Gruppen. Ebenso waren auch die Maße für die Ventrikeltaille nicht signifikant verschieden [Abb. 5]. Bei den kortikalen Atrophien besteht

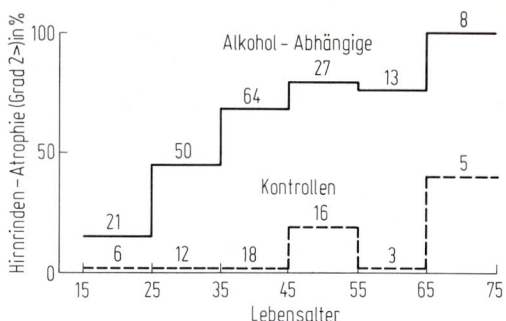

Abb. 3. Rindenatrophie bei Alkoholabhängigen und Kontrollen in Relation zum Lebensalter. Angegeben ist der Prozentsatz der Patienten der jeweiligen Altersgruppe, der einen Atrophiegrad von 2 und mehr erreichte (maximaler Atrophiegrad ist 7)

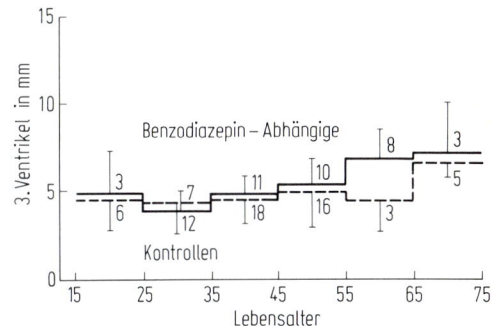

Abb. 4. Maximale Weite des III. Ventrikels in mm bei Benzodiazepinabhängigkeit und Kontrollen in Relation zum Lebensalter

scheinbar bei den über 45jährigen Patienten mit Benzodiazepinabhängigkeit ein Unterschied zu den Kontrollen; er ist aber statistisch nicht signifikant – wegen der kleinen Zahl und weil es sich um geringgradige Atrophien handelt (Abb. 6).

Bei kombinierter Abhängigkeit von Alkohol und Benzodiazepinen fanden sich in allen drei Massen Zwischenwerte zwischen Kontrollen (und Benzodiazepinabhängigkeiten) und reinen Alkoholabhängigkeiten.

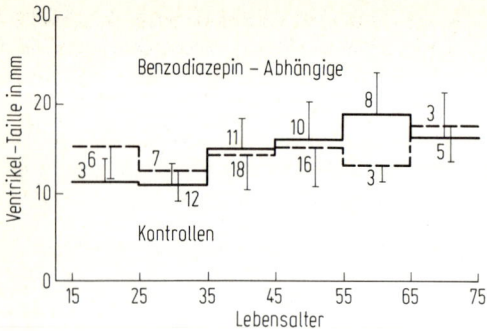

Abb. 5. Ventrikeltaille in mm bei Benzodiazepinabhängigen und Kontrollen in Relation zum Lebensalter

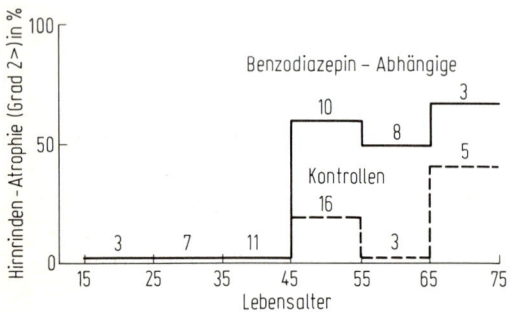

Abb. 6. Rindenatrophie bei Benzodiazepinabhängigen und Kontrollen in Relation zum Lebensalter. Angegeben ist der Prozentsatz der Patienten in der jeweiligen Altersgruppe mit einem Atrophiegrad von 2 und mehr (maximaler Atrophiegrad ist 7)

Nun sind die von uns untersuchten Kollektive von Alkohol- und Benzodiazepinabhängigen nicht ohne weiteres gleichzusetzen. So waren bei gleichem Lebensalter die Benzodiazepinabhängigen seit kürzerer Zeit abhängig als die Alkoholabhängigen, die kombiniert Alkohol-Benzodiazepin-Abhängigen wiesen eher eine etwas längere Abhängigkeitsdauer auf als die rein Alkoholabhängigen. Dies macht den direkten Vergleich problematisch. Wir haben deshalb aus den vorhandenen Patienten und ihren CTs 5 Gruppen gebildet, in denen alle Patienten das gleiche Lebensalter hatten, die Abhän-

Tabelle 5. Hirnatrophie bei verschiedenen Suchtkrankheiten (Schädel-CTs von je 24 Patienten, die nach Lebensalter und Abhängigkeitsdauer vergleichbar waren)

Abhängigkeits-typ	Alter (Jahre)	Abh.-Dauer (Jahre)	Ventrikel-T. (mm)	III. Ventrikel (mm)	Rinde (% A.)
Kontrollen	41 ± 14	–	$14,1 \pm 3,6$	$4,8 \pm 1,8$	8
Benzodiazepin-abhängigkeit	41 ± 12	9 ± 5	$14,9 \pm 4,8$	$5,0 \pm 1,7$	25
Benzodiazepine plus andere Medikamente	42 ± 15	8 ± 6	$14,4 \pm 2,5$	$5,4 \pm 1,9$	13
Benzodiazepine plus Alkohol	41 ± 12	10 ± 7	$17,2 \pm 4,1$[2]	$6,3 \pm 2,8$[2]	42[2]
Alkohol-abhängigkeit	42 ± 14	9 ± 6	$21,0 \pm 6,2$[3]	$6,7 \pm 2,4$[3]	75[3]

gigen außerdem eine gleichlange Abhängigkeitsdauer. Das heißt, wir haben nach Alter und Abhängigkeitsdauer „gematcht". Die 5 Gruppen waren: Kontrollen, isoliert Benzodiazepinabhängige, kombiniert Alkohol-Benzodiazepin-Abhängige, isoliert Alkoholabhängige und Benzodiazepinabhängige, die außerdem noch andere Medikamente, aber weder Alkohol noch illegale Drogen genommen hatten.

In der 2. und 3. Spalte sind Lebensalter und die allfällige Abhängigkeitsdauer der „gematchten" Gruppen zu sehen (Tabelle 5). Es ist zu sehen, daß das „matching" befriedigend, aber nicht perfekt gelungen ist. Diese Form der Darstellung zeigt eindeutig, daß weder Benzodiazepinabhängigkeit noch andere Medikamentenabhängigkeiten zu verifizierbaren Hirnatrophien führen, wohl aber die Alkoholabhängigkeit und auch die kombinierte Abhängigkeit von Alkohol und Benzodiazepinen. Die in diesen Gruppen nachgewiesene Abhängigkeitsdauer von durchschnittlich 9 Jahren würde beim Alkohol in jedem Fall eindeutige Atrophien auftreten lassen.

Diskussion

Gerade aus dem letzten Vergleich kann der Schluß gezogen werden, daß Benzodiazepinabhängigkeit nicht zu einer Hirnatrophie führt. Die von uns verwendete Methode ist offensichtlich empfindlich genug, um bei Alkoholabhängigen und kombiniert Alkohol-Benzodiazepin-Abhängigen eine Hirnatrophie nachzuweisen. Daher ist in unseren Augen der Schluß gerechtfertigt, daß Benzodiazepine entweder keine Hirnatrophie verursachen oder in dieser Hinsicht zumindest wesentlich schwächer als Alkohol wirksam sind. Die von uns untersuchten Abhängigen hatten in der Mehrzahl ständig Dosen über 60 mg Diazepam oder äquivalente Dosen anderer Benzodiazepine eingenommen und das über viele Jahre. Wir glauben daher nicht, daß auch bei noch längerer Abhängigkeitsdauer als unser Mittelwert von 9 Jahren andere Ergebnisse möglich sind. Für andere Medikamente weisen unsere Ergebnisse in die gleiche Richtung, wegen der geringen Zahl der CTs ist die Schlußfolgerung hier aber nicht so sicher. Die Anzahl der anderen Medikamente mit Abhängigkeitspotential (außer Benzodiazepinen) ist recht groß, so daß auf die einzelne Substanz oder Substanzgruppe nur wenige CTs entfallen. Im wesentlichen handelt es sich um Barbiturate, Amphetamine und Clomethiazol (Distraneurin).

Es stellte sich die Frage, warum andere Autoren Hirnatrophien bei Medikamentenabhängigen gefunden haben [7, 8, 11], wir aber nicht. Nach unserer Vermutung ist in den anderen Untersuchungen eine gleichzeitige oder vorangehende Alkoholabhängigkeit nicht sorgfältig genug ausgeschlossen worden. Wir haben mehrere Fälle erlebt, in denen erst aus Krankengeschichten anderer Kliniken oder aus der Fremdanamnese deutlich wurde, daß vor dem jetzt aktuellen Benzodiazepinproblem früher ein erheblicher Alkoholabusus bestand. Außerdem berichteten manche gemischt Abhängige recht freimütig über ihre Benzodiazepineinnahme, versuchten aber ihr Alkoholproblem eher zu verbergen. Erst durch die laborchemischen Kontrollen (Gamma-GT, MCV, HDL-Cholesterin oder Blutalkohol) wurde dann deutlich, daß kurz vor der Aufnahme ein erheblicher Alkoholabusus bestanden hatte.

Zusammenfassung

Benzodiazepinabhängige und gemischt Benzodiazepinabhängige wurde mittels kranialer Computertomographie auf Hirnatrophien untersucht. Als Kontrollen dienten CTs von Kopfschmerzpatienten, außerdem wurden CTs von Alkoholabhängigen untersucht. Es wurden die maximale Weite des III. Ventrikels, die Ventrikeltaille und die kortikale Atrophie bestimmt. Die aus der Literatur bekannte Hirnatrophie von Alkoholabhängigen wurde auch in unserer Untersuchung reproduziert. Dagegen ließ sich bei isolierter Benzodiazepinabhängigkeit keine stärkere Atrophie als bei Kontrollen nachweisen, obwohl die Abhängigkeit teilweise schon 9 Jahre und länger bestand. Kombiniert Alkohol-Benzodiazepin-Abhängige waren intermediär zwischen Alkoholabhängigen und Kontrollen (bzw. Benzodiazepinabhängigen). Auch für andere Medikamente ergab sich bisher kein Hinweis für Hirnatrophien.

Literatur

1. Bergman H, Borg S, Hindmarck T, Ideström CM, Mützell S (1980) Computed tomography of the brain and neuropsychological assessment of male alcoholic and a random sample from the general male population. Acta Psychiatr Scand [Suppl] 286:77–88
2. Brewer C, Perrett L (1971) Brain demage due to alcoholic consumption: An air-encephalographic, psychometric and electroencephalographic study. Br J Addict 66:170–182
3. Cala L, Jones B, Burns P, Davis R, Richard E, Stenhouse N, Martaglia F (1983) Results of computerized tomography, psychometric testing and dietary studies in social drinkers, with emphasis reversibility after abstinence. Med J Austral 2:264–269
4. Carlen PL, Wortzman G, Holgate RC, Wilkinson DA, Roukin JG (1978) Reversible cerebral atrophy in recently abstinent chronic alcoholics. Science 200:1076–1078
5. Carlen PL, Wilkinson DA, Wotzman G, Holgate R, Cordingley J, Lee MA, Huszer L, Moddel G, Singh R, Kiraly L, Roukin JG (1981) Cerebral atrophy and functional deficits in alcoholics without clinically apparent liver disease. Neurology 31:377–385
6. Diagnostic and Statistical Manual of Mental Disorders (1980) American Psychiatric Association, Washington
7. Gall M von, Becker H (1978) Zur Anwendung der Computertomographie (CT) in der klinischen Psychiatrie. Fortschr Neurol Psychiatr 46:361–368
8. Götze P, Kühne D (1981) Zur Frage der cerebralen Atrophie bei chronischem Mißbrauch von Suchtmitteln. Psychiatrica Fennica, International edition, S 153–163
9. Götze P, Kühne D, Hansen J, Knipp HP (1978) Hirnatrophische Veränderungen bei chronischem Alkoholismus. Arch Psychiat Nervenkr 226:137–156
10. Harper CG, Blumbergs PC (1982) Brain weights in alcoholics. J Neurol Neurosurg Psychiatry 45:838–840

11. Lader M (1982) Hirnatrophie bei chronischer Valium-Anwendung? Arzneimitteltelegramm 6:51
12. Ron MA, Acker W, Snow GK, Lishman WA (1982) Computerized tomographie of the brain in chronic alcoholism. Brain 105:497–514
13. Roscher D, Poser W, Poser S, Unveröffentliche Befunde
14. Torvik A, Lindboe DF, Rodge S (1982) brain lesions in alcoholics. J Neurol Sci 56:233–248

22 Biochemie und Wirkungsweise von Phencyclidin (PCP)

K.-A. Kovar

Einleitung

Phencyclidin [1-(1-Phenylcyclohexyl)-piperidin] (Abb. 1) wurde bereits 1926 von den Deutschen Kötz u. Merkel [12] synthetisiert, 1956 bei Parke, Davies & Co. wiederentdeckt und seine Wirkung als „nichtnarkotisches" Anästhetikum zur i. v. Applikation in der Tiermedizin bei Versuchen an Affen erkannt. Wegen seiner Nebenwirkungen wie Agitiertheit, Halluzination und delirante Zustände hat man PCP unter dem Handelsnamen Sernyl (abgeleitet von "serenity") nur kurze Zeit (1963–1965) am Menschen angewendet. Seit 1967 erscheint PCP als Straßendroge auf dem illegalen Markt in den USA und wird mißbräuchlich konsumiert. 1977 taucht die Droge erstmals in der Bundesrepublik bei den hier sta-

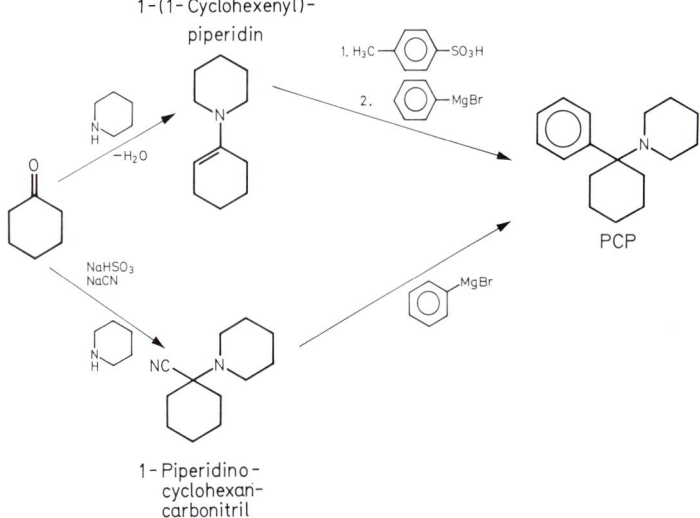

Abb. 1. Darstellung von Phencyclidin

tionierten US-Streitkräften auf. 1978 erfolgte in den USA ein generelles Herstellungsverbot. Seit 1982 untersteht PCP dem Betäubungsmittelgesetz und wurde als „nicht verkehrsfähig" in die Anlage I aufgenommen. Von der Szene wird Phencyclidin u.a. als Peace Pill, Engelsstaub, Blauer Dunst, Unkrautvertilger, Raketenbrennstoff oder auch als Affentranquilizer bezeichnet. Diese Bezeichnungen weisen auf den schlechten Ruf von PCP hin. Obwohl PCP wegen der verheerenden Nebenwirkungen als tödliche Halbstarkendroge verachtet wird, ist es nach *U.S. NEWS & WORLD REPORT* vom 8. August 1977 das größte heranwachsende Drogenproblem in den USA. Gründe für die weite Verbreitung von PCP sind:

– Die unbewußte Einnahme, die z.T. häufiger als die absichtliche ist. So wird PCP z.B. unter den Namen von Kokain, Heroin, THC, Mescalin oder Amphetamin angeboten.
– Die Furcht der Jugendlichen vor LSD.
– Die leichte Zugänglichkeit, weil PCP relativ einfach zu synthetisieren ist.
– Die niedrigen Kosten.
– Die sichere Dosierung durch Rauchen von PCP.

Synthesen und Eigenschafen

Die gebräuchlichste Darstellungsmethode (Abb. 1) geht von Cyclohexanon aus, das mit Natrium- oder Kaliumcynid, Natriumhydrogensulfit und Piperidin zum 1-Piperidino-cyclohexancarbonitril umgesetzt wird. Letzteres unterwirft man einer Grignard-Reaktion mit Phenylmagnesiumbromid, wobei man PCP in 55%iger Ausbeute erhält [11, 15, 19]. Nach einer anderen Methode [10] erhält man durch azeotrope Destillation von Cyclohexanon, Piperidin und Benzol das Enamin [1-(1-Cyclohexenyl)-piperidin], das mit Bromwasserstoff oder Toluolsulfonsäure protoniert und wie oben grignardiert wird. In den USA wurden zahlreiche Untergrundlabore mit PCP im Wert von 25 Mio. $ ausgehoben. Bei einem Einsatz von Chemikalien im Wert von 200 $ erzielt man einen Umsatz von 200 000 $. Die Bundesbehörden in den USA haben den Bezug von Piperidin unter staatliche Kontrolle gestellt, aber ohne Erfolg, da auch andere Amine zu psychotrop wirksamen Verbindungen führen [20].

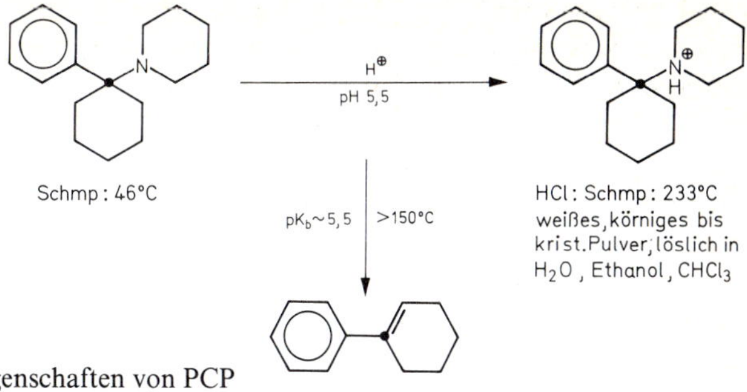

Abb. 2. Eigenschaften von PCP

PCP ist eine mittelstarke bis schwache Base (Abb. 2). Die farblose Substanz weist einen Schmelzpunkt von 46 °C auf und wird leicht am Stickstoff protoniert. Bei pH 5,5 liegen über 99% in der protonierten Form vor. Die Clearance wird daher durch Senkung des pH-Werts im Harn mit Ammoniumchlorid oder Askorbinsäure erleichtert. Das Hydrochlorid ist ein fast weißes, kristallines oder körniges Pulver, welches um 233 °C schmilzt und sich leicht in Wasser, Äthanol oder Chloroform löst. Bei Temperaturen über 150 °C oder beim Rauchen erfolgt eine thermische Zersetzung zum 1-Phenylcyclohexen [5, 6].

Strukturwirkung

Statt Piperidin wurde Pyrrolidin oder Morpholin eingesetzt, das Nitril oder die Ethylaminogruppierung verwendet (Abb. 3). An Stelle von Benzol setzte man Thiophen ein. Es entstanden so über 30 Analoga, die eine mehr oder weniger stark ausgeprägte psychische Aktivität besitzen [9, 11]. Einige Nebenwirkungen des PCP werden der Verunreinigung mit Phenylcyclohexylcarbonitril (PCC) zugeschrieben (s. unten).

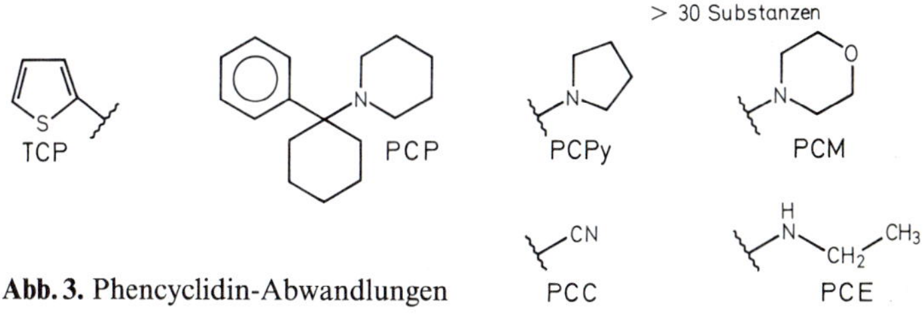

Abb. 3. Phencyclidin-Abwandlungen

PCP weist mit den starken Analgetika Pethidin (Dolantin) und Tilidin (im Valoron) und dem Injektionsanästhetikum Ketamin (Ketanest), die auch in der Vergangenheit mißbräuchlich verwendet wurden, gemeinsame Strukturmerkmale auf. Der Abhängigkeitstyp der beiden Arylcyclohexylamine ist aber eher mit dem Halluzinogen (LSD)-Typ als mit dem der beiden Analgetika zu vergleichen (s. unten). Ketamin wirkt i. allg. stärker depressiv als PCP, ist aber weniger psychotisch und besitzt geringere Wirkungsdauer.

Biotransformation [2, 5, 6] (Abb. 4)

PCP wird im menschlichen Organismus in den p-Stellungen des Piperidinrings und des Cyclohexanrings zu etwa 80% hydroxyliert (1) und im Harn als Glucuronid ausgeschieden. Die monohydroxylierten Produkte besitzen geringere psychotische Wirkung als PCP, die Dihydroxymetaboliten keine. Es erfolgt z. T. eine oxidative Spaltung des Piperidinrings zum Phenylcyclohexylamin (2). Nach einer o-Hydroxylierung spaltet sich der Piperidinring und wird zur δ-Aminosäure oxidiert (3).

Mißbrauch und Wirkungen [3–8, 16, 17, 20, 21]

Auf dem illegalen Markt wird PCP in Tabletten verschiedener Farben (beige, braungrün, orange, erdbeerfarben, weiß, gelb) und verschiedener Größe angeboten. Es erscheint in Kapseln, Pulver und Lösungen und wird in diesen Applikationsformen geschluckt, wie Kokain unter Verwendung eines Kokainlöffels geschnupft, injiziert oder aber am häufigsten zusammen mit Marihuana, Tabak (Zigaretten werden in PCP-Lösungen getaucht und getrocknet), Pfefferminze oder Petersilienblätter geraucht. Ein normaler Straßenjoint enthält im Schnitt 50 mg PCP, ein „guter Joint" zwischen

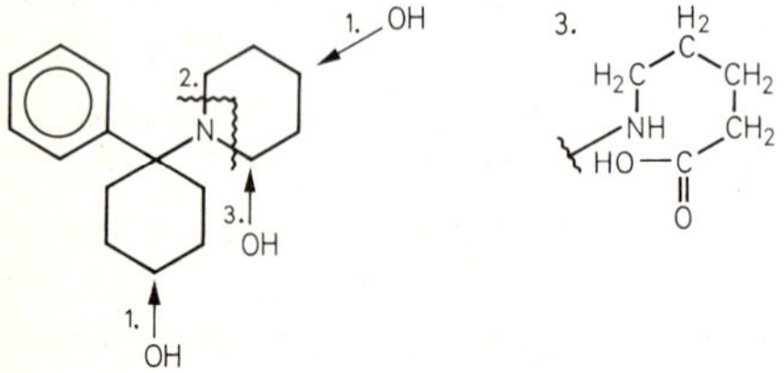

Abb. 4. Biotransformation

50 und 100 mg und ein sog. „killer-diller" bis zu 250 mg. Letzterer wird von mehreren Leuten gemeinsam geraucht. Die Reinheit der Straßendrogen schwankt zwischen 50 und 100% und, wenn PCP unter anderen Namen firmiert, zwischen 10 und 30%. Die gebräuchlichsten Verschnittmittel sind andere psychoaktive Stoffe wie Heroin, Kokain, Methaqualon, Azetylsalizylsäure und Koffein. PCP dient umgekehrt zum Verschneiden z. B. von LSD.

Der Wirkungseintritt erfolgt 30 min nach oraler Einnahme oder 2–3 min nach dem Rauchen. Beim Rauchen wird das Maximum nach 30 min erreicht, hält 4–6 h an und klingt im Zeitraum von 6–24 h wieder ab. Wird PCP intervallweise, an mehreren Tagen 1 Joint, genommen, so sind Nachwirkungen noch nach 7–30 Tagen festzustellen. Die Ursache liegt in der hohen Lipophilie der Droge, die sich im Fett- und Nervengewebe anreichert und daher nur eine geringe Ausscheidungsrate besitzt. Innerhalb von 12 h erscheinen 60% der injizierten Menge im Harn, nach 8 Tagen sind aber noch nicht einmal 75% eliminiert.

Das Erscheinungsbild von PCP ist dosisabhängig. 1–5 mg enthemmen, vermitteln ein Gefühl des Schwebens und der Euphorie, die in Dysphorie und Depressionen umschlagen kann. 5–10 mg schwächen die Konzentrations- und Aufnahmefähigkeit; man registriert einen ausdruckslosen und starren Blick, Nystagmus und Ptosis; Analgesie, Ataxie und Muskelstarre treten auf. 10–20 mg führen zu psychotischen Schüben mit Erregungszuständen oder Stupor und vermehrtem Speichelfluß; Halluzinationen oder Somnolenz von mehrstündiger Dauer sowie paranoide Phasen sind hierfür charakteristisch. 20–100 mg verursachen myoklonische Anfälle, tagelanges konfuses Verhalten und ein 6- bis 12stündiges Koma.

PCP ist eine Gesellschaftsdroge. Die Droge wird in den meisten Fällen in sog. "social settings" auf Parties oder in kleinen Gruppen im Schnitt von 5 Teilnehmern konsumiert, wobei man Musik hört, tanzt, sich unterhält und sexuell amüsiert. Die Erlebnisse ähneln zunächst denen nach Alkoholgenuß. Musik und Licht werden „erfühlt". Während LSD seine halluzinogene Wirkung in Farben und Bildern entfaltet, ruft PCP eine "Body-high"-Sein hervor mit akustischen Halluzinationen und Verzerrung der Sinneswahrnehmung. Raum und Tiefe werden verzerrt und nur zweidimensional gesehen. PCP baut eine Fantasiewelt auf, in der man nicht träumt, sondern in der Wünsche erfüllt werden. Phencyclidin steigert das Selbstwertgefühl beträchtlich, führt aber andererseits zur Desorientiertheit und zu Wahnvorstellungen.

Der PCP-Abhängigkeitstyp ist etwa zwischen dem Halluzinogen(LSD)- und dem Kokaintyp anzusiedeln:

a) Starke psychische Abhängigkeit. PCP-Konsumenten berichten von einem heftigen Verlangen nach der Droge.

b) Keine stichhaltigen Anhaltspunkte für eine physische Abhängigkeit, die vergleichbar mit der der Opiaten oder der Barbiturate ist, obwohl Rhesusaffen PCP als einziges Halluzinogen sich selbst applizieren. Entzugserscheinungen wurden nicht beobachtet. In einigen Fällen wird von Nervosität, Magenverstimmungen, Zittern und kalten Schweißausbrüchen berichtet. In derselben Studie gibt ein User an, daß PCP sein Verlangen nach Heroin durchaus befriedigt [7].

c) Toleranzentwicklung liegt im Bereich der 2- bis 4fachen Dosissteigerung vor. Manche rauchen bis zu 250 mg PCP pro Treffen.

Toxizität [1, 3, 4, 7, 8, 13, 14, 16, 18, 22]

Schizophreniforme Psychosen können trotz Abstinenz tage- oder wochenlang anhalten. Nach chronischem Gebrauch kann es im Anschluß an die letzte Einnahme zwischen mehreren Monaten und 2 Jahren dauern, bis der Betreffende sich wieder normal fühlt und bis Konzentrationsunfähigkeit, Gedächtnisverlust und Depressionen verschwinden. Ohne weitere Einnahme treten bei einigen innerhalb eines Jahres typische schizophrenieartige Psychosen auf ("flash back", "bad trips"). Hierfür dürften neurophysiologische Mechanismen in Frage kommen: PCP erregt selektiv die adrenergen, dopaminergen und serotoninergen Neuronen gegenüber ihren Transmittern. Diese Steigerung hält lange noch, nachdem die Droge vollständig eliminiert ist, an.

Bauchkrämpfe, blutiges Erbrechen, Diarrhöe werden auf Verunreinigung mit PCC zurückgeführt. THC verstärkt die depressive, Pentobarbital die anästhesierende Wirkung und Amphetamin die mit dieser Substanz verbundenen Verhaltenstoxizität. Längerer Gebrauch führt zu schweren Depressionen mit konfusem Verhal-

ten, Desorientiertheit, Angstzuständen, Gefühl einer endlosen Isoliertheit und agressivem Verhalten bis zum Totschlag und Suizid.
Bei chronischen Usern fanden sich keine Anhaltspunkte für Organschäden und für eine akute zelluläre Toxizität. Da normale Le-
bensrettungsfunktionen ausgeschaltet sind, ist relativ häufig mit einem Unfalltod zu rechnen.

Literatur

1. Balster RL, Chait LD (1978) The behavioral effects of phencyclidine
   in animals. In: Petersen RC, Stillman RC (eds) Phencyclidine abuse:
   An appraisal. Nida Research Monograph 21. Government Printing
   Office, Washington, pp 53–65
2. Carrol FI, Brine GA, Boldt KG, Cone EJ, Yousefnejad D, Vaupel DB,
   Buchwald WF (1981) Phencyclidine metabolism: Resolution, structure, and biologic activity of the isomers of the hydroxy metabolite, 4-
   Phenyl-4-(1-piperidinyl)-cyclohexanol. J Med Chem 24:1047–1051
3. Cohen S (1977) Angle Dust. JAMA 238:515–516
4. Dipalma JR (1979) Phencyclidine: Angle Dust. Am Fam Physician
   20:120–122
5. Domino EF (1978) Neurobiology of phencyclidine – An update. In:
   Petersen RC, Stillman RC (eds) Phencyclidine abuse: An appraisal.
   Nida Research Monograph 21. Government Printing Office, Washington, pp 18–43
6. Domino EF (1980) History and pharmacology of PCP and PCP-re-
   lated analogs. J Psychedelic Drugs 12:223–225
7. Fauman MA, Fauman BJ (1978) The psychiatric aspects of chronic
   phencyclidine use: A study of chronic PCP users. In: Petersen RC, Stillman RC (eds) Phencyclidine abuse: An appraisal. Nida Research
   Monograph 21. Government Printing Office, Washington, pp 183–
   200
8. Fauman MA, Fauman BJ (1980) Chronic phencyclidine abuse: A psychiatric perspective: J Psychedelic Drugs 12:307–311
9. Garey RE (1979) PCP (phencyclidine): An update. J Psychedelic Drugs
   11:265–275
10. Godefroi EF, Maddox VH, Parcell RF (1963) US Patent 3 097 136; ref
    in 15
11. Kalir A, Edery H, Pelah Z, Balderman D, Porath G (1969) 1-Phenyl-
    cycloalkylamine derivatives II synthesis and pharmacological activity.
    J Med Chem 12:473–477
12. Kötz A, Merkel P (1926) J Prakt Chem 113:49; ref in 15
13. Lerner SE, Burns RS (1978) Phencyclidine use among youth: History,
    epidemiology, and acute and chronic intoxication. In: Petersen RC,
    Stillman RC (eds) Phencyclidine abuse: An appraisal. Nida Research
    21. Government Printing Office, Washington, pp 66–118

14. Liden CB, Lovejoy FH, Costello CE (1975) Phencyclidine: Nine cases of poisoning. JAMA 234:513–516
15. Maddox VH, Godefroi EF, Parcell RF (1965) The synthesis of phencyclidine and other 1-arylcyclohexylamines. J Med Chem 8:230–235
16. Morgan JP, Solomon JL (1978) Phencyclidine: Clinical pharmacology and toxicity. NY State J Med 78:2035–2038
17. Petersen RC, Stillman RC (1978) Phencyclidine (PCP) abuse: An appraisal. Nida Research Monograph 21. Government Printing Office, Washington, pp 1–17
18. Showalter CV, Thornton WE (1977) Clinical pharmacology of phencyclidine toxicity. Am J Psychiatry 134:1234–1238
19. Shulgin AT, MacLean D (1976) Illicit synthesis of phencyclidine (PCP) and several of its analogs. Clin Toxicol 9:553–560
20. Smith RJ (1978) Congress considers bill to control angle dust. Science 200:1463–1466
21. Tobiasch V (1978) Der Engelsstaub. Hippokrates 49:358–362
22. Tong TG, Benowitz NL, Becker CE, Forni PJ, Börner U (1975) Phencyclidine poisoning. JAMA 234:512–513

23 Halluzinogene (insbesondere vom LSD-Typ): Mögliche Wirkungsmechanismen

H. Konzett

Lysergsäurediäthylamid (= LSD) nimmt im Rahmen der Halluzinogene aus ganz verschiedenen chemischen Klassen noch immer eine Sonderstellung ein – 45 Jahre nach der Synthese und 40 Jahre nach Entdeckung der spektakulären psychischen Wirksamkeit. Es löst in äußerst niedriger Dosierung sehr verläßlich ein spezifisches Wirkungsbild aus, das sich beim Menschen durch Veränderung der sensorischen Perzeption und des psychischen, affektiven und kognitiven Erlebens sowie in gewissen körperlichen Symptomen äußert (z. B. über Einflüsse auf Regulationszentren im Gehirn und Reflexe im Rückenmark). Schon im Erlebnisbericht von A. Hofmann und in der ersten systematischen Untersuchung mit psychiatrischer Methodik sind die seither immer wieder bestätigten psychischen Wirkungen von LSD mit Euphorie, aber auch Dysphorie, Angst und Depression angeführt, die – wie bei anderen Rauschgiften – vom Individuum, der Dosis, der Disposition, der Umwelt usw. ("set, setting") mitgeprägt werden.

Ein vergleichbares Wirkungsmuster rufen auch die aus mexikanischen Zauberpilzen gewonnenen, dem LSD chemisch verwandten Indolderivate Psilocybin und Psilocin, das Dimethyltryptamin sowie das aus einem mexikanischen Kaktus isolierte, schon länger bekannte Phenyläthylderivat Meskalin hervor; alle haben mit LSD auch die gekreuzte Toleranz und selektive Antagonisten gemeinsam. Für diese und weitere natürliche oder synthetische Stoffe ganz verschiedener chemischer Struktur mit betont halluzinogener Wirkung wurden je nach deren Tönung auch Bezeichnungen wie Psychotomimetika, Psychodysleptika, Phantastika, Eidetika u. a. vorgeschlagen.

Weltweit bekannt wurden LSD, Meskalin und Psilocybin über die begeisterten Schilderungen ihrer Wirkungen durch Schriftsteller und Psychologen sowie über sensationelle Berichte in den Medien, welche den Gebrauch solcher Stoffe zu abenteuerlicher Selbsterfahrung, zu kosmisch-mystischen Erlebnissen und zur Erweckung der Kreativität in den 60er Jahren geradezu propagierten und so den Eingang in die Drogen-Mißbrauchszene vorbereiteten und förderten. Kontrovers blieb die Verwendung von LSD zur „psycholytischen" und „psychedelischen" Therapie im Rahmen einer tiefenpsychologisch fundierten Psychotherapie bei gewissen psychopathologischen Zuständen, unheilbar Krebskranker und als Sterbehilfe.

Welche zentralen Strukturen und Mechanismen werden durch LSD und verwandte Stoffe beeinflußt, so daß die komplexe psychische Wirkung (mit somatischen Begleiterscheinungen) entsteht? Diese Frage wurde seit dem Bekanntwerden der LSD-Wirkung immer wieder gestellt und ihre Beantwortung mit den jeweils vorhandenen Methoden tierexperimentell versucht, obwohl natürlich für die spezifisch psychische Wirkung am Menschen kaum ausreichende Äquivalente im Tierversuch bestehen. Zunächst wurden stimulierende Wirkungen auf vegetative (besonders sympathische) Zentren, die Auslösung einer Weckreaktion im Hirnstamm, Verstärkung von Reflexen, Störungen im Lernverhalten trainierter Tiere festgestellt. Der Nachweis bestimmter einfach gebauter Wirkstoffe im Gehirn, wie z.B. von Serotonin (5-Hydroxytryptamin, 5-HT), gab den Untersuchungen mit LSD und verwandten Stoffen eine neue Richtung, daß nämlich ihre psychische Wirkung über eine Interferenz mit solchen für die Gehirnfunktionen als wichtig angesehenen Neurotransmittern zustande kommen könnte. Wenn auch die erste Hypothese dieser Art nicht aufrecht erhalten werden konnte, daß nämlich eine einfache Blockade von Serotonin im Zentralnervensystem – ähnlich dem Serotonin-Antagonismus von LSD an glattmuskeligen Organen in vitro – den psychischen Wirkungen zugrunde läge, so behielt doch Serotonin bei den weiteren Untersuchungen zur Analyse des Wirkungsmechanismus von LSD im Zentralnervensystem eine Schlüsselstellung, und zwar um so mehr, als die Kenntnisse über Lokalisation und Funktion von serotoninergen Neuronen im Gehirn sich mehrten.

Serotoninhaltige Zellen kommen im (phylogenetisch alten) Hirnstamm in den Raphekernen vor; von hier ziehen serotoninerge (tryptaminerge) Nervfasern zu den verschiedenen Regionen des Zentralnervensystems (Kortex, Dienzephalon, limbisches System, Striatum, Hirnstamm, Rückenmark). Mit der Fluoreszensmethode lassen sich diese serotoninergen Neurone darstellen. Setzen sie Serotonin frei, wirkt es an Hirnzellen mit entsprechenden postsynaptischen Rezeptoren in den verschiedenen Hirnregionen. Aktionspotentiale der serotoninergen Neurone und der postsynaptischen Zielzellen können mit entsprechender elektrophysiologischer Methodik abgeleitet und so Einflüsse aus den Raphezellen registriert werden.

Die weite Verbreitung von serotoninergen Neuronen im Gehirn deutet auf weitreichende Einwirkungsmöglichkeiten des Neurotransmitters Serotonin. Im Vordergrund stehen tonisch-inhibitorische Effekte auf mannigfaltige Strukturen und Mechanismen, z. B. auf sensorische und nozizeptive Afferenzen aus dem Körper und von außen, auf Reize, welche Verhalten, Stimmung, Schmerzerleben, Sexualität, Motorik usw. beeinflussen; doch scheinen auch exzitatorische Effekte z. B. auf kortikale Neurone und auf die Formatio reticularis im Hirnstamm vorzukommen. Störungen der Funktion serotoninerger Nerven werden mit krankhaften Zuständen wie z. B. Schizophrenie, affektiven Entgleisungen, aber auch Veränderungen im vegetativen, endokrinen und extrapyramidalen System in Zusammenhang gebracht. Serotonin und seine Abbauprodukte können (wie andere Neurotransmitter und ihre Metaboliten) im Gehirn bzw. in einzelnen Gehirnabschnitten quantitativ bestimmt werden. Zum Nachweis von Rezeptorstellen für Serotonin (und andere Neurotransmitter) bzw. ähnlich wirkende Agonisten oder Antagonisten wird die Bindung von radioaktiv markierten Molekülen an Membranen von Hirnhomogenaten gemessen. Auf diese Weise erhält man auch Einblicke in die Affinität solcher Stoffe zu den Rezeptoren. Mit der Autoradiographie kann die anatomische Verteilung solcher radioaktiv markierter Substanzen erkannt werden.

Pharmaka, welche die Freisetzung dieses wichtigen Neurotransmitters aus den serotoninergen Nervendigungen beeinflussen, seine Biotransformation verändern, an den präsynaptischen Serotoninautorezeptoren oder/und an den postsynaptischen Serotoninrezeptoren angreifen, können zu Funktionsstörungen im weitverzweigten serotoninergen System sowie in den von seinen Impulsen abhängigen Gehirnstrukturen führen. LSD und die Halluzinogene vom LSD-Typ gehören nach den vorliegenden experimentellen Befunden in diese Wirkklasse.

In Bindungsversuchen zeigte LSD eine hohe stereospezifische Affinität zu Bindungsstellen kortikaler und subkortikaler Gehirnfraktionen, die besonders reich an Serotoninrezeptoren waren. Dabei handelt es sich weniger um präsynaptische Rezeptoren in den Raphekernen als vielmehr um postsynaptische Rezeptoren. Die autoradiographischen Untersuchungen der LSD-Bindungen ergaben eine weite Verbreitung im Bereich des Gehirns und weisen in die gleiche Richtung einer Anreicherung besonders im Bereich der postsynaptischen Serotoninrezeptoren. Serotonin verdrängte LSD aus dieser Bindung auffallend stark. LSD hatte übrigens die gleich hohe Affinität zu Hirnhomogenaten, welche Rezeptoren für Serotoninantagonisten ohne psychische Wirkung enthielten.

LSD (und grosso modo auch die verwandten Halluzinogene) erhöhen – wohl als Folge einer verminderten Freisetzung von Serotonin aus serotoninergen Nervfasern – die Serotoninkonzentration im Gehirn signifikant, wenn auch geringfügig. Überdies werden die Synthese und der Umsatz von Serotonin eingeschränkt; dieser Effekt ist nach intravenöser Verabreichung in vivo und auch an Gehirnschnitten in vitro nachweisbar.

Ergibt schon die Affinität von LSD zum serotoninergen System und sein Einfluß auf Freisetzung und Umsatz von Serotonin Hinweise auf die besondere Bedeutung von Serotonin für die LSD-Wirksamkeit, so weisen neuere Versuche besonders eindrücklich in diese Richtung, in denen gleichzeitig am wachen Tier der Effekt von LSD auf die Aktionspotentiale der serotoninergen Neurone in den Raphekernen und ein typisches Verhaltensmuster registriert werden konnten. Kleine Dosen von LSD intravenös verabreicht rufen bei der Katze ein typisches dosisabhängiges Wirkungsbild hervor, nämlich Schütteln der Vorderpfoten (als ob die Pfoten naß wären und die Flüssigkeit abgeschüttelt würde) und Ansätze zum Selbstputzen, ohne aber dieses „Komfortverhalten" in der üblichen Art von Putzsequenzen voll auszuführen, es vielmehr gleich wieder abzubrechen ("abortive grooming"). Wurden gleichzeitig über die vorher in die Raphekerne eingeheilten Elektroden Ableitungen von Einzelneuronen durchgeführt, so verlangsamte sich unter der LSD-Wirkung beträchtlich die Folge der sonst regelmäßig mit niedriger Frequenz auftretenden Aktionspotentiale. Die Verhaltensänderung dauerte länger als die Verlangsamung der Aktionspotentiale. Übrigens hatten Serotonin und LSD auch an den Raphekernen der Ratte bei mikroiontophoretischer Applikation einen dämpfenden Einfluß auf die Aktionspotentiale. An den Raphekernen mit den Serotoninautorezeptoren wirkt also offenbar LSD ähnlich wie Serotonin, und zwar dämpfend. Dieser LSD-Effekt wird als „disinhibitorisch" bezeichnet, weil eben die tonisch-inhibitorische Wirkung aus den Raphekernen verlangsamt und abgeschwächt wird. Während des REM-Schlafs hören übrigens die von den Raphekernen abgeleiteten spontanen rhythmischen Potentialschwankungen vollständig auf, was die Träume in dieser Schlafphase mit den Halluzinationen während der LSD-Wirkung in einen gewissen Zusammenhang rücken läßt.

Für das typische durch LSD ausgelöste Verhaltensmuster der Katze könnte auch ein (im Detail noch nicht ganz geklärter) LSD-Effekt an postsynaptischen Strukturen (mit Serotoninrezeptoren) wichtig sein.

Wenn bisher nur einzelne der zahlreichen Wirkungsmöglichkeiten von LSD auf das serotoninerge System im Gehirn exakt experimentell untersucht wurden, so geht daraus doch schon hervor, daß gleichzeitig serotoninagonistische und -synergistische, aber auch serotoninantagonistische Effekte (zusätzlich zum Einfluß auf Synthese und Freisetzung) zum LSD-Gesamtbild beitragen.

Außer Wirkungen auf das serotoninerge System haben LSD und Halluzinogene vom LSD-Typ auch Wirkungen auf das katecholaminerge Neurotransmittersystem. Die Synthese von Dopamin und die Freisetzung und der Umsatz von Noradrenalin werden gesteigert, die Noradrenalin-Gehirnkonzentration vermindert. LSD weist eine gewisse Affinität zu Dopaminbindungsstellen auf. Die Affinität zu den Dopaminrezeptoren ist zwar für die halluzinogene Wirkung keine unbedingte Voraussetzung – fehlt sie doch bei den LSD-verwandten Halluzinogenen Meskalin und Psilocin – doch scheint eine zusätzliche dopaminerg agonistische Wirkung diese (und entsprechende Verhaltensmuster im Tierexperiment) verstärken zu können. Es gibt auch Hinweise, daß noradrenerge Neurone des Nucleus coeruleus im Rautenhirn durch LSD einerseits gedämpft, unter bestimmten Voraussetzungen aber auch verstärkt werden können.

Werden bei dem immer noch sehr lückenhaften Stand der Kenntnisse über die Wirkungsmechanismen von LSD, dem wohl bestuntersuchten Halluzinogen, neben dem serotoninergen immerhin auch das dopaminerge und noradrenerge Neurotransmittersystem impliziert, so deutet das schon auf ein multifaktorielles Geschehen bei der komplexen psychischen Wirkung hin. Wahrscheinlich erstreckt sich der LSD-Einfluß noch auf andere Transmittersysteme, da z. B. Benzodiazepine bei der LSD-Intoxikation wirksam sind. Neben den klassischen Neurotransmittern sind zusätzlich zahlreiche Neuromodulatoren (z. B. Neuropeptide) an den neurochemischen Steuerungsmechanismen für Denken, Fühlen und Handeln beteiligt.

Zur Aufrechterhaltung der „normalen" psychischen Grundverfassung mit den entsprechenden perzeptiven, affektiven und kognitiven Komponenten ist eine feine Balance im Zusammenspiel der verschiedenen Neurotransmitter- und Neuromodulatorsysteme notwendig. Durch LSD in niedriger Dosierung werden offenbar vorübergehend schon so schwerwiegende neurochemische Veränderungen der subtilen Ausgewogenheit evoziert, daß eine ausgleichende Korrektur durch das eine oder andere Regulationssystem im Gehirn nicht mehr möglich ist und das spektakuläre Wirkungsbild entsteht.

Literatur

1. Aghajanian GK (1982) Neurophysiologic properties of psychotomimetics. In: Hoffmeister F, Stille G (eds) Handbook of experimental pharmacology vol 55/III. Springer, Berlin Heidelberg New York, pp 88–109

2. Freedman D, Boggan WO (1982) Biochemical pharmacology of psychotomimetics. In: Hoffmeister F, Stille G (eds) Handbook of experimental pharmacology, vol 55/III. Springer, Berlin Heidelberg New York, pp 57–82

3. Hofmann A (1979) LSD – Mein Sorgenkind. Klett-Cotta, Stuttgart

4. Jacobs BL, Trulson ME (1979) Mechanisms of action of LSD. Am Sci 67:396–404

5. Jacobs BL (1983) Mechanism of action of hallucinogenic drugs: focus upon postsynaptic serotonergic receptors. In: Grahame-Smith DG (ed) Psychopharmacology, vol 1. Preclinical psychopharmacology. Excerpta Medica, Amsterdam Oxford Princeton, pp 344–376

6. Leuner H (1981) Halluzinogene. Psychische Grenzzustände in Forschung und Psychotherapie. Huber, Bern
7. Rothlin E (1957) Pharmacology of lysergic acid diethylamide and some of its related compounds. J Pharm Pharmacol 9:569–587
8. Stoll WA (1947) Lysergsäurediaethylamid, ein Phantastikum aus der Mutterkorngruppe. Schweiz Arch Neurol Psychiatr 60:1–45

E. Allgemeine und besondere biologische Aspekte

24 Beziehungen zwischen Riechen, Pheromonen und Abhängigkeit

M. Schleidt

Wenn das Weibchen des Seidenschmetterlings Bombyx mori bei der Balz seinen Sexuallockstoff, das Bombykol, ausstößt, dann nimmt das Männchen ihn noch in der unglaublichen Verdünnung von 1 000 Molekülen pro Kubikzentimeter Luft wahr. Das ist so verdünnt, als hätte man eine Maß Bier über dem Luftraum von Deutschland verteilt! Gleichzeitig fliegt das Männchen auf die Quelle des Geruchs zu, egal welche Hindernisse im Wege liegen mögen, egal ob es den Duft schon öfter gerochen hat oder das erste Mal. Und wenn der unwiderstehliche Duft aus einer von Menschen gemachten Falle strömt, dann stürzt es sich hinein.

Das ist die klassische Beschreibung einer Pheromonwirkung, wie wir sie im Insektenreich häufig vorfinden. Pheromone sind exokrine chemische Botschaften, die Nachrichten zwischen Individuen einer Art überbringen. Der Nachrichtenträger „Duft" wirkt auch über die Artgrenzen hinaus im ganzen Tierreich, und wir Menschen sind darin eingeschlossen.

Die olfaktorische Kommunikation bei Säugetieren ist wesentlich komplexer als die des Seidenspinners in dem oben angeführten Beispiel. Lernen und Erfahrung spielen dabei eine große Rolle, und fast immer wirken zur Auslösung eines Verhaltens Signale aus allen Sinnesgebieten zusammen. Eine Abhängigkeit von Geruchsreizen in solch unbedingtem Maße wie bei Insekten finden wir also nicht.

322

Inwieweit besteht aber dennoch Abhängigkeit? Dieser Frage will ich bei Säugetieren und beim Menschen nachgehen.

Gerüche und endokriner Stoffwechsel

Pheromone können endokrine Stoffwechselvorgänge beeinflussen. Weibliche Mäuse erreichen unter dem Einfluß von Pheromonen erwachsener männlicher Tiere die Pubertät früher als Kontrolltiere [35, 36]. Pheromone, die von weiblichen Mäusen abgegeben werden, verändern den weiblichen Zyklus, so daß in kleinen Gruppen zusammen gehaltene Mäuseweibchen ihre Zyklen synchronisieren [19]. Eine solche Synchronisation ist interessanterweise auch beim Menschen bekannt. McClintock [22] und neuerdings Graham u. McGrew [10] fanden, daß Studentinnen, die in Studentenwohnhäusern zusammen wohnten, während des Semesters eine allmähliche Synchronisation ihrer Menstruationstermine zeigten – und zwar hatten sich Freundinnen und Zimmergenossinnen am stärksten angeglichen. Die Häufigkeit ihres Zusammenseins war dabei ausschlaggebend. Daß eine solche Synchronisation vielleicht auch hier auf Duftstoffe zurückzuführen ist, legt ein Versuch von Russell et al. [26] nahe. Die Autoren hatten Achselschweiß von einer Frau 5 weiblichen Versuchspersonen 3 mal wöchentlich auf die Oberlippe aufgetragen. Nach 4 Monaten waren die Zyklen dieser Frauen gegenüber einer Kontrollgruppe merklich dem der Duftspenderin angeglichen.

Weitere Einflüsse von Pheromonen auf endokrine Stoffwechselvorgänge (bei Tieren nachgewiesen) betreffen Unterbrechen der Gravidität, Ovulationsauslösung und Änderung des weiblichen Zyklus durch männliche Duftstoffe.

Jetzt wollen wir das Umgekehrte betrachten: Die Auswirkung endokriner Zustände auf Riechen und Pheromonbildung. Hormonelle Zustände können die Empfindlichkeit des olfaktorischen Sensoriums beeinflussen. Frauen haben niedrigere Riechschwellen gegenüber moschusartigen Stoffen als Männer. Nach Moschus riechende Substanzen kommen bei Säugetieren als Sexualstoffe vor. Sie werden seit alters in der Parfumindustrie verwandt, und das im männlichen Achselschweiß zu findende Androstenol [2, 11] riecht ebenfalls moschusartig. Vor der Pubertät ist dieser Geschlechtsunterschied in der Empfindlichkeit gegenüber Moschus nicht zu finden. Außerdem schwankt die Riechschwelle im Verlauf des Zyklus und ist während des Ovulationszeitpunkts am tiefsten, d. h. Frauen sind dann empfindlicher für Moschus als sonst [18, 20].

Auch die Pheromonbildung ist abhängig von endokrinen Zuständen. Alle weiblichen und männlichen Sexuallockstoffe bei Säugern werden erst mit der Geschlechtsreife gebildet. Beim Menschen sondern die apokrinen Schweißdrüsen, die vorwiegend in der Achselhöhle und im Ano-Genitalbereich zu finden sind, ein eiweißreiches Sekret ab, das durch bakterielle Zersetzung Geruch annimmt. Die Tätigkeit der apokrinen Schweißdrüsen beginnt erst mit der Pubertät unter dem Einfluß von Sexualhormonen. Am Geruch der Achselhöhle können Männer und Frauen unterschieden werden, Buben und Mädchen aber erst nach der Pubertät, wie unsere Versuche mit getragenen Hemden ergeben haben [30, 38]. Schließlich findet man, wie schon erwähnt, im Achselschweiß von Männern das nach Moschus riechende Androstenol, das unter Lufteinfluß nach einiger Zeit in das mehr urinähnlich riechende Androstenon umgewandelt wird. Bei Frauen ist Androstenol im Schweiß, wenn überhaupt, nur in sehr geringer Konzentration vorhanden [1, 4]. Androstenol im Urin wird ebenfalls erst mit dem Einsetzen der Geschlechtsreife gefunden (bei Männern doppelt so viel wie bei Frauen), wie Cleveland u. Savard [7] nachwiesen. Wir finden also auch beim Menschen eine Abhängigkeit geschlechtsspezifischer Gerüche vom endokrinen Zustand und können darüber hinaus die Hypothese aufstellen, daß der Achselgeruch Beziehungen zur Sexualität hat.

Gerüche und Verhalten

Nach diesem kurzen Einblick in die Beziehungen zwischen Riechen und endokrinen Zuständen, wollen wir uns jetzt den Auswirkungen von Gerüchen auf das Verhalten zuwenden. Es gibt zwei große Bereiche, in denen Gerüche eine Rolle spielen: erstens die Nahrungsaufnahme, von der hier nicht die Rede sein soll, und zweitens das Sozialleben. Die Wirkungen von Gerüchen im Sozialverhalten, wie sie bei Säugetieren und auch bei Primaten nachgewiesen wurden, beziehen sich auf a) Individuenunterscheidungen, b) Angst- und Schrecksituationen, c) Territorial- und Rangordnungsverhalten, d) Mutter-Kind-Bindung, e) Geschlechtsverhalten und f) Art-

und Gruppenzugehörigkeit. Wir wollen prüfen, wo auch beim Menschen in diesen Bereichen der Geruch eine Rolle spielt.

Individueller Geruch

Wir haben bei Versuchspersonen in Deutschland, Italien und Japan nachgewiesen, daß der eigene Geruch sowie der Geruch des Partners signifikant über dem Erwartungswert erkannt wurde [29]. Zugleich wurde den Gerüchen eine bestimmte emotionale Bewertung zugeordnet. Wenn Menschen in Reichweite miteinander umgehen – in dem Bereich, den Hall [12] "personal distance" nannte – dann mag, neben anderen Signalen, auch der Eigengeruch einer Person eine Rolle spielen. Er kann zur Kennzeichnung des anderen Individuums beitragen, als etwas Typisches für diese Person wahrgenommen werden. Hauptsächlich aber wird der Geruch die Tönung der Stimmung im Umgang miteinander beeinflussen, wie wir alle introspektiv wissen, negativ ausgedrückt durch Sprichworte wie „Ich kann ihn nicht riechen" und positiv z. B. durch die Beschreibung der Geliebten im hohen Lied der Bibel: „Ihr Körper duftet nach Narden, Safran, Kalmus, Zimt, Weihrauch, Myrrhen und Aloe" – alles hoch geschätzte, gut riechende Drogen.

Angstgeruch, Ortsgeruch

Daß der Mensch in Angstzuständen anders riecht als sonst, wird behauptet, quantitative Nachweise fehlen bisher. Unsere Territorien pflegen wir meist nicht geruchlich zu markieren wie Tiere, trotzdem haben Gerüche bestimmter Gegenden, Orte, der Wohnung oder des Hauses für uns bestimmte positive oder negative Tönungen. Wie eine Umfrage ergab, scheinen solche Geruchseindrücke bestimmter Orte, wenn man sich nachhaltig an sie erinnert, eng mit starken Emotionen, die ebenfalls an diese Orte geknüpft sind, verbunden zu sein [28].

Geruch in der Mutter-Kind-Beziehung

Babies erkennen im Alter von 6 Tagen den Geruch der mütterlichen Brust [23], ebenso können im Experiment Mütter ihre eigenen Kinder einige Tage nach der Geburt geruchlich von fremden Kindern unterscheiden [27]. Welche Funktion kann diese Fähigkeit der Mütter und Babies haben? Junge Totenkopfaffen erkennen ihre Mutter ebenfalls am Geruch; und wenn sie auf Attrappen aufgezogen werden, dann bevorzugen sie solche, auf denen sie selbst schon einige Tage gesessen sind und die sie geruchlich imprägniert haben, gegenüber frischen Attrappen [13, 14]. Es scheinen also geruchliche Signale der Mutter bzw. der Attrappe für die Entstehung und Aufrechterhaltung einer Bindung bei diesen Affen wichtig zu sein. So etwas könnte auch für den Menschen Geltung haben, worauf Untersuchungen von Stanjek [32] hinweisen. Er stellte fest, daß Kinder an ihrem ersten Lieblingsspielzeug, das meistens ein weiches Stoffgebilde ist, außer taktilen und optischen Reizen besonders auch den typischen Geruch schätzen. Zu diesem, von Winnicott [37] so benannten „Übergangsobjekt", das im Individuationsprozeß bei der Trennung von der Mutter eine Rolle spielt, haben die Kinder eine sehr enge Bindung, und auch der Geruch wird dabei zu einem Kriterium der Vertrautheit. Stanjek fand, daß über 70% der Kinder aus seiner Münchner Stichprobe ein solches Übergangsobjekt hatten, während bei Vergleichsstichproben in Indien und Ostafrika keine solchen Ersatzobjekte gefunden wurden. Er bringt diesen Unterschied vor allem in Zusammenhang mit der häufigen körperlichen Nähe, den Kinder nichteuropäischer Kulturen mit ihren Bezugspersonen haben, und mit der relativen Isoliertheit der hiesigen Kinder, die vor allem nachts in ihrem Bettchen allein sind. Das Ersatzobjekt mit seinem typischen Geruch wird folgerichtig von den Kindern besonders vor dem Einschlafen gefordert.

Die emotionale Sicherheit verleihende Bindung des Säuglings und Kleinkinds an seine Mutter wird als höchstwahrscheinlich auch durch Geruchssignale beeinflußt, und bei Isolation werden Ersatzobjekte benutzt, die entweder nach der Mutter riechen – der kleine Sohn meiner Kollegin holte sich als seine Mutter im Krankenhaus war, um das Brüderchen zur Welt zu bringen, ein getragenes Kleidungsstück der Mutter, das er nicht wieder hergab, solange sie fort war – oder es werden Gegenstände bevorzugt, die einen konstanten und bekannten Geruch aufweisen, der wohl hauptsächlich der eigene Geruch des Benutzers ist, wie die Übergangsobjekte der Kinder oder die Attrappen der jungen Affen. Der eigene Geruch wird auch von Erwachsenen positiver beurteilt als fremder Geruch [30]. Er ist ein vertrautes Signal, das so wie alles, mit dem wir uns auskennen, Sicherheit vermittelt.

Geruch und Sexualität

Die Bedeutung von Geruchsreizen im Sexualverhalten ist bei Säugetieren durch die Bildung von Sexuallockstoffen gekennzeichnet. Sie bestimmen neben akustischen und optischen Reizen die Partnerwahl. Aus der Literatur sind mir zwei Fälle bekannt, in denen sogar ein artfremder Geruch eine derartige Anziehung bewirkt, so daß wir wohl von einer übernormalen Attrappe sprechen können. In der Ethologie benennt man so Attrappen, die wirksamer sind als die natürlich vorkommenden Signale. Der eine Fall ist die Reaktion von Katzen auf Katzenminze. Der Geruch dieser Pflanze bewirkt bei Katzen weibliches Sexualverhalten, das stärker und regelmäßiger auslösbar ist, als durch den Urin männlicher Katzen [24, 34]. Der Geruch der Pflanze hat also die Wirkung wie ein Pheromon von Katern, nur wirkt er so stark, daß er bis zur Süchtigkeit führen kann [21].

Der zweite Fall, in dem ein artfremder Geruch eine Attrappe eines Säugetierpheromons darstellt, betrifft die Trüffel. Der Eber scheidet das Steroid Androstenon aus, was bei der Sau Sexualverhalten bewirkt. Der Trüffelpilz enthält dieses Androstenon in einer Konzentration, die doppelt so groß ist, wie im Plasma des Ebers [6]. Kein Wunder, daß Schweine so gut benutzt werden können, um diese Delikatesse aufzuspüren.

Gibt es nun auch beim Menschen körpereigene Stoffe mit Pheromonwirkung? Wenig ist hier bisher nachgewiesen. Es ist möglich, daß dem bei Männern im Schweiß und Urin vorhandenen Androstenol eine solche Bedeutung zukommt. Dafür spräche folgendes: Androstenol riecht, wie gesagt, moschusartig. Moschussubstanzen sind im Tierreich verbreitete Aphrodisiaka, also Stoffe, die den Geschlechtstrieb anregen. Frauen haben zum Zeitpunkt der Ovulation eine besonders niedrige Riechschwelle für derartige Stoffe. Androstenol wird in Abhängigkeit von Sexualhormonen gebildet. Es beeinflußt im Laborversuch soziale Einstellungen von Versuchspersonen, und es wirkt, auf einen Wartezimmerstuhl aufgetragen, auf Frauen anziehend und auf Männer abstoßend, wie Kirk-Smith u. Booth [17] feststellten. Auch für uns Menschen gibt es bei Androstenon eine Attrappe: den Sellerie. Diese im Volksglauben wegen ihrer potenzsteigernden Wirkung geschätzte Pflanze enthält Androstenon in relativ hoher Konzentration [5]. Sie sehen, daß sich aus diesen Puzzleteilen des Mosaiks der Pheromonwirkung auf das Sexualverhalten des Menschen noch kein ganz klares Bild herauslesen läßt. Immerhin wäre hier eine angeborene Präferenz möglich, und sicher sind Geruchsreize innerhalb der menschlichen Sexualität von Bedeutung.

Wichtig erscheint mir in diesem Zusammenhang, die menschliche Partnerbindung nicht aus dem Auge zu verlieren. Hier wird neben eventuellen arteigenen Pheromonen bei Männern und Frauen der ganz persönliche Geruch eines Menschen eine Rolle spielen, vielleicht in einem ähnlichen Sinne, wie bei der Mutter-Kind-Bindung besprochen. Er wird zur Tönung der Beziehung beitragen und z. B. emotionale Sicherheit und starke Bindung vermitteln. Kulturell bedingte Unterschiede in den Partnerbeziehungen können sich in der emotionalen Bewertung des Partnergeruchs auswirken, wie unsere kulturvergleichenden Untersuchungen ergaben [29].

Gruppengeruch

Als letzten Punkt des Vergleichs mit Tieren möchte ich noch den Art- oder Gruppengeruch besprechen, den Säugetiere zur Orientierung benutzen. Können wir beim Menschen etwas finden, das mit geruchlicher Bindung an eine Gruppe zu tun hat? Ich glaube ja.

Sehr oft wird bei Festen, bei kultischen Veranstaltungen, neben anderen Zeremonien ein besonderer Geruch verwandt. Wir finden das bei Naturvölkern häufig. Guter Geruch wird dort oft mit magischem Einfluß verbunden und entsprechend verwandt. Auch in der Antike wurden gutriechende Hölzer bei Festen verbrannt, „um den Göttern zu gefallen", und in der katholischen Kirche ist es bis heute der Weihrauch, der festlichen Messen den Stempel aufdrückt. Es wird also bei wichtigen Gelgenheiten im Gruppenleben, die sich aus dem Alltag herausheben und die in ihrer Bedeutung sicher auch der Festigung der Gruppenbindung dienen [8], ein charakteristischer Geruch verwandt. Dieser Brauch lebt bei der heutigen jungen Generation wieder auf, z. B. mit Räucherstäbchen, die, so scheint es mir, besonders auch die Zugehörigkeit zu einer bestimmten Gruppe demonstrieren.

Gerüche und Abhängigkeit

Ich habe dargestellt, wie eng Riechen und Geruch mit endokrinen Zuständen verknüpft sind und ferner, wo beide im Sozialverhalten des Menschen eine Rolle spielten, nämlich im Bereich der Bindung: In der Bindung zwischen Mutter und Kind, der Bindung zwischen Sexualpartnern, der Bindung an bestimmte Orte und Situationen, der Bindung an eine bestimmte Gruppe. Daß wir bisher noch relativ wenig über diese Zusammenhänge wissen, liegt sicher z.T. daran, daß Gerüche vorwiegend unbewußt wirken. Auch andere nichtverbale Signale entziehen sich oft dem Bewußtsein, aber im Falle von Geruchsreizen, die unser Gehirn vorwiegend subkortikal erreichen, ist dies verstärkt der Fall. Geruchsbahnen enden, von der Peripherie kommend, im limbischen System und werden im Gegensatz zu akustischen und optischen Bahnen erst sekundär zur Großhirnrinde weitergeleitet [25]. Die vorwiegend unbewußte Geruchsverarbeitung spiegelt sich auch in der Tatsache, daß zwischen Sprache und Geruch eine sehr viel schlechtere Verknüpfung besteht als zwischen Sprache und Sehen und Hören [3]. Auch in unseren Versuchen wird der unbewußte Umgang mit Geruchsreizen an vielen Stellen deutlich, z.B. daran, daß bei den Versuchspersonen unbewußt Normen und Werte der Kulturen in die Geruchsbewertung eingingen [31]. Die enge Verbindung der Riechbahnen mit dem limbischen System erklärt auch die starke emotionale Beteiligung bei Geruchswahrnehmungen, Gerüche werden sofort positiv oder negativ gewertet. Geruch muß sich also besonders gut eignen, mit emotionalen Zuständen verknüpft zu werden, was wir alle aus der Introspektion sehr gut wissen. Tatsächlich konnte Kirk-Smith [16] nachweisen, daß Versuchspersonen, die durch die Versuchsbedingungen in eine ängstliche Stimmung gekommen waren, wenn sie unbewußt dabei einem bestimmten Geruch ausgesetzt wurden, bei späteren Gelegenheit in Anwesenheit dieses Geruchs wieder ängstlich wurden.

Noch eine letzte Eigenheit der Geruchswahrnehmung ist in diesem Zusammenhang interessant. Für Gerüche haben wir ein relativ schlechtes Kurzzeitgedächtnis, aber ein außerordentlich gutes Langzeitgedächtnis, auch wieder im Unterschied zum Hören und Sehen [9].

Aus dem bisher Gesagten wird nun folgendes Bild von Riechen und Geruch deutlich: Geruchserlebnisse sind stark emotional getönt, haben vorwiegend unbewußte Auswirkungen, sind mit langer Erinnerung behaftet und kennzeichnen signalartig eine Situation oder Beziehung, an die eine gefühlsmäßige Bindung besteht.

Welche möglichen Verbindungen kann man nun zu Drogen und Drogenabhängigkeit sehen? Die meisten pflanzlichen Drogen – dieser Begriff hier im weitesten Sinne gefaßt – zeichnen sich durch auffälligen Geruch aus. Sie werden und wurden auch gerade um dieser Eigenschaft willen geschätzt. Um die Gewürzdrogen entbrannten Kriege und ihretwegen wurde Amerika entdeckt. Bei den Drogen im engeren Sinne kommt noch eine pharmakologische Wirkung hinzu.

Die bewußtseinserweiternde Wirkung von Drogen in vielen Religionen und sakralen Bräuchen verschiedener Kulturen angewandt. Ihr Gebrauch ist immer ins soziale Gefüge der Gruppen eingebettet und hat oft gruppenbindenden Charakter. Auch in unserer westlichen Gesellschaft bilden sich um den Konsum halluzinogener Drogen oft Gruppen und Subkulturen, wobei sicher Identifikations- und Zugehörigkeitsgefühle wichtig sind. Wie wir gesehen haben, können Geruchsreize Bindungen kennzeichnen und verstärken. So können also Geruchssignale, die mit dem Drogengebrauch zusammenhängen, zum Aufbau und zur Festigung der Gruppenbindung beitragen.

Zu diesen Vorstellungen paßt gut, was wir von Schnüfflern wissen, den Drogenkonsumenten, die am meisten mit Riechen zu tun haben. Diese sind nach Steinke [33] besonders darauf aus, die Droge in einer Gruppe zu inhalieren. Sie sind nach Kindermann u. Altenkirch [15] besonders jung, stammen meist aus unvollständigen Familien, wurden oft früh in Heime eingewiesen, was Defizite an frühen Bindungen nahelegt. Sie suchen daher als Ersatz für Elternfiguren, Familie und Zuhause die Gemeinschaft mit anderen in einer Gruppe. Besonders deutlich wird dies bei jugendlichen Schnüfflern in Mexiko, wo bäuerliche Familien in die Slums der Industriestädte kommen. Dabei zerfallen die alten Familienstrukturen. Die Kinder schließen sich zu Banden zusammen, die, wie Kindermann und Altenkirch schreiben, durch das Lösungsmittelschnüffeln zusammengehalten werden. Hier bewirkt also die Droge die Einbettung des einzelnen in die Gruppe, wobei Riechen und Geruch in dem ganzen Prozeß eine zentrale Stellung einnehmen.

Das Eingehen sozialer Bindungen ist sicher ein angeborenes Bedürfnis. Der Drogenabhängige, der oft aus einer Unreife seiner Persönlichkeit heraus unfähig zu echter Bindung ist, sucht dennoch ständig danach. Ersatzgefühle findet er im Drogenrausch, wobei Geruchssignale an der Bildung und Festigung solcher Pseudobindungen mitwirken können.

Zusammenfassend möchte ich die hypothetischen Zusammenhänge zwischen Riechen und Abhängigkeit so beschreiben: Der Geruchssinn ist aufgrund seiner speziellen Eigenschaften besonders geeignet, wichtige Situationen und Beziehungen des Menschen zu kennzeichnen und emotional zu verankern. Er begleitet so wesentlich auch Verhaltensweisen wie Drogenkonsum.

Literatur

1. Bird S, Gower DB (1981) The validation and use of a radioimmunoassay for 5 α-androst-16-en-3-one in human axillary collections. J Steroid Biochem 14:213–219
2. Brooksbank BWL, Brown R, Gustafsson J-A (1974) The detection of 5-Androst-16-en-3α-ol in human male axillary sweat. Experientia 30:864–865
3. Cain WS (1977) Physical and cognitve limitations on olfactory processing in human beings. In: Müller-Schwarze D, Mozell MM (eds) Chemical signals in vertebrates. Plenum Press, New York, pp 287–302
4. Claus R, Alsing W (1976) Occurence of 5 α-androst-16-en-3-one, a Boar pheromone, in man and its relationship to testosterone. J Endocrinol 68:483–484
5. Claus R, Hoppen HO (1979) The boar-pheromone steroid identified in vegetables. Experientia 35:1674
6. Claus R, Hoppen HO, Karg H (1981) The secret of truffles: A steroidal pheromone? Experientia 37:1178–1179
7. Cleveland WW, Savard K (1964) Studies of excretion of androst-16-en-3α-ol. J Clin Endocrinol 24:983–987
8. Eibl-Eibesfeldt I (1970) Liebe und Haß. Piper, München, S 193
9. Engen T (1982) The perception of odors. Academic Press, New York, p 97
10. Graham CA, McGrew WC (1980) Menstrual synchrony in female undergraduates living on a coeductional campus. Psychoneuroendocrinology 5:245–252
11. Gower DB (1972) 16-unsaturated C_{19} steroids. J Steroid Biochem 3:45–103

12. Hall ET (1966) The hidden dimension. New York, Doubleday
13. Kaplan JN, Russell M (1974) Olfactory recognition in the infant squirrel monkey. Developm Psychobiol 7:15–19
14. Kaplan JN (1978) Olfactory recognition of mothers by infant squirrel monkeys. In: Chivers DJ, Herbert J (eds) Recent advances in primatology, Vol 1. Academic Press, London, p 103–105
15. Kindermann W, Altenkirch H (1982) Lösungsmittelmißbrauch und Heroinabhängigkeit. DHS-Informationsdienst 35/3/4:22–28
16. Kirk-Smith M (1980) Unconscious odour conditioning in human subjects. In: van der Starre H (ed) Olfaction and taste VII. IRL Press, London, p 438
17. Kirk-Smith M, Booth DA (1980) Effect of androstenone on choice of location in other's presence. In: van der Starre H (ed) Olfaction and taste VII. IRL Press, London, pp 397–400
18. Koelega HS, Köster EP (1974) Some experiments on sex differences in odor perception. In: Cain WS (ed) Odors; evaluation, utilization and control. NY Acad Sci 237:234–246
19. Lee van der S, Boot LM (1956) Spontaneous pseudopregnancy in mice II. Acta Physiol Pharmacol Neerl 5:213–215
20. Le Magnen J (1952) Les phénomenes olfacto-sexuels chez l'homme. Arch Sci Physiol 6:125–160
21. Leyhausen P (1973) Addictive behavior in free ranging animals. Bayer-Symposium IV, Psychic Dependence, pp 58–64
22. McClintock MK (1971) Menstrual synchrony and suppression. Nature 229:244–245
23. McFarlane A (1975) Olfaction in the development of social preferences in the human neonate. In: Porter R, O'Connor M (eds) The human neonate in parent-infant interaction. Ciba Foundation, vol 33, Amsterdam, pp 103–117
24. Palen GF, Goddard GV (1966) Catnip and oestrous behaviour in cats. Anim Behav 14:372–377
25. Popper KR, Eccles JC (1977) Das Ich und sein Gehirn. Piper, München
26. Russell MJ, Switz GM, Thompson K (1980) Olfactory influences on the human menstrual cycle. Pharmacol Biochem Behav 10:390
27. Schaal B, Montagner H, Hertling E, Bolzoni D, Moyse A, Quichon A (1980) Les stimulations olfactives dans les relations entre l'enfant et la mère. Repr Nutr Develop 20:843–858
28. Schleidt M (in Vorbereitung) Die Rolle von Geruch im Sozialverhalten des Menschen
29. Schleidt M, Hold B, Attili G (1981) A cross-cultural study on the attitude towards personal odors. J Chem Ecology 7:19–31
30. Schleidt M, Hold B (1982) Human odour and identity. In: Breipohl W (ed) Olfaction and endocrine regulation. IRL Press, London, pp 181–194

31. Schleidt M, Hold B (1982) Human axillary odour: Biological and cultural variables. In: Steiner JE (ed) Determination of behavior by chemical stimuli. IRL Press, London, pp 91–104

32. Stanjek K (1980) Die Entwicklung des menschlichen Besitzverhaltens. Max-Planck-Institut für Bildungsforschung Berlin. Materialien aus der Bildungsforschung Nr. 16

33. Steinke M (1972) Über das Schnüffeln, einer Sonderform jugendlichen Rauschmittelmißbrauchs. Öffentl Gesundheitsw 34:703–707

34. Todd NB (1963) The catnip response. Ph D Thesis, Harvard Univ Press, Cambridge, Mass

35. Vandenbergh JG (1967) Effect of the presence of a male on the sexual maturation of female mice. Endocrinology 81:345–349

36. Vandenbergh JG, Whitsett JM, Lombardi JR (1975) Partial isolation of a pheromone accelerating puberty in female mice. J Repr Fert 43:515–523

37. Winnicott D (1953) Transitional objects and transitional phenomena. Int J Psychoanal 24:89–97

38. Yfantis C (1980) Geruchserkennen zwischen Mutter und Kind. Diplomarbeit, Universität München

25 Nikotin als abhängigmachende Substanz

K. Opitz

Das Zigarettenrauchen ist zweifellos die am meisten verbreitete unter den schlechten Gewohnheiten der Menschen, und obwohl jedermann weiß, daß es gesundheitsschädlich ist und das Leben verkürzt, wird hartnäckig weitergeraucht. Die alternativen Methoden des Tabakgenusses, das Pfeife- und Zigarrenrauchen, das Tabakschnupfen und -kauen, verloren an Bedeutung mit dem Aufkommen von billigen, fabrikmäßig hergestellten Zigaretten. Im Durchschnitt raucht jeder erwachsene Mensch auf der Erde jährlich über 1 000 Zigaretten [45]. Neuerdings ist aber eine gewisse Zunahme des „rauchlosen Tabakgenusses" zu verzeichnen.

Es ist noch nicht lange her, daß das Zigarettenrauchen lediglich als eine Gewohnheit ("a psycho-social habit") galt, und noch vor wenigen Jahren war nicht klar, daß es sich dabei um ein pharmakologisches Phänomen handelt, nämlich um die Selbstverabreichung einer abhängigmachenden Substanz: Nikotin (vgl. [10]).

Die Experten der Weltgesundheitsorganisation haben bekanntlich acht Typen von abhängigmachenden Substanzen konstituiert; sie verzichteten aber auf die Aufstellung eines Tabak- oder Nikotintyps mit der Begründung, daß selbst in großen Mengen genossener Tabak nicht in dem Maße psychotoxisch wirke wie die abhängigmachenden Substanzen der Typen eins bis acht.[1]

Heute wird kaum noch bezweifelt, daß viele Zigarettenraucher abhängig sind und daß das Nikotin der dafür (haupt)verantwortliche Tabakrauchbestandteil ist [2, 3, 13, 20].

Das Zigarettenrauchen wird als die wichtigste vermeidbare Todesursache in unserer Gesellschaft bezeichnet (5, 40]. Abhängigen Rauchern fällt es bekanntlich sehr schwer aufzuhören, und wenn die Rückfallquote als Maß für den Grad der Abhängigkeit genommen wird, dann macht das Zigarettenrauchen ebenso abhängig wie Heroin [11]. Freilich ist nicht jeder Zigarettenraucher abhängig.

---

1 WHO Expert Commitee on Drug Dependence: Twentieth Report. Wld. Hlth. Org. Techn. Rep. Ser. No. 551 (1974), pp. 15–16

Das Zigarettenrauchen ist ein von vielen Faktoren beeinflußtes Verhalten, und die Raucher bilden eine uneinheitliche Gruppe. Die meisten rauchen regelmäßig. Der typische Zigarettenraucher inhaliert den Rauch, andere finden genug Befriedigung, wenn sie den Rauch nicht in die Lunge einziehen. Man hat die Zigarettenraucher aufgrund ihrer Selbstaussagen in folgende Gruppen eingeteilt [22]:

– Gewohnheitsmäßige. Sie rauchen, weil es Zigaretten gibt.
– Abhängige. Sie rauchen, um das zwanghafte Verlangen (das "craving") zu verhüten, das dem Entzug folgt.
– Manche rauchen nur, um negative Affekte wie Angst, Spannung, Ärger und Aggression in schwierigen Situationen zu mildern.
– Andere rauchen wegen der anregenden Wirkung oder um etwas im Munde zu haben.

Uns interessiert hier nur der abhängige Raucher. Mögen Persönlichkeitsmerkmale und soziologische Faktoren darüber entscheiden, ob ein Mensch Raucher wird oder nicht, für die Fortdauer der Rauchgewohnheit ist das Nikotin im Tabakrauch von essentieller Bedeutung. Dafür sprechen gewichtige Gründe:

1. Die beim Rauchen einer Zigarette aufgenommenen kleinen Nikotinmengen genügen, um pharmakologische Effekte auszulösen (vgl. z. B. [21]).

2. Bietet man dem Raucher nikotinarme Zigaretten an, so kompensiert er unbewußt, indem er mehr raucht, ein Verhalten, das als "self-regulation of nicotine intake" bekannt geworden ist (s. [12, 29]). Wird die Nikotinausscheidung durch Manipulation des Harn-pH beschleunigt, so wird ebenfalls mehr geraucht [32].

3. Versuche mit nikotinfreien Tabaksurrogaten [23] waren nicht erfolgreich; die Raucher blieben unbefriedigt und hatten keine Freude am nikotinfreien Rauch [10].

4. Das Rauchverhalten von inhalierenden Zigarettenrauchern läßt erkennen, daß es ihnen um das Nikotin geht, denn die möglichen nichtpharmakologischen Befriedigungen des Rauchens sind ja unabhängig davon, ob inhaliert wird oder nicht.

5. Ein besonders starkes Argument für die Bedeutung des Nikotins ist schließlich die Tatsache, daß die Zufuhr von reinem Nikotin, z. B. in Form von nikotinhaltigem Kaugummi, das zwanghafte

Rauchverlangen nach dem Entzug beseitigen und das Rückfällig-werden in einem hohen Prozentsatz verhindern kann [16].

Aus diesen Gründen ist es berechtigt, das Zigarettenrauchen als eine Art von Nikotin-Selbstapplikation aufzufassen. Der Ge-wohnheitsraucher wünscht die psychopharmakologische Wirkung der Tabakalkaloide, unter denen das Nikotin am wirksamsten ist und auch in höchster Konzentration im Zigarettenrauch vorkommt. Der Beitrag des Nornicotins, Anabasins, Nicotyrins und der übrigen Nebenalkaloide zur pharmakologischen Gesamtwirkung des Zigarettenrauchs muß als gering veranschlagt werden [7]. Merkwürdigerweise ist das im Tabakrauch enthaltene Kohlenoxid nie als eine Verstärkersubstanz ("reinforcing substance") in Betracht gezogen worden, obwohl es auch psychotrope Wirkungen hat.

Auch nichtpharmakologische Wirkungen spielen möglicherwei-se eine Rolle beim gewohnheitsmäßigen Zigarettenrauchen, ange-fangen von der oralen Ersatzbefriedigung im Sinne Sigmund Freuds [39] bis hin zu einer „Verdrängungsaktivität" ("displace-ment activity"), vergleichbar mit dem Verhalten mancher Säuge-tiere, die in Konfliktsituationen und wenn sie sich unsicher fühlen, in scheinbar sinnloser Weise den Boden kratzen oder mit den Pfo-ten klopfen [40]. Schließlich dürften auch oropharyngeale Empfin-dungen sowie der Geruch und Geschmack des Tabakrauchs nicht ohne Bedeutung sein.

Ein erneutes Interesse an den nichtpharmakologischen Faktoren haben Berichte ausgelöst [26, 43], wonach nichtinhalierende Zigar-ren- und Pfeifenraucher keine nennenswerten Nikotin- und Koh-lenoxidmengen resorbieren. Dennoch sind diese Raucher ihrer Art des Tabakgenusses genau so ergeben wie die Ziarettenraucher der ihren.

Auf die besondere Bedeutung der Nikotinkinetik für das abhän-gigmachende Potential des Zigarettenrauchens haben Russell u. Feyerabend [30] hingewiesen. Sie unterscheiden zwischen der Ni-kotinaufnahme beim Rauchen der luftgetrockneten ("air-cured") Zigarren- oder Pfeifentabake und dem Zigarettenrauchen, bei dem es sich um heißluftbehandelte ("flue-cured") Tabake handelt. Zi-garren- und Pfeifentabak liefern einen alkalischen Rauch, aus dem etwas Nikotin über die Mundschleimhaut resorbiert wird, und den man gemeinhin nicht inhaliert.

Beim nichtinhalierenden Rauchen ist die Nikotinkinetik ähnlich wie beim Tabakkauen oder -schnupfen: allmählich werden im Blut relativ niedrige Nikotinkonzentrationen erreicht, und es gibt keine Zug-um-Zug-Konzentrationsspitzen. Diese Arten des Tabakgenusses führen zu jeweils einmaligen und auch nicht sehr intensiven pharmakologischen „Belohnungen" ("rewards").

Ganz anders verhält es sich mit den modernen Zigaretten. Ihr saurer Rauch macht die bukkale Resorption unbedeutend, so daß man schon inhalieren muß, wenn man den Nikotineffekt erleben will. Der Rauch ist auch weniger schleimhautreizend als der alkalische Zigarrenrauch, und nach jedem Zug gelangt ein Quantum („Bolus") Blut hohen Nikotingehalts zum Gehirn. So werden die Hirnzellen diskontinuierlich hohen Nikotinkonzentrationen ausgesetzt. Daran ändert auch langjähriger Mißbrauch nichts, denn die metabolische Toleranz, die den Nikotingehalt des Mischbluts rascher abfallen läßt, hat keinen Einfluß auf die Nikotinboli.

Indem er Größe und Stärke der einzelnen Rauchzüge, Inhalationstiefe und Verweildauer des Rauchs in der Lunge variiert, kann der Zigarettenraucher die Größe der Boli und ihren Nikotingehalt kontrollieren. Überhaupt wird die Nikotinkonzentration im Blut nach dem Rauchen einer Zigarette mehr von der Art und Weise des Rauchens (und vom Urin-pH) bestimmt als von dem maschinell ermittelten Nikotingehalt der Zigarette „im Rauch" [14].

Die Zug-um-Zug-Konzentrationsspitzen erzeugen nicht nur intensive zentrale Effekte, sie bilden vor allem eine sehr große Zahl verstärkender Einzelergebnisse ("reinforcements"). Wenn täglich 20 Zigaretten zu je 10 Zügen geraucht werden, so sind es 73 000 solcher Ereignisse im Jahr.

Wichtig dabei ist die Geschwindigkeit, mit der der belohnende Effekt auf jeden Rauchzug folgt: die Lunge-Hirn-Zeit beträgt nur 7,5 s. Dieser sog. "seven-second hit" [5] ist charakteristisch für das inhalierende Zigarettenrauchen, das sich somit von allen anderen Arten des Tabakgenusses unterscheidet.

Die These, das Zigarettenrauchen sei nichts anderes als eine Form der Nikotin-Selbstapplikation, ist nicht unangreifbar. Wenn Tabakprodukte nur konsumiert würden, um einen ständigen Nikotinbedarf zu decken, dann müßte das auch mit reinem Nikotin möglich sein.

Während aber der nichtmedizinische Gebrauch von anderen pflanzlichen Produkten mit psychotropen Inhaltsstoffen wie Opium oder Cocablätter dazu geführt hat, daß schließlich die Inhaltsstoffe selbst mißbraucht wurden, ist nicht bekannt, daß jemand reines Nikotin mißbraucht. Es gibt keinen primären Nikotinmißbrauch. Dies ist um so erstaunlicher, als die Wirkung von Nikotininjektionen als angenehm beschrieben wird [10].

Auch unter experimentellen Bedingungen ist Nikotin kein Ersatz für das Zigarettenrauchen. Das haben Kumar et al. [21] gezeigt. In ihrem ersten Experiment bewirkten inhalierte Tabakrauchmengen eine dosisabhängige Verminderung des anschließenden ad libitum-Rauchens. In einem zweiten Experiment, bei dem entsprechende Dosen reinen Nikotins pulsierend intravenös zugeführt wurden, um die Zug-um-Zug-Nikotinkinetik beim Zigarettenrauchen nachzuahmen, blieb das nachfolgende „freie" Rauchen unbeeinflußt. Dieses Ergebnis war unerwartet, denn in früheren Versuchen hatte in Kapseln oder intravenös zugeführtes Nikotin die Rauchfrequenz vermindert [15, 25]. Wald et al. [44] fanden, daß die Inhalationstiefe nur so lange vom Nikotingehalt des Zigarettenrauchs bestimmt wird, als dieser mit dem Teergehalt korreliert. Nikotin ist offenbar nicht der einzige Verstärker ("reinforcer") beim Zigarettenrauchen.

Auf der anderen Seite ist unbestreitbar – und das zeigt auch der placebokontrollierte klinische Versuch von Jarvis et al. [16] –, daß die orale Zufuhr von Nikotin in Form von Kaugummi das Rauchverlangen nach dem Entzug stillen kann.

Um die Kontroverse über die Rolle des Nikotins bei der Unterhaltung der Rauchgewohnheit zu beenden, haben Stolerman et al. [41] Versuche mit Nikotinantagonisten durchgeführt, und zwar mit dem hirnschrankengängigen Antagonisten Mecamylamin und dem nur peripher wirksamen Antagonisten Pentolinium. Kleine Dosen von Mecamylamin bewirkten eine 30%ige Zunahme des Zigarettenrauchens unter experimentellen Bedingungen, Pentolinium war unwirksam. Dieses Ergebnis ist vergleichbar mit der Zunahme des Zigarettenrauchens nach Verabreichung von im Rauch nikotinarmen Zigaretten bzw. nach Beschleunigung der Nikotinausscheidung durch Ansäuern des Harns.

Ist Nikotin wirklich eine abhängigmachende Substanz? Wenn ja, dann sollte
- seine zentrale Wirkung angenehm sein, und es sollte möglich sein, Versuchstiere zur Selbstapplikation der Substanz zu bewegen.
- Ferner müßte der Entzug dieser Substanz nach einer Periode chronischer Zufuhr von einem Abstinenzsyndrom gefolgt sein, das der Abhängige fürchtet und das er durch ständig fortgesetzte Selbstapplikation zu vermeiden sucht [4].

Beide Kriterien werden von Suchtstoffen erfüllt, die ebenso wie die Opiate zu physischer Abhängigkeit führen.

Daß Nikotin angenehm wirken kann, ist seit langem bekannt [17]. Tierexperimente, bei denen Ratten und Affen die Möglichkeit hatten, sich reines Niktoin durch eine bestimmte Handlung, z. B. Drücken einer Taste, selbst intravenös zu injizieren, haben ergeben, daß Nikotin als ein effektiver Verstärker ("reinforcer") zu häufiger Wiederholung dieser Handlung führt, und daß der zentralwirksame Nikotinantagonist Mecamylamin dieses Verhalten blockiert [8; 38].

Schließlich ist es sogar gelungen, Affen freiwillig Zigaretten rauchen zu lassen. Dabei war die Anzahl der Rauchzüge vom Nikotingehalt der gerauchten Zigarette abhängig; sie tendierte nach Null, wenn statt einer normalen eine Zigarette aus nikotinfreiem Tabak angeboten wurde [1]. Nach alledem besteht kein Zweifel, daß Nikotin psychisch abhängig machen kann, aber wie steht es mit dem Nikotinentzugssyndrom?

Die meisten Schilderungen von Raucherentzugserscheinungen betonen die Reizbarkeit, Konzentrationsschwäche, depressive Verstimmung und das zwanghafte Rauchverlangen (s. [40]). Viele Raucher nehmen an Gewicht zu, wenn sie aufhören zu rauchen [9]. Eine dem zeitlichen Verlauf der Entzugserscheinungen gewidmete Studie hatte zwei bemerkenswerte Ergebnisse:

Erstens gab es keinen Unterschied im Schweregrad der Entzugserscheinungen zwischen leichten und starken Rauchern. Zweitens litten Raucher, die ihren Zigarettenkonsum stark vermindert hatten, ohne ganz mit dem Rauchen aufzuhören, stärker unter Entzugserscheinungen als solche, die völlig abstinent waren [36]. Diese Befunde wären unerklärlich, wenn die beobachteten Entzugserscheinungen allein auf dem Nikotinentzug beruhen würden.

Auch in anderer Hinsicht unterscheiden sich die Raucherentzugserscheinungen von den Abstinenzerscheinungen nach dem Entzug von Morphin, Alkohol usw. Sie haben keinen Krankheitswert und stellen eher eine Reaktion auf den Verlust einer liebgewordenen Empfindung dar, an die man sich gewöhnt hat. Viele Raucher können das Rauchen aus praktischen oder religiösen Gründen für lange Zeiträume einstellen, ohne unter dem Entzug zu leiden [40].

Es gibt anekdotische Hinweise darauf, daß Streß eine Rolle beim abhängigen Rauchen spielt [2, 13].

Ausgehend von der Beobachtung, daß Nikotin die Empfindlichkeit eines Individuums gegenüber äußeren und inneren Herausforderungen (einschließlich Streß) herabsetzen kann [27], hat Balfour [4] ein experimentelles Modell der Nikotinabhängigkeit entwickelt. Dabei werden vier Stadien durchlaufen.

1. Das Tier entdeckt, daß Nikotin einen Streß besser ertragen läßt.
2. Wiederholt auftretende Streßsituationen verstärken das Verlangen nach Nikotin, und das Tier lernt, diese Substanz als ein Mittel zur Vermeidung der unangenehmen Streßfolgen zu benutzen.
3. Das Tier wird abhängig von Nikotin, sobald es diese Substanz anstelle natürlicher adaptiver Fähigkeiten einsetzt, um mit dem Streß fertig zu werden.
4. Nikotinentzug löst einen Zusammenbruch aus, weil das Tier nicht mehr in der Lage ist, den Streß zu ertragen, und die damit verbundenen Angstgefühle bewirken ein starkes zwanghaftes Verlangen ("craving") nach Nikotin.

Es liegt nahe, dieses Modell auch auf die Abhängigkeit von Anxiolytika anzuwenden, aber diese Substanzen vermindern die adrenokortikale Reaktion auf Streß, während Nikotin diese Antwort verstärkt. Deshalb ist es nicht überraschend, daß Anxiolytika wie Diazepam für nikotinabhängige Individuen keine befriedigende Alternative darstellen.

Welche Relevanz hat dieses tierexperimentelle Modell der Nikotinabhängigkeit für die Beurteilung des abhängigen Zigarettenrauchens? Seit langem ist bekannt, daß Rauchen in Streßsituationen beruhigend wirkt und daß in solchen Situationen mehr geraucht wird. Die experimentelle Psychologie hat dieses Erfahrungswissen bestätigt und erweitert.

Silverstein [37] setzte z. B. Nichtraucher, Raucher, die rauchen durften, und Raucher, die nicht rauchen durften, der gleichen Streßsituation aus und benutzte die Stärke der elektrischen Schocks, die sie gerade noch ertragen konnten, als Maß für die in dieser experimentellen Situation erlebte Angst. Dabei verhielten sich Raucher, die nicht rauchen durften, und solche, die nur nikotinarme Zigaretten rauchen durften, viel ängstlicher als Nichtraucher. Aber Raucher, die nikotinreiche Zigaretten rauchen durften, waren auch nicht weniger ängstlich als Nichtraucher.

Daraus ergibt sich ein Bild, daß von den üblichen Vorstellungen der Raucher abweicht. Sie sagen, daß sie des Vergnügens wegen rauchen und weil das Rauchen beruhigt, wenn man ängstlich-gespannt ist. Das Experiment läßt aber erkennen, daß Gewohnheitsraucher rauchen, weil sie abhängig sind, daß sie versuchen, die in Streßsituationen besonders unangenehmen Entzugserscheinungen zu vermeiden und daß sie sehr ängstlich sind, wenn sie unter diesen Umständen nicht genug Nikotin bekommen.

Für eine beruhigende oder antinoziceptive [42] Wirkung des mit dem Tabakrauch zugeführten Nikotins gibt dieses Experiment keinen Anhalt.

Dem Zigarettenrauchen wird auch eine antiaggressive Wirkung nachgesagt. Cherek [6] ist es in einem eleganten Experiment gelungen, den Nachweis dieser Wirkung zu führen: Versuchspersonen, die durch Betätigen einer Taste 10-Cent-weise Geld anhäufen konnten, das ihnen später ausgezahlt wurde, reagierten verärgert und mit aggressiven Handlungen auf unregelmäßige und unmotivierte Geldentzüge durch einen imaginären Gegenspieler. Das Rauchen von Zigaretten mit unterschiedlichem Nikotingehalt im Rauch (0,42 bzw. 2,19 mg) bewirkte eine dosisabhängige Verminderung des aggressiven Verhaltens.

Das im Tabakrauch enthaltene Nikotin beeinflußt aber nicht nur die höhere Nerventätigkeit [28]. Die appetithemmende und gewichtsvermindernde Nikotinwirkung [33] wird von vielen Rauchern geschätzt; sie fürchten die Gewichtszunahme nach dem Entzug. Andererseits kann die anorexigene Wirkung des Nikotins auch zu einer so starken Gewichtsabnahme führen, daß eine erfolgreich begonnene Entzugsbehandlung mit nikotinhaltigem Kaugummi abgebrochen werden muß (eigene Beobachtung).

Nikotin hemmt besonders den Appetit auf Süßigkeiten und erhöht den Sättigungswert der Mahlzeiten, indem es die Magenentleerung verzögert [5]. Nach dem Entzug ist die Vorliebe für die Geschmacksqualität „süß" gesteigert. Das haben wir auch im Tierexperiment feststellen können [34]. Die Gewichtszunahme der entwöhnten Raucher beruht aber nicht (nur) auf vermehrtem Zuckerkonsum, es kommt auch zu einer Umstellung des Stoffwechsels [9].

Es ist oft berichtet worden, daß eine Korrelation besteht zwischen dem Zigarettenrauchen und dem Konsum koffeinhaltiger Getränke. Wir konnten experimentell nachweisen, daß hier nicht ein zufälliges Zusammentreffen, sondern ein Kausalzusammenhang vorliegt.

Chronisch mit Nikotin behandelte Ratten nahmen signifikant mehr Koffeinlösung zu sich als unbehandelte Kontrolltiere [35]. Umgekehrt ist es aber bisher nicht gelungen, das Rauchbedürfnis durch Koffein zu beeinflussen [10]. Das stärkere Stimulans D-Amphetamin bewirkt dagegen eine Zunahme der Anzahl der gerauchten Zigaretten und/oder der einzelnen Rauchzüge [10].

Die Beobachtung, daß der Opiatantagonist Naloxon das Rauchbedürfnis von Gewohnheitsrauchern um etwa 30% vermindert, ohne irgendwelche Abstinenzerscheinungen auszulösen [19] läßt vermuten, daß das endorphinerge System nicht nur eine wichtige Rolle bei der Regulation der Nahrungs- und Flüssigkeitsaufnahme spielt [31], sondern auch bei der Unterhaltung der Rauchgewohnheit. Das Zigarettenrauchen soll mit der Freisetzung von ACTH und β-Endorphin verbunden sein [19].

Andererseits verstärkt Naloxon die nikotin-induzierte Vasopressinsekretion beim Menschen [24]. Und Tierexperimente von Kamerling et al. [18], bei denen einige Nikotineffekte durch den Opiatantagonisten Naltrexon verstärkt, andere aber abgeschwächt wurden, lassen erkennen, daß die Interaktion zwischen Nikotin und den endogenen Opioiden komplexer Natur ist und von einem funktionellen System zum anderen variiert. Weitere Untersuchungen sind notwendig für eine endgültige Beurteilung der Bedeutung der Endorphine für die Abhängigkeit vom Tabak- oder Nikotintyp.

Literatur

1. Ando K, Yanagita T (1981) Cigarette smoking in Rhesus monkeys. Psychopharmacology 72:117–127
2. Armitage AK, Hall GH, Morrison CF (1968) Pharmacological basis for the tobacco smoking habit. Nature (Lond) 217:331–334
3. Bättig K (1980) Rauchgewohnheit und Psychopharmakologie des Nikotins. Naturwiss Rdsch 33:356–361
4. Balfour DJK (1982) The pharmacology of nicotine dependence: a working hypothesis. Pharmacol Ther 15:239–250
5. Check WA (1982) New knowledge about nicotine effects. JAMA 247:2333–2338
6. Cherek DR (1981) Effects of smoking different doses of nicotine on human aggressive behavior. Psychopharmacology 75:339–345
7. Clark MSG, Rand MJ, Vandov S (1965) Comparison of pharmacological activity of nicotine and related alkaloids occuring in cigarette smoke. Arch Int Pharmacodyn 156:363–379
8. Dougherty J, Miller D, Todd, G Kostenbauder HB (1981) Reinforcing and other behavioral effects of nicotine. Neurosci Biobehav Rev 5:487–495
9. Glauser SC, Glauser EM, Reidenberg MM, Rusy BF, Tallarida RJ (1970) Metabolic changes associated with the cessation of cigarette smoking. Arch Environ Health 20:377–381
10. Griffiths RR, Henningfield, JE (1982) Pharmacology of cigarette smoking behavior. Trends Pharmacol. Sci 3:260–263
11. Gritz ER, Jarvik ME (1978) Nicotine and smoking. In: Iversen LL, Iversen SD, Snyder SH (ed) Handbook of psychopharmacology, Vol 11: Stimulants. Plenum Press, New York London, pp 425–464
12. Gust SW, Pickens RW (1982) Does cigarette nicotine yield affect puff volume? ClinPharmacol Ther 32:418–422
13. Hall GH, Morrison CF (1973) New evidence for a relationship between tobacco smoking, nicotine dependence and stress. Nature (Lond) 243:199–201
14. Herning RI, Jones RT, Benowitz NL, Mines AH (1983) How a cigarette is smoked determines blood nicotine levels. Clin Pharmacol Ther 33:84–90
15. Jarvik ME, Glick SD, Nakamura RK (1970) Inhibition of cigarette smoking by orally administered nicotine. Clin Pharmacol Ther 11:574–576
16. Jarvis MJ, Raw M, Russell MAH, Feyerabend C (1982) Randomised controlled trial of nicotine chewing-gum. Br Med J 285:537–540
17. Johnston LM (1942) Tobacco smoking and nicotine. Lancet II:742
18. Kamerling SG, Wettstein JG, Sloan JW, Su T-P, Martin WR (1982) Interaction between nicotine and endogenous opioid mechanisms in the unanesthetized dog. Pharmacol Biochem Behav 17:733–740

19. Karras A, Kane JM (1980) Naloxone reduces cigarette smoking. Life Sci 27:1541–1545
20. Kozlowski LT (1980) The role of nicotine in the maintained use of cigarettes. Drug Merchandising 1:36–43
21. Kumar R, Cooke EC, Lader MH, Russell MAH (1977) Is nicotine important in tobacco smoking? Clin Pharmacol Ther 21:520–529
22. Kumar R, Lader M (1981) Nicotine and smoking. Curr Dev Psychopharmacol 6:127–164
23. Levine ND (1975) Traditional tobacco substitute. Science 189:414
24. Lightman S, Langdon N, Todd K, Forsling M (1982) Naloxone increases the nicotine-stimulated rise of vasopressin secretion in man. Clin Endocrinol 16:353–358
25. Lucchesi BR, Schuster CR, Emley GS (1967) The role of nicotine as a determinant of cigarette smoking frequency in man with observations of certain cardiovascular effects associated with the tobacco alkaloid. Clin Pharmacol Ther 8:789–796
26. McCusker K, McNabb E, Bone R (1982) Plasma nicotine levels in pipe smokers. JAMA 248:577–578
27. Nelsen JM (1978) Psychobiological consequences of chronic nicotinization. In: Bättig K (ed) Behavioral effects of nicotine. Karger, Basel München Paris London New York Sidney, pp 1–17
28. Opitz K, Horstmann M (1981) Nicotin – Pharmakologie eines abhängigmachenden Stoffes. Dtsch Ärztebl 78:1869–1873
29. Russell MAH (1980) Nicotine intake and its regulation. J Psychosomat Res 24:253–264
30. Russell MAH, Feyerabend C (1978) Cigarette smoking: a dependence on high-nicotine boli. Drug Metabol Rev 8:29–57
31. Sanger DJ (1981) Endorphinergic mechanisms in the control of food and water intake. Appetite 2:193–208
32. Schachter S, Kozlowski LT, Silverstein B (1977) Effects of urinary pH on cigarette smoking. J Exp Psychol 106:13–19
33. Schechter MD, Cook PG (1976) Nicotine-induced weight loss in rats without an effect on appetite. Eur J Pharmacol 38:63–69
34. Schulte-Daxbök G (1982) Ingestives Verhalten und Körpergewicht während chronischer Nicotinzufuhr und nach Entzug – eine tierexperimentelle Untersuchung. Inaugural-Dissertation, Medizinische Fakultät Münster
35. Schulte Daxboek G, Opitz K (1981) Increased coffeine consumption following chronic nicotine treatment in rats. IRCS Med Sci 9:1062
36. Schiffman SM, Jarvik ME (1976) Smoking withdrawal symptoms in two weeks of abstinence. Psychopharmacology 50:35–39
37. Silverstein B (1982) Cigarette smoking, nicotine addiction, and relaxation. J Pers Soc Psychol 42:946–950
38. Spealman RD, Goldberg SR (1982) Maintenance of schedule-controlled behavior by intravenous injections of nicotine in squirrel monkeys. J Pharmacol Exp Ther 223:402–408

39. Stepney R (1980) Cigars and Sigmund. World Med 15:71–72
40. Stepney R (1982) Human smoking behavior and the development of dependence on tobacco smoking. Pharmacol Ther 15:183–206
41. Stolerman IP, Goldfarb T, Fink R, Jarvik ME (1973) Influencing cigarette smoking with nicotine antagonists. Psychopharmacologia (Berl) 28:247–259
42. Tripathi HL, Martin BR, Aceto MD (1982) Nicotine-induced antinociception in rats and mice: correlation with nicotine brain levels. J Pharmacol Exp Ther 221:91–96
43. Turner JAMcM, Stillett RW, McNicol MW (1977) Effect of cigar smoking on carboxyhaemoglobin and plasma nicotine concentrations in primary pipe and cigar smokers and ex-cigarette smokers. Br Med J II:1387–1389
44. Wald NJ, Idle M, Boreham J, Bailey A (1981) The importance of tar and nicotine in determining cigarette smoking habits. J Epidemiol Community Health 35:23–24
45. Wickström B (1980) Cigarette marketing in the third world – a study of four countries. In: Ramström LM (ed) The smoking epidemic, a matter of worldwide concern. Almqvist & Wiksell, Stockholm, pp 98–105

26 Wirkstoffe der Catha edulis (Khat)

X. Schorno

Das Phänomen des Kokakauens, das in gewissen Gebieten Süd-amerikas aktuell ist, haben wir Europäer erst wahrgenommen, nachdem das Reinalkaloid Kokain auch bei uns als Suchtdroge Einzug gehalten hatte. Mit dem in mancher Beziehung analogen Phänomen des Khatkauens scheint es eine ganz ähnliche Bewandt-nis zu haben. Immerhin ist die Sache noch nicht so weit gediehen, daß das Hauptwirkprinzip des Khat, das sog. Cathinon, schon zum Reißer auf dem Drogenmarkt geworden wäre. Ich werde auf diesen Punkt noch zurückkommen.

Den Khat bzw. das Khatkauen kennt man im islamischen Kul-turbereich [7], insbesondere in Jemen und Äthiopien, schon seit Jahrhunderten. Der Gebrauch dieser Droge geht überraschender-weise weiter zurück als das heute auf der ganzen Welt verbreitete Kaffeetrinken, das immerhin in der gleichen Region seinen Ur-sprung hatte. Ein wichtiger Grund für die enge geographische Be-grenzung des Khatgebrauchs liegt sicher auch im Umstand, daß der Khatkonsument auf frisches Pflanzenmaterial angewiesen ist. Deshalb sind die Konsumgebiete mehr oder weniger identisch mit den Gebieten des Khatanbaus. Heute finden wir solche Khatkul-turen nicht bloß in den traditionellen Khatländern, also in Äthio-pien, besonders in der Gegend um die Stadt Harar, und in Nord-jemen, sondern seit einigen Jahrzehnten auch in Nordkenia, in So-malia und im nördlichen Teil von Madagaskar. Wegen der großen Profite, die sich mit dem Khatanbau und mit seinem Handel erzie-len lassen, hat sich die Anbaufläche in den letzten Jahren ständig vergrößert, wobei dies vielfach auf Kosten des aufwendigeren Kaf-feeanbaus geschah, was wiederum die betroffenen Regierungen be-unruhigt, weil dadurch exportträchtiges Gut verloren geht.

Bezüglich dem angebauten Pflanzenmaterial kann man zwei grundverschiedene Kulturformen unterscheiden [7, 8]. Auf der ei-nen Seite sind dies die meist anzutreffenden sog. Strauchkulturen, wie sie uns in Jemen, in Äthiopien und auf Madagaskar begegnen, und auf der anderen Seite die speziellen Baumkulturen Nordkenias. Diese zwei Kulturformen liefern auch je eine unterschiedliche Konsumdroge. Die Strauchdroge besteht je nach Qualität aus kürzeren oder längeren Zweigenden, wovon ausschließlich die Blätter gekaut werden. Bei der Baumdroge handelt es sich um ganz junge Stamm- oder Astneutriebe, von denen neben den zarten Blättchen der Triebspitze auch die weiche, noch nicht verholzte Rinde konsumiert wird. Diese beiden Drogentypen unterscheiden sich nicht nur in ihrem Aussehen, sondern – wie wir später noch sehen werden – auch in phytochemischer Hinsicht.

Die Stammpflanze des Khat ist unter der Bezeichnung Catha edulis Forskalii in die systematische Botanik eingegangen [7]. Der schwedische Arzt und Botaniker Peter Forskal hat sie im 18. Jahrhundert zum ersten Mal wissenschaftlich beschrieben. Catha gehört zur relativ kleinen Familie der Celastraceen, die ihre Vertreter hauptsächlich in Afrika und Südamerika hat. Obwohl Catha edulis wenig Auffälliges an sich hat, ist sie aufgrund ihrer charakteristischen Blatt- und Blüteneigenschaften leicht zu identifizieren [7]. Als Wildform ist Catha im Habitus von Bäumen oder Sträuchern in den verschiedensten morphologischen Differenzierungen im ganzen ostafrikanischen Bereich – von Äthiopien bis Südafrika – anzutreffen, wobei zu erwähnen ist, daß all diese Wildformen bis heute völlig unerforscht sind. Andererseits zeigen die kultivierten Catha-Varietäten, abgesehen von den Baum- und Strauchformen, bezüglich ihrer Morphologie keine großen Abweichungen mehr.

In Form der sehr typischen Khatbündel erreicht die Konsumware meist schon früh morgens die lokalen Khatmärkte, wo auch ein reißender Absatz herrscht. Ein durchschnittlicher Khatkauer benötigt je nach Drogenqualität eine Tagesration von ca. 200–400 g. Das über Stunden andauernde Kauen findet meist in der Freizeit, über die sehr lange Mittagspause oder am Abend und besonders über das Wochenende statt. Einige Unermüdliche kauen jedoch auch während der Arbeit, nicht so sehr um ihre Produktivität zu erhöhen, sondern um die Last der Arbeit besser zu ertragen.

In Jemen, wo das Khatkauen soziokulturell stark verwurzelt ist, kennt man spezielle zum Tagesablauf gehörende Khatsitzungen, die je nach sozialer Schicht ihr eigenes Gepräge haben, und während denen man sitzt und kaut und trinkt und plaudert. In den ausgesprochenen Khatgebieten zählen bis zu 80% der erwachsenen

Bevölkerung zu den regelmäßigen Konsumenten, wobei alle sozialen Schichten vertreten sind, vom Studenten über den Beamten und Geschäftsmann bis zum einfachen Landarbeiter.

Wenn man die Leute fragt, weshalb sie Khat kauen, so erhält man die beinahe stereotype Antwort: "Because it makes a good feeling." Tatsächlich scheint die Stimmungslage unter der Khatwirkung euphorisch gefärbt, die Leute scheinen vor allem mental stimuliert, sie geben an, ihr Gedankenfluß sei reicher und intensiver, kurzum: das Leben sei schöner. Manche behaupten zudem, daß gewisse Drogenqualitäten eine ausgesprochen sedierende Wirkung zeigen, ein Bild, das sich mit dem Wirkprofil eines Amphetaminderivats nur schwer vereinbaren läßt.

Wie bei allen Genußdrogen kennt man auch beim Khat Mißbrauch und gesundheitliche Schäden, obwohl man diese keinesfalls überbewerten sollte, zumal schwere Suchtformen mit physischer Abhängigkeit und Toleranzerscheinungen erstaunlicherweise nicht bekannt sind [12]. Dennoch sind die betroffenen Regierungen über den wachsenden Khatkonsum in ihren Ländern ziemlich besorgt. Dies geschieht aber – wie so manches – vor allem aus wirtschaftlichen und gesellschaftspolitischen Erwägungen. Als gesundheitsschädliche Nebeneffekte des Khatkauens werden u. a. immer wieder genannt: nervöse Herzbeschwerden, Schlafstörungen, Bluthochdruck, diverse Verdauungsstörungen, Appetitverlust und funktionelle Sexualstörungen. Auch das gehäufte Auftreten des Ösophaguskarzinoms wird im Zusammenhang mit dem hohen Gerbstoffgehalt von Khatblättern diskutiert [7].

Mit der Chemie des Khat haben sich seit mehr als 100 Jahren immer wieder vereinzelte Pharmakognosten beschäftigt [7, 9]. Bereits Ende des letzten Jahrhunderts sprach man von einer pharmakologisch aktiven Base, dem sog. Cathin. Es dauerte dann aber bis ins Jahr 1930, bis Wolfes bei der Firma Merck in Darmstadt das Cathin als (+)-Norpseudoephedrin zu identifizieren vermochte. In der Folge haben verschiedene Autoren neben dem Norpseudoephedrin noch weitere Alkaloide angezeigt, wobei allerdings zur Struktur dieser Stoffe keine genaueren Angaben geliefert werden konnten. Der entscheidende Impuls kam dann in den 60er Jahren von Brilla [2], die in einer pharmakologischen Doktorarbeit die Basenfraktionen von frischem und getrocknetem Khat in Motilitätsstudien an Mäusen miteinander verglich. Dabei zeigte es sich, daß die Basenfraktion aus frischem Pflanzenmaterial signifikant stärker wirksam war als jene aus getrocknetem Khat, die ihrerseits mit der Wirkung von Norpseudoephedrin übereinstimmte. Dieser pharmakologische Hinweis führte dann etwa 10 Jahre später zur entscheidenden Isolierung und Identifizierung des Cathinons [6, 9, 10]. Dieses ist identisch mit dem S-(-)-α-Aminopropiophenon und kann heute als wichtigster Khatinhaltsstoff angesprochen werden (Abb. 1).

Neben diesen ZNS-wirksamen Phenylpropylaminen, zu denen auch (-)-Norephedrin neu hinzukam, kennen wir für den Khat inzwischen eine ganze Reihe anderer Inhaltsstoffe [6, 9]. Von den ubiquitären Verbindungen, den verschiedenen Terpenen, den Flavonoiden und auch einigen Abbauprodukten des Cathinons will ich an dieser Stelle einmal absehen, weil sie pharmakologisch von untergeordnetem Interesse sind. Eine weitere Substanzklasse, die

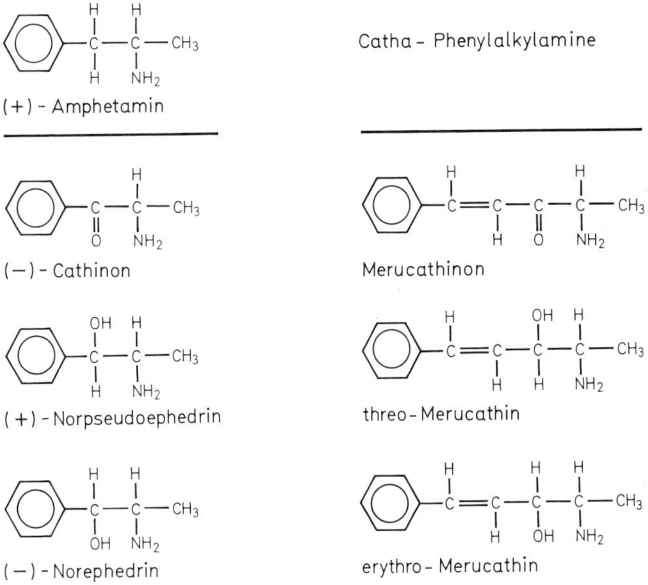

Abb. 1. Strukturformeln der Catha-Phenylalkylamine und des synthetischen Wirkstoffs Amphetamin

jedoch erwähnenswert ist, betrifft die Sesquiterpenester-Alkaloide, die sog. Catheduline, von denen bis heute etwa 40 Komponenten isoliert worden sind [7]. Diese recht kompliziert gebauten Esteral-kaloide sind für die ganze Familie der Celastraceen derart charak-teristisch, daß sie als chemotaxonomisches Familienmerkmal gel-ten können. Über ihre Pharmakologie ist z. Z. praktisch noch nichts bekannt. Aufgrund ihrer chemischen Struktur ist eine Betei-ligung an der Khatwirkung nicht zu erwarten, zumal diese Verbin-dungen infolge ihrer hohen Lipophilität beim Khatkauen kaum mitextrahiert werden.

Eine weitere interessante Alkaloidgruppe stellen die erst kürzlich gefundenen Phenylpentylaminderivate dar, an denen wir in Bern am pharmazeutischen Institut z. Z. noch arbeiten [7]. Wie man den Strukturformeln entnehmen kann, handelt es sich dabei um die den Phenylpropylaminen analogen Verbindungen, nur daß eine zusätz-liche Äthylenbrücke eingeschoben ist. Im einzelnen sind dies das Merucathinon und die zu den entsprechenden Alkoholen reduzier-ten diastereomeren Merucathine. Benannt sind diese Verbindun-gen nach der nordkenianischen Stadt Meru, aus deren Umgebung die betreffende Khat-Varietät stammt, in der wir diese Stoffe ge-funden haben. Sicherlich darf man darauf gespannt sein, was die pharmakologischen Untersuchungen dieser bisher einzigartigen Alkaloide zu tage fördern.

Wenn wir uns das Biogeneseschema der Khat-Penylalkylamine anschauen, so erkennen wir leicht die enge Beziehung der Meruca-thine zu den normalen Cathinen. Der einzige Unterschied liegt le-diglich im ersten Schritt der Biogenese, bei dem das übliche Sub-strat die Benzoesäure bzw. Benzaldehyd durch Zimtsäure bzw. Zimtaldehyd ersetzt ist. Weiterhin ist ersichtlich, daß die beiden Ketoverbindungen als unmittelbare Präkursoren der reduzierten Verbindungen, der Cathine und Merucathine, aufzufassen sind (Abb. 2).

Aufgrund der analytischen Daten, die sich aus der Untersu-chung eines umfangreichen Pflanzenmaterials ergaben, konnten wir bezüglich der Verteilung der verschiedenen Khatamine interes-sante Feststellungen machen [8]. So zeigte es sich beispielsweise, daß der pharmakologisch bedeutsame Cathinonanteil am Gesamt-amingehalt um so höher liegt, je jünger das untersuchte Pflanzen-

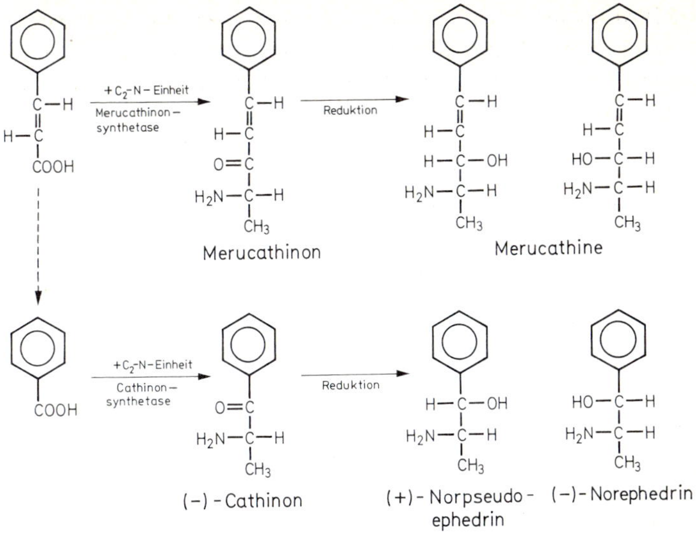

Abb. 2. Biogenese der Catha-Phenylalkylamine

gewebe ist, was sich wiederum mit der Beobachtung deckt, daß die vom Konsumenten bevorzugten Drogenqualitäten mit physiologisch sehr jungem Pflanzenmaterial übereinstimmen. Mittels der prozentualen Gehaltswerte der verschiedenen Phenylalkylaminderivate lassen sich auch die Konsumdrogen unterschiedlicher Provenienz und Qualität chemisch gut differenzieren. Die weitaus höchsten Gesamtamingehalte und auch die höchsten Cathinonanteile finden sich in den Baumdrogen kenianischen Ursprungs. Bezogen auf das Trockengewicht betragen die Gesamtamingehalte etwa 5‰, wobei der Cathinonanteil bis 70 oder 80% ausmachen kann. Strauchdrogen aus Jemen und Madagaskar weisen nur noch ein Fünftel bis ein Drittel dieser Gehalte auf. Auch die Cathinonanteile sind entsprechend stark reduziert.

Selbst dem Phänomen, daß nur frische Droge gefragt ist, liegt eine chemische Entsprechung zugrunde [7, 8]. Wir haben nämlich festgestellt, daß beim Vorgang des Welkens und Trocknens der größte Teil der Ketoverbindungen, also des Cathinons und des Merucathinons, enzymatisch zu Norpseudoephedrin und Norephedrin bzw. zu den diastereomeren Merucathinen reduziert wird, was eben einen rapiden Wirkungsverlust zur Folge hat.

Nun, da wir schon wieder beim Stichwort Wirkung angelangt sind, möchte ich zum Schluß doch noch ein paar Notizen zur Pharmakologie anbringen. Mit dem Cathinon sind in den letzten Jahren verschiedentlich pharmakologische Untersuchungen angestellt worden [3–5, 11–13]. Wie aufgrund seiner Struktur zu erwarten war, hat sich das Cathinon als ziemlich potentes ZNS-wirksames Stimulans erwiesen, das sowohl im Wirkprofil als auch im zellulären Wirkmechanismus dem Amphetamin sehr nahe kommt [3, 12, 13]. Die Wirkintensität des genuinen Cathinons beträgt etwa die Hälfte bis ein Drittel derjenigen von Dexamphetamin, ist im Vergleich zum Norpseudoephedrin jedoch etwa 6mal höher.

Die naheliegende Frage, ob mit der Pharmakologie des Cathinons auch zugleich die Pharmakologie des Khat abgedeckt ist, muß allerdings verneint werden. Es sind gerade zu diesem Fragenkomplex noch einige Aspekte ungeklärt [1]. So z. B. die beim Khatkauen nicht beobachtete Toleranz [1, 11] bzw. die nicht gesehene Dosissteigerung, wie wir sie von Amphetaminkonsum her kennen. Oder etwa auch das interessante Auftreten eines sedierenden Effekts bei gewissen Khat-Varietäten. Ob diese Wirkung vielleicht im Zusammenhang mit dem Vorkommen der erwähnten Meru-Verbindungen steht, oder ob da noch ganz andere Stoffgruppen von Bedeutung sind, bleibt vorerst noch offen.

Abschließend möchte ich auf die am Anfang gemachte Analogie zum Kokakauen bzw. zum Kokain zurückkommen. Aufgrund der bisher verfügbaren Daten ist die Suchtgefährdung beim Khatkauen, ähnlich wie beim Kokakauen, nicht als sehr gravierend einzuschätzen [1, 12]. Hingegen dürfte das Cathinon als synthetische Reinsubstanz eine hochkarätige Fixerdroge darstellen. Es wird abzuwarten sein, ob das Cathinon neben seinem bereits gängigen Diäthylderivat, dem Amfepramon, auch auf unseren westlichen Drogenmärkten in Erscheinung tritt. Inzwischen und wahrscheinlich auch darüber hinaus wird man in Arabien und Afrika seelenruhig und mit Genuß weiterkauen.

Zusammenfassung

Das Phänomen des Khatkauens, das fast ausschließlich im islamischen Kulturbereich anzutreffen ist, wird in seinen verschiedenen ethnologischen Aspekten kurz beschrieben. Besonders hervorgehoben werden die zwei unterschiedlichen Kultivierungsformen des Khat: 1. die traditionellen Strauchkulturen Jemens, Äthiopiens und Madagaskars und 2. die speziellen Baumkulturen Nordkenias.

Die in den letzten Jahren erfolgte chemische Erforschung des Khat brachte die Kenntnis einer Reihe von neuen Verbindungen, die für das pharmakologische Verständnis der Khatwirkung von Bedeutung sind. Es handelt sich dabei vor allem um die ZNS-aktiven Phenylalkylamine, die in zwei Gruppen unterteilt werden können. Die quantitativ dominierenden Phenylpropylamine bestehen aus dem pharmakologisch aktivsten Khatwirkstoff, dem Cathinon [S-(-)-α-Aminopropiophenon], dem längst bekannten Cathin, das mit dem (+)-Norpseudoephedrin identisch ist, und dem (-)-Norephedrin. Die erst kürzlich entdeckte Gruppe der Phenylpentylamine, die pharmakologisch noch völlig unerforscht ist, umfaßt das Merucathinon (4-Amino-1-phenyl-1-penten-3-on) und die beiden diastereomeren Merucathine, das Threo-4-amino-3-hydroxy-1-phenyl-1-penten und das Erythro-4-amino-3-hydroxy-1-phenyl-1-penten.

Der Totalgehalt an Phenylalkylaminen in verschiedenen Konsumdrogen variiert je nach Qualität und Herkunft von ca. 1‰ (Jemen, Madagaskar) bis zu 5‰ (Kenia) bezüglich dem Trockengewicht. Auch das gegenseitige Mengenverhältnis der einzelnen Komponenten kann zur Qualitätsbeurteilung von verschiedenem Pflanzenmaterial herangezogen werden. Der beim Trocknen der Droge sich einstellende Wirkungsverlust hat ebenfalls eine chemische Entsprechung, indem die pharmakologisch aktiveren Aminoketone zu den entsprechenden Aminoalkoholen reduziert werden.

Obwohl der Khat aufgrund der Pharmakologie des Cathinons als Amphetamindroge bewertet werden muß, bleiben weiterhin einige Aspekte der Khatwirkung ungelöst. Dabei muß das Suchtpotential des Khatkauens im Vergleich zu demjenigen des Amphetaminkonsums als gering eingeschätzt werden.

Literatur

1. Berardelli A, Capocaccia L, Pacitti C, Tancredi V, Quinteri F, Elmi AS (1980) Behavioural and EEG effects induced by an amphetamine like substance (cathinone) in rats. Pharmacol Res Comm 12:959
2. Brilla R (1963) Über den zentralerregenden Wirkstoff der frischen Blätter von Catha edulis Forsk. Dissertation, Rheinische-Friedrich-Wilhelm-Universität, Bonn
3. Kalix P (1983) Effect of the alkaloid (-)-cathinone on the release of the radioactivity from rabbit atria prelabelled with (^{3}H)-norepinephrine. Life Sci 32:801
4. Nencini P, Abdullahi MA (1982) Naloxone-reversible antinociceptive activity of cathinone, the active principle of khat, in mouse and rat. Pharmacol Res Comm 14:769
5. Nencini P, Anania MC, Abdullahi MA, Amiconi G, Elmi AS (1983) Physiological and neuroendocrine effects of khat in man. International Conference on Khat, Antananarivo, Intern. Council on Alcohol and Addictions, Lausanne, p 148
6. Schorno X, Steinegger E (1979) ZNS-aktiv Phenylpropylamine von Catha edulis Forsk (Celastraceae) kenianischer Herkunft. Experientia 35:572
7. Schorno HX ((1982) Khat, Suchtdroge des Islam. Pharm Unserer Zeit 11:65
8. Schorno HX, Brenneisen R, Steinegger E (1982) Qualitative und quantitative Untersuchungen über das Vorkommen ZNS-aktiver Phenyl-propylamine in Handelsdrogen und über deren Verteilung in verschiedenen Organen von Catha edulis Forsk. (Celastraceae). Pharm Acta Helv 57:168
9. Szendrei K (1980) The chemistry of khat. Bull Narcotics 32:5
10. United Nations Document (1975) Studies on the chemical composition of khat. III. Investigations on the phenylalkylamine fraction. MNAR/11/1975
11. Zelger JL, Carlini EA (1980) Anorexigenic effects of two amines obtained from Catha edulis Forsk. (Khat) in rats. Pharmacol Biochem Behavior 12:701
12. Zelger JL, Schorno HX, Carlini EA (1980) Behavioural effects of cathinone, an amine obtained from Catha edulis Forsk.: Comparisons with amphetamine, norpseudoephedrine, apomorphine and nomifensine. Bull Narcotics 32:67
13. Zelger JL, Carlini EA (1981) Influence of cathinone (alpha-aminopropiophenone) and cathine (phenylpropanolamine) on circling behavior and on the uptake and release of (^{3}H)dopamine in striatal slices of rats. Neuropharmacology 20:839

27 Zum Abhängigkeitspotential von Cannabis

H. Coper

Grundlegend neue Erkenntnisse über Cannabis und seine Inhaltsstoffe sind in den letzten Jahren nicht gewonnen worden. Deshalb
ist es vielleicht ganz nützlich, aus einer gewissen zeitlichen Distanz
heraus entsprechend dem Generalthema dieser Tagung „Biologie
der Sucht" und die zahlreichen Untersuchungen zur Toleranz gegen Abhängigkeit von Cannabis speziell THC kritisch zusammen-
zufassen und zu versuchen, eine begründete Antwort auf diese immer noch umstrittene Frage zu geben. Dabei ist zu berücksichtigen,
daß es außerordentlich schwer ist, unter den vielen Einflußgrößen
den pharmakodynamischen Anteil an der Suchtentstehung gegenüber Cannabis herauszuarbeiten.

Zunächst darf ich an einige allgemein bekannte und akzeptierte
Begriffe erinnern. Danach wird Drogenabhängigkeit durch wiederholte Verwendung einer chemischen Substanz hervorgerufen,
deren Wirkung den Konsumenten veranlaßt, fortlaufend das Pharmakon zu sich zu nehmen. Dieses Verhalten ist häufig mit drei Phänomenen verknüpft:

1. der Entwicklung von Toleranz gegenüber dem Pharmakon
2. der Entwicklung einer körperlichen Abhängigkeit von dem
   Pharmakon
3. der Entwicklung einer psychischen Abhängigkeit von dem
   Pharmakon.

Toleranz ist eine regulatorische Leistung, die den Organismus
befähigt, auf die Wirkung eines exogenen Stimulus kompensato-
risch zu reagieren, so daß nach wiederholter Anwendung der Effekt geringer bzw. nur ausgelöst wird, wenn der Reiz verstärkt
wird. Die Entstehung einer Toleranz gegenüber einem Pharmakon
ist abhängig von der Substanz, der Dosis sowie der Darreichungs-
art, Häufigkeit und Dauer ihrer Verwendung. Für jede Substanz
gibt es eine Schwellendosis, eine Applikationsfrequenz und -dauer,
die erreicht bzw. überschritten werden muß, um Toleranz zu erzeugen. Nach allen tierexperimentellen Untersuchungen besteht kein
Zweifel, daß gegenüber THC sowohl eine metabolische als auch ei-

ne differenzierte funktionelle Toleranz ausgelöst werden kann. Doch lassen sich diese im Tierversuch jederzeit reproduzierbaren Ergebnisse nur bedingt auf den Menschen übertragen. Vor genau 20 Jahren erinnerten schon Seevers u. Deneau [19] daran, daß die Toleranzentwicklung einer "continual neuronal exposition" bedarf, ohne die es zu "erroneous conclusions from poorly designed experiments" kommen muß.

Die von Konsumenten verwendete THC-Menge ist in der Regel zu gering und die Aufnahmefrequenz zu niedrig, so daß sich bei ihnen keine Toleranz entwickelt. Diese Ansicht ist durch mehrere Untersuchungen recht gut zu belegen. Barbor et al. [1] fanden z. B. bei „mäßigem" täglichen Konsum von 3,2 Marihuanazigaretten (2,1% THC), gemessen an der Pulsfrequenz und einem Intoxikationsscore, nach 21 Tagen keine Toleranz, während Personen, die im Mittel 5,7 Zigaretten pro Tag rauchten, eine deutlich zunehmende Toleranz in beiden Parametern aufwiesen. Die widersprüchlichen Ergebnisse z. B. von Perez-Reyers et al. [15] und Renault et al. [16] einerseits und Cohen [3] andererseits über Toleranz gegen die zwei valide und reliabel meßbaren THC-Wirkungen der Pulsbeschleunigung und dem subjektiven Gefühl des "high" seins, lassen sich leicht auflösen. Cohen hatte Marihuanakettenraucher untersucht, die anderen Autoren aber Gelegenheitskonsumenten. Die Bedeutung der Dosis, Applikationsfrequenz und -dauer für die Toleranzentwicklung gegen THC ist heute weitgehend unstrittig. Ohne Berücksichtigung dieser Faktoren ist daher eine Aussage zur Toleranz gegen THC für die Praxis wenig sinnvoll.

Physische oder körperliche Abhängigkeit ist dadurch gekennzeichnet, daß nach abruptem Absetzen eines chronisch gegebenen Pharmakons oder nach Gabe eines spezifischen Antagonisten dieser Verbindung Entzugssymptome auftreten. Sie äußern sich wieder je nach Substanz, Dosis, Darreichungshäufigkeit und -dauer vorwiegend in vegetativen Reaktionen, die meist gegensätzlich zu den initialen Wirkungen sind. Häufig ist auch die Motorik beteiligt. Diese Feststellung gilt im Prinzip auch für THC. Doch da physische Abhängigkeit entsprechend der Homöostasetheorie eng mit der Toleranz verknüpft ist, THC aber wie erwähnt eine geringe toleranzerzeugende Potenz besitzt, kommt es zu Abstinenzzeichen wie Reizbarkeit, Schläfrigkeit, Schweißausbrüchen etc. nur nach

Unterbrechung eines längeren Gebrauchs mit hohen Dosen. Damit wird das theoretische Konzept, daß nach plötzlichem Abbruch einer Behandlung mit toleranzerzeugenden Pharmaka der Regulationsmechanismus nicht stark genug ist, um die einsetzende und wegen des nun fehlenden Agonisten überschießende Gegenregulation aufzufangen und zu kompensieren, durchaus bestätigt. Daß die Beziehung zwischen Toleranz und physischer Abhängigkeit in praxi nicht immer ganz systematisch ist, beruht auf der unterschiedlichen Eliminationskinetik der verschiedenen Substanzen, wie Okamoto [14] am Beispiel der Barbiturate gezeigt hat.

Als psychische Abhängigkeit wird ein starkes, unwiderstehliches Verlangen bezeichnet, ein Pharmakon zu verwenden und seinen Gebrauch fortzusetzen, um sich positive Empfindungen zu verschaffen oder unangenehme Befindlichkeiten zu vermeiden. Sie sagt etwas über die Art und Intensität einer Belohnung aus, die durch das sog. "drug taking behavior" erreicht werden kann. "Drug taking behavior" wiederum gibt an, was ein Individuum bereit und fähig ist zu tun, um sich das Pharmakon zuzuführen. Das Grundprinzip eines derartigen Reaktionsvermögens besteht darin, daß bestimmte Elemente des Verhaltens durch die sich daraus ergebenden Konsequenzen kontrolliert werden. Die Konsequenzen aus dem operanten Verhalten werden als Reinforcement bezeichnet. Reinforcement basiert also auf gelerntem Verhalten, das nicht nur durch Pharmaka, sondern auch durch andere als positiv oder negativ empfundene Stimuli ausgelöst werden kann. Daraus ergibt sich, daß psychische Abhängigkeit von einem Pharmakon nicht unbedingt mit der Entwicklung von Toleranz und physischer Abhängigkeit von der Substanz verknüpft sein muß. Darüber hinaus zeigen die Beispiele Kokain, schwache Analgetika und mit Einschränkung Nikotin, Benzodiazepine und auch THC, daß psychische Abhängigkeit auch ohne die zwei anderen Charakteristika der Drogenabhängigkeit entstehen und aufrechterhalten werden kann. Doch wird diese Erkenntnis häufig ignoriert oder verdrängt, zumindest nicht immer bedacht und berücksichtigt.

Toleranz und physische Abhängigkeit lassen sich bei Einhaltung vorher festgelegter Bedingungen mit geeigneten Methoden experimentell erzeugen und quantifizieren. Die derzeit zur Verfügung stehenden Verfahren, den pharmakodynamischen Anteil an der psychischen Abhängigkeit zu messen, sind dagegen noch recht unbefriedigend. Am Tier läßt sich zudem nur "drug taking behavior" studieren. Immerhin hat sich gezeigt, daß sich Tiere – speziell Affen – bei bestimmter Versuchsanordnung die meisten Pharmaka, die Menschen mißbräuchlich verwenden, intravenös selbst verabreichen [18]. Mit dieser Methode kann also festgestellt werden, ob ein Mittel Eigenschaften eines positiven Reinforcers besitzt. Doch gilt die Validität dieses Modells zur Messung des psychischen Abhängigkeitspotentials eines Pharmakons nur mit Einschränkung. Reinforcement basiert wie erwähnt auf gelerntem Verhalten, das an bestimmte Bedingungen, in diesem Fall an eine spezielle Versuchsanordnung geknüpft ist, die ihrerseits einen erheblichen Einfluß auf das Ergebnis der Verhaltensäußerung hat [11].

Aus der Fähigkeit, in operanten Leistungstests ein bestimmtes Ergebnis zu erzielen, sind sicher auch einige Informationen zu gewinnen über die Stärke des Antriebs, eine Belohnung zu erhalten. Doch ist ein Zusammenhang zwischen Leistungsvermögen und der Intensität des Verlangens, sich positive Empfindungen zu verschaffen, nicht zwingend. Er kann auch tierexperimentell nicht geklärt werden, da das Entstehen einer psychischen Abhängigkeit nicht nur von der Wirkung des Pharmakons, sondern auch von der Persönlichkeitsstruktur des Konsumenten und von dem sozialen Milieu, in dem er lebt, bestimmt wird.

Das psychische Abhängigkeitspotential von oder auch nur das "drug taking behavior" gegenüber Cannabis bzw. THC zu messen und festzulegen, um es mit dem von anderen Suchtstoffen zu vergleichen, stößt darüber hinaus auf eine Reihe von offenbar substanzspezifischen Schwierigkeiten. Vielleicht ist die Entwicklung einer psychischen Abhängigkeit von THC auch etwas komplizierter als die von anderen suchterzeugenden Substanzen.

Deneau und Kaymakcalan [4, 7], aber auch andere Untersucher [6, 9] fanden, daß naive Affen bei dem üblichen methodischen Vorgehen sich kein THC selbst injizieren. Daraus ist geschlossen worden, THC wäre primär kein positiver Reinforcer. Wurden den Affen jedoch 1 Monat lang alle 6 h 0,1–0,4 mg/kg KG THC automatisch verabreicht, führten sich 2 von den 6 tolerant und physisch abhängig gewordenen Tieren durch operantes Verhalten das Cannabinoid selbst zu. Diese Reaktion wurde als Vermeidung von Abstinenzsymptomen interpretiert. Ein dritter, gleich behandelter Affe, der sich kein THC injizierte, reagierte aber positiv auf Kokain und nahm THC, sobald das Stimulans abgesetzt wurde. Diese mehr indirekte Reinforcereigenschaft wird übrigens auch dem Opiat- und Barbituratentzug zugesprochen. Sie kann aber für das übliche Haschischrauchen des Menschen keine Bedeutung haben, denn dabei kommt es wie erwähnt zu keinen spürbaren Absetzphänomenen.

Inzwischen hat sich herausgestellt, daß THC unter modifizierten Versuchsbedingungen sehr wohl von Tieren selbstappliziert wird. Ein offenbar wesentlicher Faktor ist eine Reduktion des Körpergewichts auf etwa 80% des Gewichts, das bei freiem Futterangebot erreicht wird und ein zeitlich begrenztes Angebot an Wirkstoff. Tiere, denen gestattet wurde, ihr Gewicht wieder zu normalisieren, hörten sofort auf, sich THC zu infundieren [20]. Der Einfluß derartiger Manipulationen auf das "drug taking behavior" ist übrigens nicht auf Cannabis beschränkt, sondern gilt für die Selbstapplikation zahlreicher mißbräuchlich verwendeter Pharmaka [8, 13]. Ob derartige Umweltbedingungen irgendeine Entsprechung beim Menschen haben, ist meines Wissens nicht untersucht.

Der zweite Punkt betrifft den Mechanismus der Entwicklung einer psychischen Abhängigkeit von Cannabis beim Menschen. Wie beim Tier soll sie primär nicht durch direktes positives Reinforcement initiiert werden. Becker [2] sowie Weil et al. [21] haben 1968 die aus der Praxis bekannte Beobachtung allgemein bewußt gemacht, daß nur erfahrene Raucher die Wirkung z. B. von Marihuana als „high sein" empfinden. Naive Personen geben zunächst an, daß die Dinge langsamer abzulaufen scheinen oder zielgerichtetes Denken und Handeln unwichtig würden. Sie schildern auch noch viele andere variationsreiche Erlebnisse, aber kein „high sein". Daraus schlossen Wikler [22] und Lewis [10], daß die Reinforcereigenschaft des THC primär nicht pharmakodynamischer Natur sei. Wikler bezeichnet das Marihuanarauchen als "social reinforcement" und meint damit ein gelerntes Verhalten, bestimmte pharmakologische Effekte mit emotionalen Reaktionen zu assoziieren [23].

Auch diese Form von psychologischer Abhängigkeit enthält Elemente des Zwanghaften, ein bestimmtes Ergebnis zu erzielen, des

Verlorengehens von Einsicht, Bereitschaft und vielleicht auch Fähigkeit, Erstrebenswertes auf anderem Wege zu erreichen. Ihr fehlt aber der Charakter des Absoluten, Starren, schwer Korrigierbaren.

Damit ist der Gebrauch von Cannabis nicht harmloser und risikoärmer als bisher eingeschätzt und deshalb tolerierbar. Im Gegenteil, die gedankliche und sprachliche Fixierung auf eine nur experimentell erwiesene, bei gelegentlichem Konsum aber nicht sicher belegte Abhängigkeit von der Droge, hat ihre tatsächliche Schädlichkeit eher verschleiert.

Sie besteht in der spezifischen Wirkung des THC. Das Gefühl der Entspannung, des Abrückens von den Alltagsproblemen, die angenehm empfundene Apathie und Euphorie usw. sind für sich sicher nicht gefährlich, auch wenn sie ein positives Reinforcement darstellen. Dadurch muß bekanntlich noch keine Drogenkarriere eingeleitet werden. Nachteilig wirkt sich erst der regelmäßige Gebrauch aus. Denn versetzen sich nichtgefestigte Menschen häufiger in diesen rauschähnlichen Zustand, verschlechtern sich bei ihnen zwar nicht, wie hin und wieder angenommen, mentale und kognitive Leistungen [17], sie arbeiten auch weiter [12], sie verlieren aber die Orientierung an die Realität und planen nicht mehr die Zukunft. Ihre Fähigkeit zu differenziertem Denken und Urteilen reduziert sich z. T. erheblich. Ob diese Folgen per se oder zusätzlich Reinforcereigenschaften besitzen, wie z. B. die Vermeidung von Abstinenzerscheinungen, ist nicht bekannt, aber unwahrscheinlich. Die Befindlichkeitsänderungen sind gelegentlich als persistierendes pharmakogenes Amotivationssyndrom [5] bezeichnet worden. Der Begriff mag wenig hilfreich sein, erleichtert aber eine Abgrenzung von der Abhängigkeit und der daran geknüpften Assoziationen. Das von den Charakteristika einer Drogenabhängigkeit abweichende Reaktionsmuster nach chronischem Cannabiskonsum kommt nicht zuletzt darin zum Ausdruck, daß im Gegensatz zu Heroinabhängigen, Alkoholikern und Polytoxikomanen von vielen Jugendlichen das Haschisch- bzw. Marihuanarauchen trotz des damit verbundenen Reinforcements ohne ärztliche oder sozialtherapeutische Hilfe beendet werden kann. In die gleiche Richtung weist die Tatsache, daß sich nur bei einigen eine unspezifische, d. h. nicht auf Cannabis begrenzte Abhängigkeit entwickelt. In der fast unübersehbaren Literatur wird aus dem westlichen Kulturkreis praktisch kein über längere Zeit anhaltender alleiniger Mißbrauch von Cannabis berichtet. Über kurz oder lang benutzen die Konsumenten zusätzlich noch andere zentral wirksame Pharmaka. Andererseits führt Haschischrauchen keineswegs notwendigerweise zur Verwendung anderer Suchtstoffe. Unter bestimmten Bedingungen scheint es das operante Verhalten bahnen und festigen zu können. Zusammenfassend kann heute gesagt werden: Das Problem und Risiko des Cannabiskonsums liegt primär nicht im Abhängigkeitspotential des THC, sondern in den sekundären Auswirkungen der erlebten Reaktionen und in dem gelernten Verhalten, Drogen zu verwenden.

Literatur

1. Barbor TF, Mendelson JH, Greenberg I, Kuehnle JC (1975) Marijuana consumption and tolerance to physiological and subjective effects. Arch Gen Psychiatry 32:1548–1552
2. Becker HS (1968) Marihuana: A sociological overview. In: Salomon D (ed) The marihuana paper. Signet Books, New York, pp 65–102
3. Cohen S (1976) The 94-day cannabis study. Ann NY Acad Sci 282:211–220
4. Deneau GA, Kaymakcalan S (1974) Physiological and psychological dependence to synthetic delta ^{9}-tetrahydrocannabinol (THC) in rhesus monkeys. Pharmacologist 37:23–29
5. Dornbush RL, Freedman AM, Fink M (eds) (1976) Chronic cannabis use. Ann NY Acad Sci, p 282
6. Harris RT, Waters W, McLendon D (1974) Evaluation of reinforcing capability of delta ^{9}-tetrahydrocannabinol in rhesus monkeys. Psychopharmacologia 37:23–29
7. Kaymakcalan S (1973) Tolerance to and dependence on cannabis. Bull Narc 25:39–47
8. Lang WJ, Latiff AA, McQueen A, Singer G (1977) Self administration of nicotine with and without a food delivery schedule. Pharmacol Biochem Behav 7:65–70
9. Leite JR, Carlini EA (1974) Failure to obtain cannabis directed behavior and abstinence syndrome in rats chronically treated with cannabis sativa extracts. Psychopharmacologia 36:133–145
10. Lewis MF (1972) Marijuana today: An overview. In: Lewis MF (ed) Current research in marijuana. Academic Press, New York, pp 215–219
11. McKearney JW, Barrett JE (1978) Schedule-controlled behavior and the effects of drugs. In: Blackman DE, Sanger DJ (eds) Behavioral pharmacology. Plenum Press, New York London, pp 1–68

12. Mendelson JH, Babor TF, Kuehnle JC, Rossi AM, Bernstein JG, Mello NK, Greenberg I (1976) Behavioral and biologic aspects of marijuana use. In: Dornbush RL, Freedman AM, Fink M (eds) Chronic cannabis use. The New York Acad. of Sciences, New York, pp 186–210

13. Oei TPS, Singer G (1979) The effect of a fixed time schedule and body weight on ethanol self administration. Pharmacol Biochem Behav 10:767–770

14. Okamoto M (1977) Physical dependency characteristics of a long-acting barbiturate, barbital, compared to the short-acting pentobarbital. In: Thompson T, Unna KR (eds) Predicting dependence liability of stimulants and depressant drugs. University Park Press, Baltimore London Tokyo, pp 57–74

15. Peres-Reyes M, Timmons MC, Wall ME (1974) Long-term use of marihuana and the development of tolerance or sensitivity to delta [9]-tetrahydrocannabinol. Arch Gen Psychiatry 31:89–91

16. Renault PF, Schuster CA, Freedman DX, Sikic B, Nebel de Mello D, Halaris A (1974) Repeat administration of marihuana smoke to humans. Arch Gen Psychiatry 31:95–102

17. Schaeffer J, Andrysiak T, Ungerleider JT (1981) Cognition and long-term use of ganja (cannabis). Science 213:465–466

18. Schuster CR, Thompson T (1969) Self-administration of and behavioral dependence on drugs. Ann Rev Pharmacol 9:483–502

19. Seevers MH, Deneau GA (1963) Physiological aspects of tolerance and physical dependence. In: Root WW, Hofman FG (eds) Physiological pharmacology. A comprehensive treatise, vol I: Nervous system – Part A: Central nervous system drugs. Academic Press, New York London, pp 565–640

20. Takahashi RN, Singer G (1980) Effect of body weight levels on cannabis self-injection. Pharmacol Biochem Behav 13:877–881

21. Weil AT, Zinberg NE, Nelson JU (1968) Clinical and psychological effects of marihuana in man. Science 162:1234–1242

22. WiklerA (1971) Some complications of conditioning theory for problems of drug abuse. Behav Sci 16:92–97

23. Wikler A (1976) Aspects of tolerance to and dependence on cannabis. Ann NY Acad Sci 282:126–147

28 Unspezifisch positive und negative Ergebnisse bei der Bestimmung von Suchtmitteln in Körperflüssigkeiten

K.-A. Kovar

In der Suchtstofferkennung ist Eile geboten, da es sich in vielen Fällen um eine Notfalldiagnostik handelt. Aus diesem Grunde sind Schnellteste empfehlenswert. Werden diese aber für sich alleine angewendet, so sind sie als unspezifisch anzusehen, da sie in der Regel nur funktionelle Gruppen erfassen. Hinzu kommt, daß die meisten Stoffe während der Körperpassage metabolisiert werden (z. B. Kodein zu Morphin, Phenacetin zu Paracetamol oder Kokain zu Benzylecgonin) und daß die zur Untersuchung zur Verfügung stehenden Körperflüssigkeiten, Harn, Serum, Magensaft, Speichel und Schweiß, zahlreiche Störsubstanzen enthalten. Nicht selten liegt eine Polytoxikomanie vor, so daß mehrere Suchtstoffe zu erfassen sind, die wechselseitig den Nachweis beeinflussen können.

Die Bestimmung von Suchtstoffen in Körperflüssigkeiten erfolgt i. allg. in 5 Abschnitten (Tabelle 1): 1. Probenvorbereitung und Vorproben, 2. Trennung, 3. Detektion, 4. Identifizierung und 5. quantitative Bestimmung. Zur Probenvorbereitung zählen das Ausschütteln aus saurem (Säuren, Phenole, Ureide, Neutralstoffe) und aus alkalischem Milieu (Basen) vor und nach hydrolytischer Spaltung der Glucuronide (Tabelle 2) und die Derivatisierung. Dadurch wird ein Teil der Störsubstanzen eliminiert, eine gewisse Vortrennung erzielt und die eigentliche Trennung erst ermöglicht. Zu den Vorproben sind Stäbchenteste (Stixteste), Tüpfelreaktionen, der Agglutinations-Hemmungstest und Enzymimmunoassays zu rechnen. Hierdurch zeichnet sich bereits ein Trend in der Analytik ab, und es kann gezielter gesucht werden.

Stäbchenteste sind wegen ihrer Störanfälligkeit selten für direkte Harn- oder Serumuntersuchungen geeignet. Sie verlangen Mengen im Milligrammbereich und werden in erster Linie für die Untersuchung von sichergestelltem Drogenmaterial verwendet. So läßt sich zwar der Phenistix-Test zum raschen Screening von Salizylaten, von Paracetamol und von Phenothiazinen direkt aus dem

Tabelle 1. Analysenschema

Probenvor-bereitung/ Vorproben	Tren-nung	Detektion	Identi-fizieren	Quanitative Be-stimmung
Ausschütteln	DC/HPLC	Sprührea-genzien	IR, MS	Densito-metrie
Stäbchen-Teste	HPLC	UV/Vis	(NMR) MS ⎫	Peak-Höhen-
Tüpfel-Reaktionen	GC	ECD, N-FID	MS ⎭	Peak-Flächen-verhältnis
Agglutination-Hemmungs-Test				
EMIT				RIA, EIA
Derivatisieren				

Harn verwenden, Störungen aber werden hauptsächlich durch die Phenylbrenztraubensäure hervorgerufen.

Als Beispiele für Tüpfelreaktionen sei an die Marquis-, Fröhde- und Mandelin-Reaktion auf Morphin und seine Derivate erinnert. Die Canbäck- bzw. die Meisenheimer-Reaktion mit m-Dinitroben- zol eignen sich zum Screening auf Dihydromorphone wie Hydro- morphon (Dilaudid), Hydrocodon (Dicodid) und Oxycodon (Eu- codal) und auf N-1-desalkylierte Benzodiazepinderivate.

Der Agglutination-Hemmungstest (Agglutex Morphin-Test Ro- che) prüft im Urin auf Morphin und andere Opiate [1, 11]. Latex- partikel mit chemisch (kovalent) gebundenem Morphinderivat werden durch Antikörper gegen Morphin agglutiniert. Wenn der Urin Morphin oder ein anderes Opiat enthält, werden die Antikör- per gebunden, und es erfolgt im Gegensatz zur Blindprobe keine Agglutination. Die Nachweisgrenze liegt bei 300 ng Morphin oder Morphinderivat. Hohe Eiweißkonzentrationen und hohes spezifi- sches Gewicht des Urins stören. Vor allem wird Kodein als Be- standteil vieler Analgetika und Antitussiva miterfaßt. Falsch posi- tive Resultate sollen keine erhalten werden.

Manche Suchtstoffe sind wegen ihrer geringen Konzentration in Körperflüssigkeiten überhaupt nicht (LSD) oder nur sehr schwer

Tabelle 2. Analysengang aus Harn (nach DIN 58975)

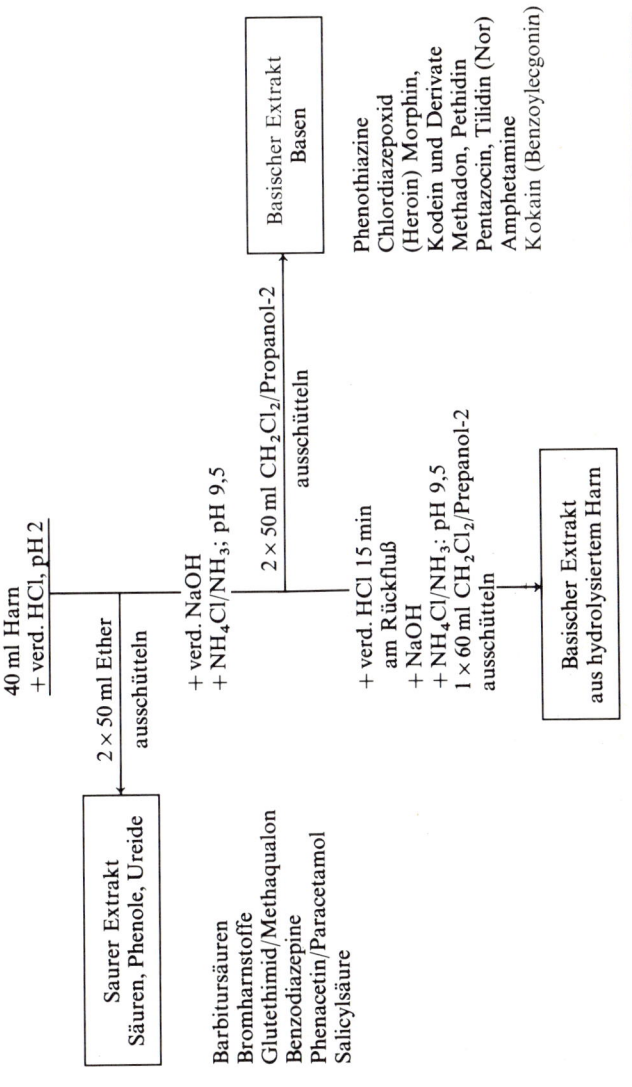

40 ml Harn
+ verd. HCl, pH 2

2 × 50 ml Ether
ausschütteln

Saurer Extrakt
Säuren, Phenole, Ureide

Barbitursäuren
Bromharnstoffe
Glutethimid/Methaqualon
Benzodiazepine
Phenacetin/Paracetamol
Salicylsäure

+ verd. NaOH
+ NH₄Cl/NH₃; pH 9,5

2 × 50 ml CH₂Cl₂/Propanol-2
ausschütteln

Basischer Extrakt
Basen

Phenothiazine
Chlordiazepoxid
(Heroin) Morphin,
Kodein und Derivate
Methadon, Pethidin
Pentazocin, Tilidin (Nor)
Amphetamine
Kokain (Benzoylecgonin)

+ verd. HCl 15 min
am Rückfluß
+ NaOH
+ NH₄Cl/NH₃; pH 9,5
1 × 60 ml CH₂Cl₂/Propanol-2
ausschütteln

Basischer Extrakt
aus hydrolysiertem Harn

(Tetrahydrocannabinol) nachzuweisen. Die Derivatisierung von THC mit Dansylchlorid nach Just u. Werner hat sich nicht durchsetzen können, da Dansylchlorid mit sehr vielen Stoffen, die eine phenolische Hydroxylgruppe oder eine primäre bzw. sekundäre Aminogruppe aufweisen, reagiert. In letzter Zeit wird auf den Emit-Test (Enzyme Multiplied Immunassay Technique) zurückgegriffen [3, 5, 6, 10, 12–14]. Die Grundlage dieser Enzymimmunoassays (EIA) beruht auf der Antigen-Antikörperreaktion, wobei der zu untersuchende Suchtstoff das Antigen darstellt. Der Urin wird mit einem Überschuß an spezifischen Suchtstoff-Antikörpern versetzt, und der Suchtstoff dabei gebunden. Nichtbesetzte Bindungsstellen der Antikörper werden im nachfolgenden Schritt mit einem enzymmarkierten Wirkstoff belegt, der wiederum im Überschuß zugesetzt wird (Lysozym, Glukose-6-phosphat-dehydrogenase). Die Aktivität des Markerenzyms wird durch Bindung im Wirkstoff-Antikörperkomplex weitgehend gehemmt. Nur der freie, nicht an die Antikörper gebundene Anteil des enzymatischen Wirkstoffs bleibt enzymatisch aktiv. Diesem wird ein geeignetes Substrat, z. B. Micrococcus luteus, angeboten. Der Substratumsatz wird photometrisch als Enzymkinetik über wenige Minuten gemessen. EMIT-Teste gibt es für Amphetamine, Barbiturate, Benzodiazepine, Cannabinoide, Kokain (Benzylecgonin), Methadon, Methaqualon, Opiate und Phencyclidin. Die Nachweisgrenzen liegen im Nanogramm- bis Mikrogrammbereich. Nachteilig sind die relativ hohen Kosten für eine Analyse, die hohe Selektivität (man muß bereits einen Verdacht haben, will man nicht alle Teste durchführen) und die mindestens in 5% der Fälle falsch positiv bzw. falsch negativ erzielten Ergebnisse. Auf der anderen Seite sind mit Hilfe von Enzymimmunoassays auch kleinere Labore in der Lage zumindest eine semiquantitative Aussage zu treffen.

Getrennt wird mit Hilfe der Dünnschichtchromatographie (DC), evtl. unter Verwendung von HPTLC-Schichten (High Performance Thin Layer Chromatography), sowie mit den technisch aufwendigeren Methoden der Hochdruckflüssigkeitschromatographie [4, 8, 9]. Durch systematische Anwendung der DC kann man bereits eine gewisse Voridentifizierung erreichen, die durch geeignete Sprühreagenzien noch weiter erhärtet wird. So färbt z. B. Quecksilber(I)-nitrat-Lösung die Barbiturate und ihre Metaboliten grau bis schwarz an, während die Sprühmittelkombination Queck-silber(II)-nitrat/Diphenylcarbazon bei denselben Verbindungen violette Flecke entstehen läßt. Mit letzterer reagieren unveränderte Barbiturate deutlich empfindlicher als ihre Metaboliten. Die Nachweisgrenze der Barbiturate liegt zwischen 0,05 und 10 µg. Beide Sprühreaktionen sind für die Barbiturate nicht spezifisch. Natürliche Harnsubstanzen, Desinfektionsmittelspuren und andere Schlafmittel ergeben ähnliche Färbungen. Die Bromureide werden im Körper sehr schnell debromiert, deshalb ist im Harn nur wenig unverändertes Material nachzuweisen. Bei Vergiftungen findet man aber regelmäßig im Harn und Magensaft organisch gebundenes Brom, das mit Fluoreszein reagiert. Bromhaltige Barbiturate verhalten sich ähnlich. Im Harn erscheint Paracetamol überwiegend (70–80%) in der konjugierten Form. Der frei ausgeschiedene Anteil von Paracetamol reicht aber aus, um einen sicheren Nachweis zu führen. Detektiert wird mit diazotierter p-Nitroanilin-Lösung. Unveränderte Benzoediazepine lassen sich im Harn meist nicht nachweisen. Typische Metaboliten sind Benzophenonkonjugate, die gewisse Rückschlüsse auf die eingenommene Substanz zulassen. Hinzu kommt, daß bei einer sauren Hydrolyse die Benzodiazepine in Benzophenone umgewandelt werden. Nach Bratton-Marshall lassen sich nur die Benzophenone mit einer primären aromatischen Aminogruppe anfärben, diese treten bei den N-1-unsubstituierten Benzodiazepinen auf. N-1-substituierte müssen vorher desalkyliert werden, was auch teilweise geschieht.

Beispiele für das Screening von Drogen im Schweiß findet man bei Ishiyama et al. [7] und für die Bestimmung von Phencyclidin im Speichel bei Bailey [2].

Während die UV-Spektrometrie zur Identifizierung geringere Eignung besitzt, sind die spezifischen Methoden der Infrarot- und der NMR-Spektroskopie sowie der Massenspektrometrie speziellen Untersuchungslaboratorien vorbehalten, die auch die quantitativen Bestimmungen (Densitometrie, HPLC, GC) durchführen können.

Literatur

1. Adler GL, Liu CT (1971) Detection of morphine by hemagglutination-inhibition. J Immunolog 106:1684

2. Bailey DN, Guba JJ (1980) Measurement of phencyclidine in saliva. J Anal Toxicol 4:311–313
3. Budd RD (1981) Amphetamine EMIT – Structure versus reactivity. Clin Toxicol 18:91–110 and 1033–1041
4. DIN 58975 (1979) Dünnschichtchromatographischer Nachweis wichtiger Arzneimittel und Rauschgifte im Harn oder Magenextrakt. NAMed im DIN Deutsches Institut für Normung e. V., Beuth Verlag GmbH, Berlin und Köln
5. Drasch G (1982) Drogennachweis in Praxis, Krankenhaus und Führungsaufsicht. Z Allgemeinmed 58:551–556
6. Gunzer G, Rieke E (1980) Enzym-Immuno-Assay. Pharmazie heute 3:37–41
7. Ishiyama I, Nagai To, Nagai Ta, Komuro E, Momose T, Akimori N (1979) The significance of drug analysis of sweat in respect to rapid screening for drug abuse. Z Rechtsmed 82:251–256
8. Interschick E, Wüst H, Wimmer H (1978) Dünnschichtchromatographische Arzneimittelnachweise im Harn und Magensaft – Ein systematischer Analysengang. GIT Fachz Lab 22:555–572 und 625–626
9. Kovar K-A, Noy M, Pieper R (1982) Identifizierung von Rausch- und Suchtstoffen sowie von mißbräuchlich verwendeten Arzneimitteln im Apothekenlabor. Dtsch Apoth Ztg 122:3–22
10. Rießelmann B (1981) Nachweis von Cannabis-Inhaltsstoffen im Urin. Dtsch Apoth Ztg 121:2078–2082
11. Ross R, Horwitz CA, Hager H, Usategui M, Burke MD, Ward PCJ (1975) Preliminary evaluation of a latex agglutination inhibition tube test for morphine. Clin Chem 21:139–143
12. Schrenk WJ (1981) Marker-Enzyme für Enzymimmunoassays. Labor Praxis Med, pp 28–30
13. Sutheimer C, Hepler BR, Sunshine I (1982) Clinical application and evaluation of the EMIT-stTM drug detection system. Am J Clin Pathol 77:731–735
14. Walberg CB (1974) Correlation of the EMIT urine barbiturate assay with a spectrophotometric serum barbiturate assay in suspected overdose. Clin Chem 20:305–306

Autorenverzeichnis

371

Sachverzeichnis